의사에게 죽지 않는 법

BLIND SPOTS
: When Medicine Gets It Wrong and What It Means for Our Health
© Ladner Drysdale LLC, 2024

This translation of BLIND SPOTS is published by Woongjin Think Big Co., Ltd.
by arrangement with Bloomsbury Publishing Inc. All rights reserved.
Korean translation copyright © 2025 by Woongjin Think Big Co., Ltd.
Korean translation rights arranged with Bloomsbury Publishing Inc. through EYA Co., Ltd

이 책의 한국어판 저작권은 EYA Co., Ltd를 통해 Bloomsbury Publishing Inc.과 독점 계약한 주식회사 웅진씽크빅에 있습니다. 저작권법에 의하여 한국 내에서 보호를 받는 저작물이므로 무단전재 및 복제를 금합니다.

잘못된 의학은 어떻게 우리를 병들게 하는가

의사에게 죽지 않는 법

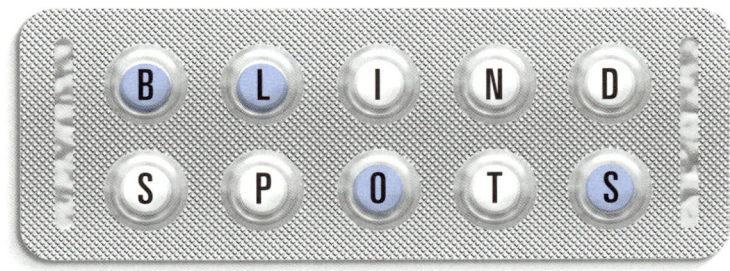

마티 마카리 지음 | 김성훈 옮김

웅진 지식하우스

일러두기

- 이 책은 논픽션이다. 하지만 성이나 이니셜만으로도 누구인지 확인이 가능한 개인의 이름, 혹은 식별 가능한 특징 등은 사생활 보호를 위해 변경했다. 가상의 성이나 이니셜로 식별 가능한 개인과 실제 인물 사이의 유사성은 전적으로 우연의 일치임을 밝힌다.
- 이 책은 개별 독자에게 의학적 조언을 제공하는 것을 목적으로 하지 않는다. 의학적 조언을 얻고자 하는 독자는 각자의 병력과 현재의 건강 상태를 바탕으로 조언해줄 의료 전문가와 상담해야 한다.
- 의학용어는 주로 대한의사협회 의학용어집을 참고하였으나, 일반적으로 더 널리 사용되는 용어는 독자의 이해를 돕기 위해 통용 표현으로 바꾸어 표기했다.
- 본문 내 각주는 옮긴이의 주이다.
- 원서에서 이탤릭체로 강조한 부분은 고딕체로 표기했다.

이 책이 출판되기 몇 달 전에 뜻하지 않게 세상을 뜬 편집자 마셜 앨런Marshall Allen에게 이 책을 바칩니다. 마셜은 이 프로젝트를 믿어주고, 저널리즘의 측면에서 나를 가르쳐주고, 훌륭한 친구가 되어주었습니다. 어찌서 신께서 당신을 이리도 일찍 집으로 불러들이셨는지 그 이유는 알 수 없지만 많은 사람이 당신을 몹시도 그리워할 것입니다. 당신은 탐사보도라는 햇살을 비춤으로써 소리를 낼 수 없는 이들의 목소리가 되어주고, 기업의 이해관계에 문제를 제기하는 데 삶을 바쳤습니다. 당신의 기사와 책들은 세상을 더 좋은 곳으로 만들었고, 많은 이에게 영감을 주었습니다. 부디 이 책의 출간이 마셜의 헌신을 기리는 계기가 될 수 있기를 바랍니다.

끝없이 진화하는 혈액학의 과학을 환자들에게 적용하는 데 삶을 바치고, 질문은 언제 해도 괜찮다는 것을 가르쳐주신 아버지에게도 이 책을 바칩니다.

추천사

"건강에 관한 혁명적인 책. 망가진 의료 시스템이 어떻게 우리의 가장 큰 전염병을 부추겼는지, 그리고 우리가 어떻게 다시 올바른 길로 돌아갈 수 있는지 정확히 설명한다."

—케이시 민스(베스트셀러 『굿 에너지』 저자)

"이 책은 우리에게 경종을 울린다. 현대 의학의 함정을 이해하고, 더 효과적인 보건의료로 향하는 길을 이해하고자 하는 모든 사람의 필독서다."

—피터 아티아(베스트셀러 『질병 해방』 저자)

"과학에 대한 신뢰가 흔들리는 이 시기에 의학계를 비판하는 일이 시기상조처럼 보일 수도 있다. 그러나 정보가 서로 모순되는 시대일수록 건강한 회의주의야말로 가장 올바른 태도다."

—《뉴욕타임스》

"의료 시스템의 문제를 진단하고 해결책을 제시하는 매우 시의적절한 책이다. 전문가들이 수십 년간 잘못 알려온 공중 보건 참사를 짚어내고 과학적 근거를 기반으로 잘못된 집단사고를 극복하자고 한다."

—스티브 포브스(포브스 미디어 회장 겸 수석 편집자)

"의학계에서 존경받는 전문가이자 선도적인 목소리를 내는 마카리 박사는 의료 문화 안에 뿌리내린 거대한 문제를 되짚으며 건강을 새롭게 바라볼 것을 제안한다. 새로운 시대를 맞이하는 우리 모두가 반드시 읽어야 할 책이다."

—카비타 파텔(스탠퍼드대학교 의대 교수, NBC 의료 전문 해설가, 전 오바마 행정부 보건 정책 고문)

"현대 의학의 놀라운 전기이자, 건강에 관한 실용적 교육서."

—**스티브 메세**(호프 멀티플라이드 기사)

"마티 마카리는 훌륭한 이야기꾼이다. 의료라는 사업, 그리고 그것을 뒤흔드는 새로운 개념에 대해 주요 세부 사항들을 놓치지 않으면서 쉽게 설명하고 있다."

—**샨타누 아그라왈**(엘레반스 헬스 최고보건책임자)

"우리가 무엇을 물어야 하고 무엇을 피해야 하는지를 놀랍도록 명확하게 알려준다. 풍문이 아닌 '근거 기반'의 진료를 하는 의사를 선택하도록 돕는 책이다."

—《워싱턴 인디펜던트 리뷰 오브 북스》

"빠르고 흡입력 있으며, 모든 임상의가 반드시 읽어야 할 책."

—《사이키애트릭 타임스》

"열정적이고 설득력 있으며 사유를 자극하는 책이다."

—《더타임스》

"그의 비판적인 시선은 임상적으로 탄탄한 이 책과 매우 잘 맞아 떨어진다. 의료계의 경직성이 어떻게 신뢰성을 떨어뜨려왔는지를 알게 해준다."

—《커커스 리뷰》

서문

"시험 대비해서 그냥 외워놔." 내가 무언가 물을 때마다 내 의대 동기는 종종 이렇게 말했다. 나는 이런 학습 방식이 정말 싫었다. 물론 응급 절차와 약물을 외우는 것은 좋아했지만, 크렙스 회로Krebs cycle* 같은 것을 억지로 외워두었다가 시험 때 토해내는 것은 정말 너무나 지루했다. 나는 의학의 거대한 맹점에 대해 이야기하는 것이 훨씬 재미있었다. 맹점이 정말 많아 보였다. 왜 하는지 이유를 도무지 알 수 없지만, 어쨌거나 우리 모두가 하고 있는 행동들 말이다.

예를 들어보자. 어째서 우리는 병원에서 매일 밤 깊이 잠든 환자를 깨워서 놀라게 한 다음 재빨리 주사기를 찔러 채혈을 하고, 마치 겨울잠을 자고 있던 곰을 찌르기라도 한 듯이 서둘러 도망치는 야간 의식을 치르고 있을까? 수련을 받으면서 이런 광경을 처음 목격했을 때 나는 이것을 양심적으로 거부해도 되는지 물어봤다. 아이러니하게도 매일 하는 그 검사가 대부분 불필요하다는 것을 병원에 있는 거의 **모든** 사람이 알고 있는 듯했다. 환자만 빼고 말이다. 어떤 경우는 혈액검사

---

* 세포가 포도당이나 지방산 등을 분해해서 에너지를 만드는 과정의 한 단계.

에서 유일하게 변하는 값이 혈액 수치밖에 없었다. 피를 하도 자주 뽑다 보니 생긴 일이었다.

나는 배가 고파 먹을 것을 좀 달라고 애원하는 환자에 대한 대응 방식을 보면서도 당혹스러웠다. 우리는 그들에게 젤리와 맛없는 가공식품을 조금 제공했는데, 기준에 따라서는 인권 침해로 볼 수 있는 상황이었다. 행여 맛있는 음식을 줄 때도 집에서 먹었다가는 엄마한테 혼날 만한 정크푸드를 준다. 한번은 한 여성이 감염으로 병원에 입원한 지 일주일이 지났을 때 주치의가 감염은 호전되는데 왜 여성의 상태가 악화되고 있냐고 내게 물었다. 나는 솔직하게 생각하는 대로 말했다. "선생님, 환자는 한 가지 병 때문에 입원했는데, 우리가 거기에 두 가지 질병을 더 보탰습니다. 수면박탈과 영양실조요."

사람들은 종종 AI가 의사들을 도와 의료를 궁극적으로 변화시킬 수 있을지 묻는다. 그럼 나는 보통 이렇게 대답한다. "우리 의사에게 필요한 것은 'AI'가 아닙니다. 그냥 독립적으로 생각하는 'I(나)'만 있으면 됩니다."

인간에게는 독립적으로 생각하지 않고 군중의 사고를 따르려는 집단사고의 경향이 있다. 이런 집단사고는 그것이 합의가 이루어진 내용이라는 착각을 불러일으킨다. 존스홉킨스 의과대학의 의사이자 연구자로서 나는 전국 수백 곳의 병원과 의학 학회를 찾아다니며 현대 의학에 깊이 뿌리박힌 가정에 도전하는 똑똑한 의사들을 만나는 특권을 누렸다.

이 책은 당신의 삶을 바꿀지도 모른다. 내 삶은 바뀌었다. 당신은 폐경부터 장내미생물(마이크로바이옴) 건강에 이르기까지 모든 것을 영원히 다른 시각으로 보게 될지도 모른다. 그리고 건강 관련 권고안(예를 들면 '성인은 매일 우유 석 잔을 마셔야 한다' 등)을 들으면 맹목적으로 따르기보다 그것을 뒷받침할 만한 증거나 근거가 무엇인지 반사적으로 물어보는 습관이 생길지도 모른다. 나는 오늘날 거론되는 가장 큰 건강 문제들과 관련된 단순한 의견을 과학적 증거와 구분하며 많은 시간을 보냈고, 그 결과 대중에게 전달되는 많은 건강 관련 내용이 의학적 고정관념에 불과하다는 사실을 깨닫게 됐다. 이런 고정관념은 누군가가 직감에 의존해서 진실이라고 선언하는 바람에 논쟁의 여지가 없는 절대적 권위를 부여받은 아이디어나 관행에 불과하다.

이 책은 우리가 이야기하고 있지 않지만, 마땅히 이야기해야 할 건강 관련 주제에 대한 최신의 과학 연구를 다룬다. 나는 의사로서 기자의 역할을 하며 내가 밝혀낸 내용들에 놀라움을 금치 못했다. 한편으로는 대체 왜 이런 것들을 의대에서 가르치지 않는지 의문도 들었다. 이제 당신은 중요한 진실을 밝혀낸 진정한 의학계 천재들과의 대화에 동참하게 될 것이다. 그들과의 대화들은 중요하게 느껴졌고, 나는 이야기 속 핵심 메시지를 추려 일상의 언어로 번역하기 위해 열심히 노력했다. 이 전문가들은 혁신적인 발견을 했지만, 그 발견은 아직 널리 전파되지 못했다. 여러 발견에 대해 읽으면서 땅콩 알레르기와 골절, 알츠하이머병과 암에 이르는 다양한 문제를 예방할 수 있는 효과적인 방법이 어째서 널리 알려지지 않았는지 의아해질 수도 있다. 때로는 내가 듣고도 도저히 믿지 못할 이야기들도 있었다. 내가 조사한 혁신적인 연구들은 대체로 과소평가되어 있어서다. 이 책을 꼭 써야겠다고 느낀 이유도 의료계 내부에서조차 이런 것들이 제대로 알려지지 않았기 때문이다.

당신도 내가 그래야 했던 것처럼 열린 마음을 유지한다면, 이 책을 읽고 난 후에 건강에 대해 완전히 새로운 관점을 갖게 될 것이다.

초반부를 마치고 난 후에는 잠시 짬을 내서 새로운 아이디어에 저항하는 인간의 심리에 대해 살펴보려고 한다. 우리 정신이 기존에 진실이라고 생각했던 것과 상충하는 새로운 정보를 처리할 때 사용하는 메커니즘에 대해 설명할 것이다. 사람의 뇌는 놀라운 일을 해낼 수 있다. 극도의 연민을 느끼고, 고급 수학을 이해하고, 영혼이 깃드는 자리를 마련하는 역할도 한다. 하지만 기존의 정보와 충돌하는 새로운 정보를 받아들일 때는 예측 가능한 방식으로 게을러진다. 이 원리를 레온 페스팅거Leon Festinger 박사만큼 잘 연구한 사람은 없다. 뒤에서 보겠지만, 이정표가 된 그의 심리학 연구는 인간의 뇌가 머릿속 낡은 정보의 진실성을 유지하기 위해 자동으로 새로운 정보를 거부하거나 기존의 틀에 짜맞춰 재구성한다는 것을 보여준다. 이것은 상충하는 두 개념을 동시에 갖고 있을 때 생기는 정신적 고통, 즉 인지부조화cognitive dissonance를 피하려는 무의식적인 노력이다.

새로운 아이디어에 마음을 열면 더 똑똑하고, 덜 까다롭고, 더 호감 가는 사람이 될 수 있다. 이것은 인생의 성공에 있어 핵심 요소다. 이에 대해 인식하고 있으면 인간관계도 좋아지고, 승진 가능성도 높아지고, 건강과 관련해서는 진실을 발견할 가능성이 더 커진다. 페스팅거 박사는 새로운 아이디어에 마음을 열기 위해서는 기존의 신념을 일시적으로 유보하고 새로운 아이디어의 가치에 대해 능동적으로 고려하는 정신적 노력이 필요하다는 것을 알려준다. 이것이 능동적인 과정임을 인지하지 못하기 때문에 좋은 사람도 편협하게 마음을 닫고, 심지어 새로운 정보에 적대적으로 변하는 것이다. 나는 이런 경우를 비즈니스, 정치, 의료 분야에서 매일 목격한다. 이런 모습은 우리 주변 어디에나 존재한다.

오늘날 사회에 퍼져 있는 부족주의에도 불구하고 나는 궁극적으로는 의료의 미래에 대해 낙관한다. 학생, 레지던트 등 오늘날의 젊은 혁신가들은 자신에게 대물림된 망가진 시스템을 거부하고 있다. 그들은 사회의 모든 문제를 약으로 치료하려 드는 것이 얼마나 헛된 일인지 이해하고, 일상의 삶을 과도하게 의료화medicalization* 하는 것에 대해 신속하게 문제를 제기하고 있다. 그들은 15분 만에 서둘러 환자를 보고, 저녁 시간과 주말에 청구서와 코드를 작성하는 쳇바퀴 같은 의학에는 관심이 없다. 돈을 동기 삼아 움직이지 않는 사람이 많다는 데서 나는 영감을 얻고 있다. 이들은 사회적 정의에 대한 목마름으로 움직인다. 이들은 종래의 사고방식에 의문이 제기되더라도 실망하지 않는다. 오히려 거기서 에너지를 얻는다.

우리는 함께 현재의 의학적 고정관념에 문제를 제기하는 새로운 질문을 던지고 있다. 예를 들어, 제2형 당뇨병에 그냥 인슐린을 처방하는 대신 요리 강좌를 통해서 치료할 수 있지 않을까? 아이들에게 그냥 오

---

* 원래는 의료의 영역이 아니었던 삶의 문제, 혹은 출산, 노화, 슬픔 등 인간의 자연스러운 경험을 의학적으로 다루어야 할 문제나 질병으로 간주하고 의료체계 안으로 흡수하는 것.

젬픽Ozempic*을 주는 대신 학교 급식 프로그램에 대해 이야기할 수 있지 않을까? 그저 항우울제만 줄곧 처방하는 대신 공동체를 육성함으로써 전염병처럼 퍼지고 있는 외로움을 치료할 수 있지 않을까? 현재의 시스템은 제대로 작동하지 않고 있다. 종래의 사고방식에 도전하는 논의를 전국적으로 시작할 때가 됐다.

이것이 우리가 현재 정체되어 있는 보건의료의 현실을 뛰어넘을 수 있는 방법이다.

현대 의학의 주요 건강 권고안들을 살펴보면 어떤 패턴이 보일 것이다. 견고한 과학 연구를 바탕으로 권고안을 만들 때 우리의 역할은 빛을 발하며 많은 이에게 도움이 된다. 하지만 증거가 아닌 의견에 기반해서 즉흥적으로 권고안을 내놓을 때는 성과가 형편없다. 때로는 합의가 과학이 아닌 동료 집단의 압력으로 주도되는 경우도 있다.

이 책을 쓰려고 조사하면서 전문가들과 만날 때, 의학적 고정관념이라는 주제에 대한 글을 쓰고 있다고 설명하며 대화를 시작하는 경우가 종종 있었다. 그러고서 입증되지 않았거나 잘못된 것으로 밝혀졌는데도 오늘날 여전히 권장되고 있는 의학적 권고안에 대해 아는 것이 있느냐고 물어봤다. 나는 그들이 자신의 전문 분야에서 그런 것을 생각해낼 가능성은 희박하다고 생각했다. 그런데 맙소사! 내 생각은 빗나가도 한참 빗나간 것이었다. 내가 질문을 던지자마자 그런 사례들이 봇물이 터지듯 쏟아져 나왔다. 의사들은 오늘날 의학계의 집단사고가

---

* 제2형 당뇨병 치료에 사용하는 주사제.

빚어낸 잘못된 사례들을 연이어 털어놓았다. 어떤 인터뷰는 너무 활발한 대화가 오가서 도저히 끝내기 어려울 때도 있었다. 어떤 때는 자신의 전문 분야에서 이의를 제기했다가 무시만 당한 의사들을 위해 내가 심리치료사 역할을 맡기도 했다. 의학적 고정관념의 목록이 너무 길어지다 보니, **과연 우리가 제대로 하는 것이 있기나 할까** 하는 의문이 들던서 잠시 더럭 겁이 나기까지 했다.

물론 제대로 하고 있는 것이 있다. 나는 수술실에 들어갈 때마다, 혹은 암을 이겨냈다는 사람의 이야기를 들을 때마다 그것을 목격한다. 천연두는 근절되었고, 한때 여성의 주요 사망 원인이었던 출산은 이제 안전한 과정으로 자리 잡았다. 이 책을 위한 조사를 진행하면서 나는 의학이 얼마나 정교하고 세련되어졌는지 목격했고 영감도 받았다.

이 책의 목적은 의료에 대해 냉소적인 태도를 부추기려는 것이 아니다(지금 당장 몸에서 피가 나고 있다면 제발 의사가 하라는 대로 하자!). 대신 내 목표는 과학적 절차 그 자체에 대한 신뢰를 회복함으로써 대중의 신뢰를 높이는 것이다.

각각의 장은 똑똑한 사람들이 어떻게 묻지도 따지지도 않고 주류의 사고방식에 동조하는 편승 효과에 굴복하는지 서로 다른 사례로 제시한다. 또한 우리에게 진실을 보여주기 위해 흐름을 거스르는 대담한 혁신가들도 소개하고 있다. 이야기 사이사이에서 한 걸음 뒤로 물러서 의료 문화에 대해서도 살펴볼 것이다. 음식과 장수와 같은 주제를 비롯해서 의학의 최신 영역에 대해서도 탐구한다.

의학적 고정관념의 시대는 오래전에 끝났다고 생각할지도 모르겠다. 우리는 이제 계몽된 사람들이니까 말이다! 오늘날의 의료가 전반적으로 엄격한 과학적 방법론에 기반을 두고 있다고 생각할 수도 있다. 하지만 훌륭한 과학에 의해 의학의 주요 권고안들이 연이어 뒤집히는 현재의 흐름을 보면, 역으로 그런 고정관념이 여전히 만연하다는 것을 알 수 있다.

현대 의학이 여러 차례 잘못된 권고안을 내놓았던 전력을 보면 이런 의문이 든다. 우리가 지금 따르고 있는 의료 관행 중에 또 무엇이 잘못되어 있을까?

연구 결과를 객관적으로 해석하는 것이 보건의료 분야의 큰 과제다. 단순히 전문가가 그렇게 말했다는 이유만으로 '오피오이드opioid*는 중독성이 없다' 같은 의학적 통념을 그대로 받아들였다가 파국적인 결과를 초래한 경우가 많다. 오피오이드의 경우, 의학-산업 복합체가 오피오이드 중독에 관한 초기 연구들을 무시하고 사용을 밀어붙인 결과 100만 명 넘는 미국인이 목숨을 잃고, 수십억 달러의 피해를 초래한 유행병이 만들어졌다. 의학 전문가들이 식품 속에 든 천연지방을 악마화해서 사람들을 가공 탄수화물 식품으로 몰려가게 만들어 비만율이 치솟고, 항생제 처방을 남발해서 한 세대의 장내 건강이 변화한 것도 비슷한 사례로 들 수 있다. 이런 것을 보면 다음과 같은 의문도 떠오른다. '현대의 건강 위기 중 상당수가 주류 의학계의 오만 때문에 생긴 것이 아닐까?'

우리는 의료개혁을 단행하고, 건강 격차를 해소하고, 모든 사람에게

---

* 아편과 비슷한 작용을 하는 약물로, 주로 진통제로 사용된다.

최고의 건강보험을 제공할 수 있다. 하지만 제대로 된 과학이 아니라 합의라는 착각을 기반으로 무책임하게 건강 관련 권고안을 내놓는다면 계속해서 어려움을 겪으며 수십억 달러의 돈을 낭비하게 될 것이다.

개선은 건강에 관한 진짜 이야기를 통해 증거와 잘못된 믿음을 구분하는 데에서 시작된다. 제대로 된 질문부터 던져야 한다는 의미다. 기본 전제에 문제를 제기하는 것을 위협으로 받아들여서는 안 된다. 그것이야말로 진실에 다가가는 길이기 때문이다.

차례

추천사 - 6
서문 - 9

1장 땅콩 마녀사냥
: 전문가가 만들어낸 유행병   - 23

흐름을 거스른 의사 · 악순환을 끊는 법 · 민망할 정도로 간단한 연구 · 땅콩 알레르기의 실상 · 사라진 책임자들 · 땅콩은 누군가를 살린다 · 아주 단순한 정답 · 무너진 신뢰 되찾기

2장 호르몬 대체요법의 뒷이야기
: 사과받을 자격이 있는 사람들   - 53

이견을 묵살한 연구자들 · 이미 밝혀진 이점 · 호르몬 대체요법 처방을 거부하는 의사들 · 의학 교육의 한계 · 더 가까이 들여다보기 · 인지기능 저하 감소 · 골절 위험 감소 · 심장마비 예방 · 대장암 위험 저하 · 누군가를 살리는 효과 · 예외는 있다 · 약값 낮추기 · 사과받을 자격 · 불필요한 고통을 덜어내는 법

3장 "항생제는 부작용이 없어요"
: 마이크로바이옴을 쑥대밭으로 만드는 것만 빼면   - 93

의대에서 가르쳐주지 않은 것 · 항생제가 과체중이나 질병을 일으킬 수 있을까? · 항생제가 만든 질병 · 고정관념의 전 세계적 유행 · 대장암 발병률의 비밀 · 실마리 찾기 · 무엇이 마이크로바이옴을 변화시키고 있나? · 돌파구의 문턱에서 · 새로운 관점의 연구 · 집이 없는 전문 분야 · 다음 팬데믹 · 당신이 할 수 있는 일 · 경고가 없었을까? · "부작용이 없다"

4장 콜레스테롤의 미신
: 주류 의학계의 집단사고가 낳은 오류 — 131

계란이 위험해진 세상 • 식이 콜레스테롤의 진실 • 콜레스테롤에 대한 집단사고 • 데이터 결함의 문제 • 반대 의견 묵살하기 • 세 가지 불편한 진실, 그중 첫 번째 타격 • 두 번째 타격 • 세 번째 타격 • 주류 의학계의 현실 • 깊은 각인 • 객관성의 회복 • 커다란 아이러니 • 무엇을 해야 할까? • 60년짜리 실수

5장 광신
: 우리는 왜 새로운 아이디어에 저항하는가 — 171

인지부조화 • 노력의 정당화 • 예언이 실패할 때 • 편견 줄이기

6장 나쁜 피
: 현대 의학은 어떻게 움직이는가 — 191

도덕적 딜레마 • 절대적인 증거 • 의료 가부장주의 • 환자의 권리 • 애국자의 등장 • "증거가 없다"라는 말을 주의하라 • 연구 결과라는 증거 • 아서 아시의 죽음 • 다른 국가들은 어떨까? • 너무 일찍 터트린 샴페인 • 희망의 빛줄기

7장 차가운 환영 인사
: 태어나자마자 테이블에 눕혀지는 아기들 — 221

흰 가운의 시대 • 천사의 손길 • 벽장 속의 아기 • 의료화에서 벗어나기 • 자연의 힘 • 아주 흔한 문제들 • 엄마와 아기는 함께 • 마이크로바이옴 경보 • 적절성의 측정 • 단 한 번의 제왕절개도 문제라고? • 모든 여성에게 유도분만이 필요할까? • 과학적 의문 • 양극단을 오가는 진자

8장 난소암의 진짜 기원
: 확신에 의문을 제기하다 — 259

과학적 용기 • 난소의 역할 • 내 임상에 찾아온 변화 • 진짜 원인 제거의 기회 • 영구피임을 원하는 부부들 • 이것이 어디로 이어질까? • 최악의 이름 • 부끄러운 의료 가부장주의의 역사 • 암과의 전투에서 맡은 새로운 임무

9장 실리콘은 잘못이 없다
: 가슴보형물, 자가면역질환, 오피오이드 위기 — 283

코니 청이 지른 산불 • 불안함에 기름을 뿌린 사람 • 의사들의 반발 • 거대한 맹점 • 돈벌이에 뛰어든 변호사들 • 인간이 만든 유행병 • 전쟁이 끝난 뒤 • 대가를 치른 사람들

10장 의료계 집단사고의 역사
: 실수 연발 코미디의 행진 — 307

제거 문화의 초기 희생자 • 괴짜 천재 • 레몬을 먹으시오 • 농부의 말에 귀를 기울이다 • 두 진료소 이야기 • 대학교에서 해고당한 노벨상 수상자 • 겸손이 주는 영감

11장 복종의 문화
: 건설적 토론을 위한 투쟁 — 331

순순히 따르거나 아니면… • 엉터리 데이터 • 입 틀어막기 • 회초리는 기득권에게 있다 • 토론의 차단 • 권위를 거부하다 • 물살을 거슬러 오르기 • 우리에게 필요한 사람 • 새로운 세대

12장 우리는 또 무엇을 잘못하고 있을까?
: 바꿀 수 있는 미래 — 369

상수도 불소화 • "마리화나는 무해하다" • 발열에는 타이레놀? • 암의 조기 발견이라는 성배 • 매년 찾아오는 독감 예방접종 소동 • 테스토스테론 대체요법 • 아동에 대한 토론의 부재 • 혀가 짧아지는 미국 • 목숨을 구하는 약물 GLP-1 • 저위험군 여성 대상의 유방촬영술 • 게으른 전문가들 • 임시로 자신의 편견을 내려놓기 • 질문 던지기 • 미래를 내다보며

감사의 말 — 415
주 — 417

1장

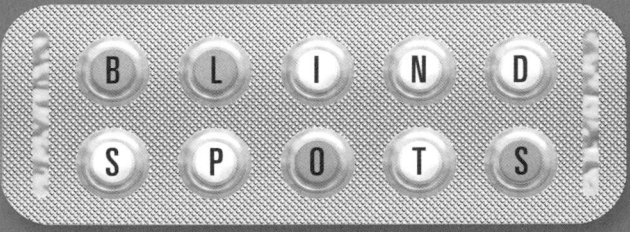

땅콩 마녀사냥
: 전문가가 만들어낸 유행병

탐구의 자유에는 어떤 장벽도 있어서는 안 된다. 과학에 고정 관념이 설 자리는 없다. 과학자는 자유로운 존재이며, 자유롭게 어떤 질문이라도 던지고, 어떤 주장이라도 의심하고, 어떤 증거라도 탐구하고, 어떤 오류라도 바로잡을 수 있어야 한다.

— **J. 로버트 오펜하이머** J. Robert Oppenheimer

"안녕하세요? 여러분을 위해 봉사할 웨이터 체이스라고 합니다. 혹시 여기 땅콩 알레르기가 있는 분 계신가요?"

존스홉킨스대학교에 다니는 아프리카 출신의 두 학생 아송아니 아민켕과 페이스 마그웬지가 어리둥절한 표정으로 서로를 바라보았다.

아송아니가 물었다. "여기는 땅콩 알레르기하고 무슨 일 있나요? 카메룬에서 비행기를 타고 JFK 공항에 내린 이후 지금까지 본 식품 포장마다 '견과류 함유' 아니면 '견과류 무함유'라는 문구가 쓰여 있었어요. 인종 분리 정책 대신 무슨 식품 분리 정책이라도 하는 건가요?"

아송아니는 볼티모어로 가는 연결 항공편 안에서도 승무원의 이런 방송을 들었다. "이 비행기에는 땅콩 알레르기가 있는 승객이 탑승하고 있으니 가급적 땅콩 섭취는 삼가시기 바랍니다." 존스홉킨스에 등교한 첫날에 과 친구가 아송아니를 저녁 식사에 초대했을 때도 이런 식이었다.

1) 저녁 먹으러 올래?
2) 혹시 땅콩 알레르기나 다른 알레르기 있어?

아송아니가 활짝 웃으며 물었다. "여기 대체 무슨 일이 있는 거예요? 아프리카에는 땅콩 알레르기라는 게 없어요."

짐바브웨에서 온 페이스도 동의의 표시로 고개를 끄덕였다.

나는 두 사람을 보며 미소를 지었다. "우리 가족이 살던 이집트에도 땅콩 알레르기는 없었지. 환영해. 여기는 생명을 위협하는 땅콩 알레르기가 엄연한 현실인 나라 미국이야."

그들의 이야기를 들으니 내 친구의 학교가 캠퍼스 내에서 땅콩을 금지했던 일이 생각났다. 실제로 학교 행정실에서 금속 탐지기로 땅콩을 감지할 수 있는지 보안 당국에 물어보는 일도 있었다. 그러던 어느 날 비상사태가 터졌다. 통학버스 바닥에서 굴러다니던 땅콩 한 알이 발견된 것이다. 마치 이라크에서 사제폭탄이 발견된 것처럼 난리가 났다. 아이들은 조용히 일렬로 줄을 지어 버스에서 내리라는 지시를 받았고, 누군가가 와서 버스를 '제독decontamination'할 때까지 기다려야 했다. 다행히 땅콩이 폭발하지 않아 다친 학생은 없었다.

어쩌다 이 지경까지 왔을까?

1999년에 마운트시나이병원의 연구자들은 아동의 땅콩 알레르기 발병률incidence*을 0.6퍼센트로 추정했다. 대부분은 경증이었다.[1] 그러다 2000년부터 유병률prevalence**이 급증하기 시작했다. 의사들은 점점 더 많은 아이가 심각한 알레르기 반응을 나타내는 것을 목격했다.[2]

땅콩 알레르기라는 유행병이 급속도로 퍼진 배경에 어떤 일이 있

---

* 해당 질병이 특정 기간 동안 새롭게 발생한 비율.
** 특정 시점에서 그 질병을 가지고 있는 사람들의 총비율.

었는지 이야기해보자.

1990년대는 땅콩 알레르기 공포의 시대였다. 언론에서는 땅콩 알레르기로 사망한 아동의 사례를 대서특필했고, 의사들도 땅콩 알레르기의 증가에 대해 여러 가지 추측을 하며 관련 논문을 쓰기 시작했다.[3] 미국소아과학회American Academy of Pediatrics에서는 여기에 대응해서 부모들에게 아이를 보호하려면 어떻게 해야 하는지 말해주고 싶었다. 그런데 한 가지 문제가 있었다. 부모가 주의해야 하는 게 무엇인지 그들도 전혀 몰랐다는 것이다. 하지만 미국소아과학회는 모르겠다고 솔직히 인정하는 대신, 알레르기 발병 위험이 크다고 여겨지는 0~3세의 아동, 임신 혹은 수유 중인 산모는 땅콩 섭취를 피하라는 권고안을 2000년에 발표했다.[4]

미국소아과학회 위원회는 2년 전 영국 보건부에서 했던 조치를 흉내 냈던 것이다. 바로 땅콩의 완전한 회피였다.[5] 이 권고안은 엄밀하게 따지면 고위험군 아동을 대상으로 한 것이었다. 하지만 미국소아과학회 당국자도 "그 누구도 어느 영아infant*가 고위험군에 속하는지 판단할 수 있는 능력을 완벽하게 갖추지 못했다"라고 인정했다. 최대로 엄격하게 해석하면, 가족 중에 알레르기나 천식이 있는 영아를 '고위험군'으로 분류할 수 있다.

선의를 가진 많은 소아과 의사와 부모는 이 권고안을 보고 이렇게 생각했다. 위험할 수 있다는데 굳이 위험을 감수할 필요가 있을까? 곧바로 소

---

* 일반적으로 생후 0~12개월의 아기를 가리킨다.

아과 의사들은 병원을 찾는 모든 부모를 교육할 암기 문구를 하나 만들어냈다. "1-2-3을 기억하세요. 1세: 우유 시작, 2세: 계란 시작, 3세: 땅콩 시작." 한 세대의 소아과 의사들이 이 주문을 주입식으로 교육받았다.

나는 영국 보건부의 1998년 권고안을 꼼꼼히 읽어보며, 혹시 이 지침을 뒷받침할 과학적 연구가 인용되었는지 확인해보았다. 그리고 땅콩을 먹는 산모는 땅콩 알레르기가 있는 아이를 낳을 가능성이 더 높다고 쓰인 문장을 하나 찾아냈다. 바꿔 말하면 땅콩 알레르기가 엄마 탓이라는 것이다. 이 보고서는 1996년에 나온 《영국의학저널British Medical Journal》의 연구 논문을 인용하고 있었다.[6] 그래서 그 논문을 찾아서 역시 꼼꼼히 읽어보았다.

나는 내 눈을 의심했다.

실제 데이터는 임신한 산모가 땅콩을 먹는 것과 아동의 땅콩 알레르기 사이에서 아무런 상관관계도 밝혀내지 **못했다**. 하지만 그것은 중요하지 않았다. 이미 버스는 떠난 상태였다.

어떻게 전문가라는 사람들이 권고안의 내용을 전혀 뒷받침하지 않는 연구를 근거로 권고안을 낼 수 있을까?

어떻게 연구가 이렇게 심하게 곡해될 수 있는지 당황스러워서 나는 그 논문의 주저자인, 아일랜드 더블린대학교의 소아과 교수 조너선 아우리한Jonathan Hourihane에게 전화를 해봤다. 그도 마찬가지로 좌절감을 느끼고 있었다. 그는 땅콩 회피 권고안이 나왔을 때 반대했다고 한다. 그는 이렇게 말했다. "터무니없는 얘기죠. 저는 사람들이 그렇게 믿기를 바라지 않았어요."

나는 자신의 연구가 이렇게 전면적으로 수행된 권고안을 합리화하는 근거로 사용된 것에 대해 어떤 기분이 드는지 구체적으로 물어봤다. "배신당한 기분이었죠." 이 전국적인 지침을 작성할 때 아무도 그에게 자문을 구하지 않았다고 한다.

2000년 미국소아과학회 땅콩 회피 권고안은 소아과 최고 학술지인 《소아과학Pediatrics》에 발표되었고, 소아과 의사들은 검진을 위해 아기를 데려온 엄마들에게 이것을 전파했다. 의사와 공중보건 지도자 들은 새로운 행군 명령을 받들었다. 몇 달 만에 대규모 대중교육 캠페인이 본격적으로 시행됐고, 이것이 자기 아이를 위한 최선이라 생각한 엄마들은 아이를 보호하기 위해 그 권고안을 충실히 따르기 시작했다.

하지만 이런 노력에도 불구하고 상황은 더 악화됐다. 2004년에는 땅콩 알레르기 발생 비율이 잘못된 방향으로 흘러가고 있는 것이 분명해졌다. 오히려 땅콩 알레르기가 급증한 것이다. 더욱 우려스러운 점은 생명을 위협할 수도 있는 극단적인 땅콩 알레르기가 미국에서 흔한 일로 자리 잡았다는 사실이다.

갑자기 땅콩 아나필락시스anaphylaxis(기도가 부어올라 질식으로 생명을 위협하는 급성 알레르기 반응)로 응급실을 찾는 사례가 폭증했고, 학교에서는 땅콩 금지조치를 시작했다. 2007년에는 버지니아주 학교의 18퍼센트가 땅콩을 전면 금지했다. 2016년에 미주리주 세인트루이스 카운티에 있는 파크웨이 교육구에서는 생명을 위협하는 식품 알레르기가 있는 학생 957명의 사례를 보고했는데, 그중 대다수가 땅콩 알레르기였다. 이 수치는 불과 6년 전보다 50퍼센트 증가한 것이었고, 이전 세대보다는 1000퍼센트 이상 증가한 것이었다.

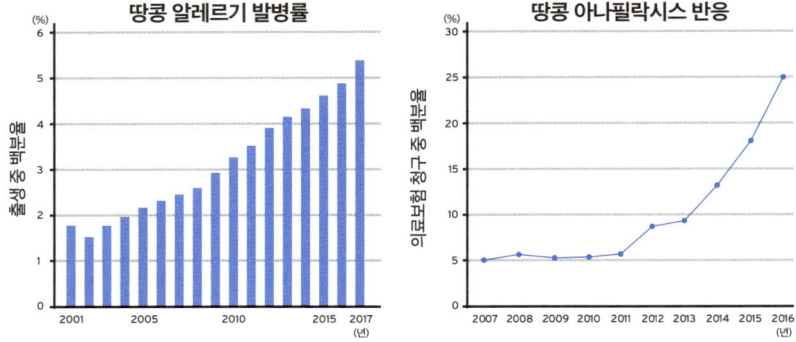

땅콩 알레르기 유행 관련 통계 자료: (왼쪽) 2000년 미국소아과학회가 어린 아동은 땅콩을 회피하라는 권고안을 발표한 이후 미국에서 추정된 출생당 땅콩 알레르기 발생 비율. (오른쪽) 땅콩에 대한 아나필락시스 반응. (M. 모토수에 외 M. Motosue et al, 《알레르기, 천식, 면역학 연보Annals of Allergy, Asthma & Immunology》, 2018; 페어헬스FAIR Health)

상황이 악화되면서 공중보건 분야의 지도자들은 기존의 권고안을 더 강하게 밀어붙였다. 모든 부모가 미국소아과학회의 지침을 잘 따르기만 하면 나라 전체가 결국에는 땅콩 알레르기를 물리치고 전쟁에서 승리할 수 있겠다고 생각한 것이다. 이제 이 믿음은 자신의 꼬리를 무는 뱀처럼 스스로 자신의 존재 이유를 만들어가는 괴물로 변하고 말았다.

하지만 이런 집단사고는 끔찍할 정도로 잘못된 것이었다.

흐름을 거스른 의사

스티븐 콤스Stephen Combs는 테네시주 동부 시골 지역에서 일하는 세상의 소금 같은 훌륭한 소아과 의사다. 어느 시점에서인가 동료 의사들은 그의 환자들에게서 무언가 특이한 점을 발견했다. 땅콩 알레르기가 있는 사람이 하나도 없었던 것이다. 동료들은 임상에서 땅콩 알레르기 환자를 만나는 경우가 점점 많아지고 있었기에 더 특이했다. 이유가 무엇이었을까?

그의 놀라운 진료 실적에 호기심이 생겨 그를 직접 만나기 위해 존슨시티의 완만한 구릉지대로 찾아갔다(나는 도시의 대형 대학병원이라는 거품을 빠져나왔을 때 종종 많은 것을 배운다).

그곳에 가보니 콤스 주변의 소아과 의사들은 모두 콤스만큼이나 훌륭한 사람들이었다. 왕진도 많이 다니고, 늦은 시간까지 환자를 보고, 부모들에게 건강한 아이로 키우는 법을 교육했다. 이 사람들 모두 똑같은 방식으로 소아과 진료를 보고 있었다.

딱 한 가지만 빼고.

콤스는 아이들이 땅콩 섭취를 피하게 하라는 미국소아과학회의 지침을 한 번도 따르지 않았다. 그 지침을 거부한 이유는 단순했다. 그는 노스캐롤라이나주의 듀크대학교 의료센터에서 레지던트를 했고, 그곳에서 전 세계적으로 유명한 소아 면역학자인 레베카 버클리Rebecca Buckley 교수 밑에서 수련을 받았다. 2000년에 미국소아과학회 지침이 발표되어 큰 파장을 일으켰을 때 버클리 교수는 이것이 면역관용immune tolerance이라는 면역학의 기본 원리에 위배된다는 것을 깨달았다. 면역관용이란 인체 면역계가 아기 때 노출되었던 이물질을 받아들여 거부하지 않게 되는 것을 말한다. 이것은 흙먼지 이론dirt theory과 비슷한데, 이에 따르면 흙먼지, 비듬, 세균 등에 노출되었던 신생아는 알레르기와 천식의 위험이 낮다.[7] 버클리 교수는 학생들과 콤스를 비롯한 레지던트들에게 미국소아과학회의 지침은 무시하고, 오히려 그 반대로 하라고 자신 있게 말했다. 그녀는 땅콩 회피가 땅콩 알레르기를 **예방**하기는커녕 오히려 **유발**한다고 설명했다.

시간이 흘러 그녀의 예언은 그대로 적중했다.

버클리 교수 밑에서 수련을 받은 이후로 콤스는 꾸준하게 부모들에게 아기가 땅콩버터를 먹을 수 있는 나이가 되면 바로 소량(질식 위험을 피하기 위해 물에 섞어)을 먹이라고 지도해왔다. 운이 좋아서 콤스를 소아과 의사로 둔 테네시주 동부의 아동 수천 명은 **단** 한 명도 땅콩 알레르기가 없다.

콤스는 이 원리를 다른 잠재적 알레르기 유**발** 물질로 확장해서 계란, 우유, 딸기, 심지어 강아지와 고양이와도 일찍 접촉해볼 것을 권장하고 있다. 그 결과, 그의 진료를 받는 아이들은 이런 대상에 알레르기가 생기는 경우가 드물었고, 알레르기가 생겨도 경미한 수준에 그쳤다.

악순환을 끊는 법

레베카 버클리 교수와 그녀의 수련생들만 미국소아과학회의 지침에 반기를 든 것은 아니었다. 사실 수많은 면역학 전문가가 특정 음식을 피하면 오히려 알레르기가 유발된다는 사실을 보여주는 생쥐 실험에 대해 오래전부터 알고 있었다. 하지만 실험실 면역학자들은 임상 알레르기 전문의나 소아과 의사 집단과는 거의 교류가 없는 상태였다.

런던의 소아 알레르기 전문가이자 면역학자인 기드온 랙_{Gideon Lack}

교수는 영국의 지침에 의문을 제기했다. 그는 1998년 《랜싯Lancet》에 이런 글을 실었다. "이것은 과학적 증거를 바탕으로 나온 지침이 아니다. 이런 공공보건 정책이 오히려 의도하지 않았던 효과를 드러내 …… 땅콩 알레르기의 유병률을 높일 수 있다."[8]

미국소아과학회에서 땅콩 회피 권고안을 발표한 것과 같은 해인 2년 후, 그는 이스라엘에서 알레르기에 관해 강의하면서 그 자리에 참석한 대략 200명 정도의 소아과 의사에게 물어보았다. "여러분 중에 땅콩 알레르기가 있는 아이를 진료하는 분이 계십니까?"

그중 손을 든 사람은 두세 명에 불과했다. 반면에 런던에서는 똑같은 질문에 거의 모든 소아과 의사가 손을 들었다.

이런 현저한 차이에 깜짝 놀란 그에게 유레카의 순간이 찾아왔다. 이스라엘의 영아들은 밤바bamba라는 땅콩 기반의 식품을 먹는 경우가 많다. 그에게는 결코 우연으로 보이지 않았다.

랙 교수는 신속하게 텔아비브와 예루살렘의 연구자들을 모아 공식 연구에 착수했다. 이들은 이스라엘 유대인 아동의 땅콩 알레르기 발병률이 영국 유대인 아동의 10분의 1에 불과하다는 사실을 발견했다. 주류 의학계의 가정과 달리 땅콩 알레르기가 유전적 소인 때문이 아님을 암시하는 결과였다.[9] 랙 교수와 그의 이스라엘 동료들은 발표 논문의 제목을 '영아기 초기의 땅콩 섭취는 낮은 땅콩 알레르기 유병률과 상관관계가 있다Early Consumption of Peanuts in Infancy Is Associated with a Low Prevalence of Peanut Allergy'로 지었다.

하지만 2008년에 발표된 이 논문은 집단사고를 뒤집기에는 역부족이었다. 의대 재학 중에 보는 시험이나 미국소아과인증위원회American

Board of Pediatrics에서 내는 의사 자격시험에서 정답은 여전히 '땅콩 회피'였다. 의료계의 많은 사람은 랙 교수의 연구 결과를 무시하고 계속해서 아동들이 땅콩을 피해야 한다고 고집을 부렸다. 미국소아과학회에서 땅콩 회피 권고안을 발표한 지 거의 10년이 지나도록 미국국립보건원National Institutes of Health 산하 국립 알레르기 및 감염병 연구소National Institute of Allergy and Infectious Diseases를 포함한 그 어떤 기관도 이 권고안이 아이들에게 도움이 되고 있는지 해를 끼치고 있는지 검증하는 연구에 자금을 지원하지 않았다.

하지만 상황은 악화되고 있었다. 보건 당국이 부모들에게 권고안을 따르라고 촉구할수록 땅콩 알레르기는 더욱 심각해졌다. 땅콩 알레르기 때문에 응급실에 실려 오는 아동의 숫자가 불과 10년 사이에 (2005~2014) 세 배로 늘었다.[10] 마치 바이러스처럼 퍼져나갔다. 2019년 한 보고서에서는 미국 아동 18명당 1명꼴로 땅콩 알레르기가 있다고 추정했다.[11] 학교에서는 계속해서 땅콩을 금지했고, 에피펜EpiPen* 판매량이 급증하자 규제 당국은 아동용 간식에서 땅콩을 몰아내기 위한 논의에 나섰다. 제약회사는 이 기회를 놓치지 않고 절박한 부모와 학교를 대상으로 바가지 판매에 열을 올렸다. 마일런 제약Mylan Pharmaceuticals은 미국에서 에피펜의 가격을 100달러에서 600달러로 대폭 인상했다(일부 국가에서는 30달러에 판매한다).[12]

---

* 아나필락시스가 일어났을 때 응급처치를 위해 사용하는 에피네프린 자동주사기.

미국소아과학회의 권고안은 악순환 고리를 만들어냈다. 땅콩 알레르기 유병률이 높아질수록 아이에게 땅콩을 먹이지 않는 사람이 점점 더 많아졌고, 그것 때문에 땅콩 알레르기가 더욱더 많아졌다. 편협한 터널시야 사고방식이 지구에서 땅콩을 완전히 근절하는 것 말고는 답이 없어 보이는 최악의 악몽 같은 시나리오를 만들어냈다.

상황이 악화되는 것을 지켜보며 의견을 달리하던 랙 교수는 모든 연구를 종결할 연구를 진행하기로 결심했다. 생후 4~11개월의 영아들을 땅콩에 노출시키는 집단과 노출시키지 않는 집단에 무작위로 배정하는 임상시험을 진행한 것이다. 그리고 어린 시기에 땅콩에 노출시킨 아동 집단과 미국소아과학회 권고안을 따른 아동 집단을 만 5세가 됐을 때 비교해보았더니, 땅콩에 노출시킨 집단의 알레르기 발생 비율이 86퍼센트 낮았다.[13] 그는 2015년에 《뉴잉글랜드 의학저널New England Journal of Medicine》을 통해 자신의 연구 결과를 세상에 발표했고, 버클리 교수 같은 면역학자들이 수십 년 동안 알고 있었던 내용을 최종적으로 증명해 보였다. 즉, 땅콩 회피는 땅콩 알레르기를 유발한다. 이제 이것은 부인할 수 없는 사실이 됐다. 미국소아과학회가 정반대로 알고 있었다.

나는 랙 교수에게 연락해서 그가 2024년 의학 학회 참석차 워싱턴 D.C.에 왔을 때 만나서 함께 아침 식사를 했다. 그는 자신의 초기 가설이 소아과 의사로서의 초기 관찰에서 비롯되었다고 했다. 귀를 뚫은 아이들은 종종 주변으로 니켈 알레르기가 생기는데, 교정기를 착용한 아이들은 귀를 뚫어도 그런 알레르기가 생기지 않았다. 그는 그들이 교정기에 든 니켈에 미리 노출되어 면역이 생겼음을 깨달았다. 이 관찰은 그가 1990년대에 콜로라도대학교에서 생쥐 실험을 통해 연구했던 경구 면역관용oral tolerance이라는 개념과도 일맥상통했다.

랙 교수에게는 통념이 변할 수 있음을 상기시켜준 어린 시절의 기억도 있었다. 그의 할아버지는 심장마비를 겪었다. 그래서 의사들이 엄격한 절대 안정을 권고했다. 하지만 나중에는 이런 권고안이 결국 심장 재활 운동으로 대체됐다. 당시 여섯 살이었던 그는 할아버지가 침대를 떠나는 일이 허용되지 않았고 식사도 가족이 직접 가져다줘야 했던 것을 기억했다. 의사들의 권고가 오히려 할아버지의 심장을 더 약화시키고 있었던 것이다.

랙 교수는 이렇게 말했다. "길에 일단 한 번 바퀴 자국이 파이면, 거기로만 다니니까 더 깊이 파이는 경향이 있죠. 과학도 마찬가지입니다. 우리는 마음을 열어야 해요."

그는 이제 알레르기 분야에서 영웅으로 인정받고 있다. 하지만 이 중요한 연구를 했을 때만 해도 크나큰 비난을 받아야 했다. 100퍼센트 모유 수유를 주장하는 절대주의자들은 영아에게 이유식을 도입해야 한다고 말했다는 이유로 그를 '모유 수유 반대자'로 낙인찍었다. 하지만 그는 모유를 전혀 반대하지 않았다. 오히려 그 반대다! 생후 3~6개월에 소량의 땅콩버터와 다른 음식을 이유식의 형태로 먹이는 것은 모유 수유와 완전히 양립 가능한 일이다.

랙 교수는 이렇게 말했다. "저는 비윤리적인 행동을 했다고 비난받아야 했습니다. 연구를 중단하라는 압력이 거셌죠. 이 가설을 검증하려는 시도 자체가 말도 안 되는 비윤리적 행동으로 여겨졌습니다."

어떤 사람은 땅콩에 포화지방 함량이 높아 비만을 일으킬 수 있다고 걱정하기도 했다(이 주제에 대해서는 4장에서 곧 다루겠다).

랙 교수의 무작위 대조군 임상시험 결과가 발표된 후로 미국소아과학회에서 기존에 소아과 의사와 부모 들을 위해 발표한 2000년 지침을 뒤집기까지는 2년이 걸렸다.[14] 미국국립보건원 산하 국립 알레르기 및 감염병 연구소에서 그런 번복을 지지하는 보고서를 발표하기까지도 2년이 걸렸다.[15]

그게 과연 2년이나 필요한 일이었을까? 그들에게서 깊은 반성을 찾아보기는 힘들었다. 잘못된 권고안으로 피해를 본 가족들은 랙 교수의 결정적인 연구가 발표된 이후 당연히 주류 의학계가 권고안을 바로잡는 일에 즉각적으로 나서리라 기대했을 것이다. 레베카 버클리 교수에게 수련받은 또 한 명의 의사 휴 샘슨Hugh Sampson은 땅콩 회피 권고안을 철회한 국립 알레르기 및 감염병 연구소의 보고서를 주도한 사람이다. 그는 정부기관과 함께 일하는 것은 좌절의 연속이었다고 했다. 샘슨은 미국 최고의 알레르기 전문가 중 한 명이다. 내가 이 사태 전탄에 대해 어떻게 생각하느냐고 묻자, 그는 이렇게 말했다. "식품 알레르기 관련자들은 땅콩과 관련해 잘못된 권고안을 내놓은 것 때문에 욕을 먹을 만큼 먹었습니다."

한 세대 전체 수백만 명의 아이들이 집단사고로 해를 입었고, 많은 이들이 아직도 그 영향을 받고 있다. 적어도 지금은 세상에 나쁜 조언을 흘려보내던 수도꼭지는 간신히 잠겨 있다.

민망할 정도로 간단한 연구

기드온 랙 교수의 2015년 연구는 말 그대로 충격의 폭탄이었다. 나는 의대생 시절 제일 친한 친구 중 한 명이었고, 지금은 샌디에이고의 스크립스 클리닉에서 알레르기 전문의로 활동하고 있는 드루 화이트 Drew White에게 전화를 걸어 이 연구 논문을 어떻게 받아들였는지 물어보았다. 그는 이렇게 말했다. "아주 인상적인 연구지. 그 연구가 발표된 이후로 바로 이런 생각이 들었어. '엉망진창이 된 이 난감한 상황을 어떻게 바로잡지?'" 미국소아과학회는 2000년에 절대주의적인 태도를 보였던 것 때문에 권고안을 철회하기가 더 어려웠다. 드루와 나는 소아과학회에서 애초에 '확신은 할 수 없다' 같은 표현을 사용했어야 한다고 입을 모았다. 그렇게 말했다면 적어도 솔직했다고 할 수는 있을 것이다.

오늘날까지도 여전히 많은 부모가 아기나 아동에게 땅콩을 주면 안 된다고 믿고 있는 것은 참으로 큰 비극이다. 땅콩 회피 권고안이 오랫동안 너무 강력하게 퍼졌기 때문에 아직도 그들의 머릿속에는 그 내용이 또렷이 각인되어 있다.

효과적인 치료법이 나와 있기는 하다. 아이의 면역 반응을 억제하는 강력한 약을 투여하면서 소량의 땅콩에 조금씩 다시 노출시키는 방법이다. 슬프게도 이런 접근방식은 너무 힘들기도 하고 비싸기도 해서, 차라리 땅콩을 피하면서 알레르기를 관리하는 편이 쉽다고 생각하는 사람이 많다.

미국소아과학회의 지침이 나온 후 랙 교수의 결정적인 연구가 발표되기까지 15년 동안, 아이들에게 땅콩 먹는 것을 허락하는 부모들은 주류 의학계와 사회 전반으로부터 거의 범죄자 취급을 받았다. 그들에게는 비판과 공개적인 망신이 뒤따랐다. 미국소아과학회 지침을 따르지 않는 부모들은 알지도 못하면서 건방지게 과학을 무시하는 얼간이 취급을 받았다.[16]

드루와 나는 이 결정적인 연구가 미국소아과학회에서 잘못된 권고안을 내놓기 전이었던 1990년대에 나왔더라면 얼마나 좋았을까 하는 이야기를 나누었다. 미국소아과학회는 돈이 부족한 기관이 아니다. 그들은 2022년에만 1억 3700만 달러의 수입을 벌어들였다.[17] 이것은 회원비(자격인증을 받은 소아과 의사 1인당 1년에 692달러), 제약회사, 분유회사, 그 외 기타 출처로부터 들어온 금액이다.

땅콩 회피 통념이 세상에 나오지 않았다면 수많은 사람의 목숨을 살릴 수 있었을 것이다. 포괄적인 권고안을 내놓기 전에 연구 자금을 지원해서 땅콩 알레르기라는 이 큰 의문에 답했더라면 수많은 가족이 고통을 덜고, 수십억 달러의 의료 비용을 아낄 수 있었을 것이다. 랙 교수의 2015년 연구는 게임 체인저였지만, 그저 640명의 아동을 대상으로 이루어진 기본적인 무작위 대조군 시험일 뿐이었다. 그야말로 민망할 정도로 간단한 연구였다.

땅콩 알레르기의 실상

땅콩 알레르기로 인한 사망은 현실이다. 이 알레르기를 안고 사는 것은 정말 끔찍한 일이 될 수 있다. 더욱 안타까운 것은 지금 유행처럼 번져 있는 땅콩 알레르기가 대부분 피할 수 있는 일이었다는 점이다. 심각한 땅콩 알레르기를 안고 사는 삶이 어떤 것인지 더 잘 이해하기 위해 나는 그런 삶을 살고 있는 몇몇 가족들을 만나보았다.

내게는 찰리라는 이름의 한 어린 소녀가 가장 인상적이었다. 땅콩 회피 통념이 절정을 찍었던 2009년에 찰리가 태어났을 때, 찰리의 엄마 젠은 어린 딸을 잘 키워보겠다며 아이에게 좋다는 것은 다 했다. 예를 들어, 자전거 헬멧이 바닥에 떨어지기만 해도 작은 균열이 생겼을지도 모르니 그것을 교체하라는 《컨슈머 리포트Consumer Reports》의 지침까지 꼼꼼히 지킬 정도였다. 땅콩 문제에 있어서도 그녀는 많은 것을 조사했다. 특히 찰리가 한 살 때 피부 습진을 앓은 적이 있었기 때문에 더욱 신경을 썼다. "땅콩은 모두 끊으세요." 담당 소아과 의사가 미국 소아과학회 지침에 따라 권고했다. 젠은 학교 간호사였기 때문에 확실히 하기 위해 다른 소아과 의사에게도 상담을 받았다. 그녀의 남편 셰인은 소아과 전문의가 된 지 얼마 안 된 켄터키주의 자기 친구에게 전화를 걸었다.

"모두 똑같이 말했어요." 젠과 셰인은 이렇게 말했다. 두 사람은 땅콩을 완전히 피하라는 조언을 아주 철저하게 따랐다. 하지만 몇 달 만에 어린 찰리가 자주 아프기 시작했다. 우선 천식 진단에서 시작해서 점점 심각한 땅콩 알레르기로 진행됐다. 몇 년 후에는 땅콩을 건드리지 않고 그 근처에만 있어도 알레르기 반응이 시작되고 목구멍이 부어올라 숨을 쉴 수 없는 지경까지 갔다. 젠과 셰인은 정말 아슬아슬한 적도 몇 번 있었고, 땅콩에 언제 노출될지 모른다는 공포가 딸의 삶에 막대한 불안을 초래하고 있다고 말했다.

그들은 사람들이 찰리의 견과류 알레르기를 별것 아닌 듯 취급할 때가 제일 힘들다고 했다. 딸을 데리고 아이스크림을 사 먹으러 가는 것도 쉽지 않은 일이다. 피스타치오 아이스크림과의 교차 오염을 막기 위해 사용하지 않은 새로운 숟가락으로 미개봉된 새로운 통에서 아이스크림을 퍼달라고 서빙을 하는 직원(때로는 고등학생인 경우도 있다)에게 부탁해야 한다. 자칫 방심했다가는 응급 상황이 발생할 수 있다. 가끔은 아이스크림 가게 직원이 그냥 물로 헹궈서 쓰면 문제가 없다거나, 그것 말고는 다른 방법이 없다고 고집을 부리며 그들과 말씨름을 할 때도 있다. 이 정도로 철저하게 경계해야 하다 보니 기분 좋게 끝내야 할 저녁 외출이 악몽으로 변할 수 있다. 부부는 음식점들을 상대로 끝도 없이 실랑이를 벌이는 데 지쳐서, 식당을 교육하고 더 나아가 알레르기 친화적인 음식점에 인증 마크를 부여하는 사업을 시작할까 고민하기도 했다. 알레르기가 심한 몇몇 십대는 평생 한 번도 식당에 못 들어갔을 정도다.

현재 찰리는 탈감작 프로그램desensitization program*을 진행 중이다. 의사들은 찰리에게 거의 매일 밤 알레르기를 줄이는 약물과 함께 M&M 땅콩 초콜릿을 먹도록 했다. 하지만 지금까지도 찰리가 땅콩을 먹을 때마다 몸에서는 복통을 동반한 미세한 알레르기 반응이 나타난다. 찰

---

* 아주 소량의 알레르기 유발 항원을 몸에 노출시키고, 그 양을 천천히 늘려가는 치료법. 몸이 해당 물질에 과민 반응하지 않도록 훈련하는 방법이다.

리는 이 치료가 싫어서 멈추고 싶다고 했지만, 의사들은 생명을 위협하는 수준에서 생명을 위협하지는 않는 수준으로 알레르기의 강도를 낮추기 위해 이 치료를 계속해야 한다고 말한다. 그들은 새로 개발된 치료법들도 함께 검토하고 있다.

젠과 셰인은 신뢰하는 소아과 의사들로부터 나쁜 조언을 받고 있을 것이라고는 상상도 하지 못했다. 젠이 말했다. "의대를 나온 존경받는 사람들이 다 똑같은 말을 하는데, 그 의사들이 틀렸을 거란 생각을 어떻게 하겠어요?"

셰인은 더 직설적이었다. 2000년에 나온 미국소아과학회 권고안을 언급하며 이렇게 말했다. "가엾은 우리 아이가 이 병을 안고 살아야 하는 이유가 그 엉터리 문서 한 장 때문이었다고 생각하면 정말 복장이 터집니다. 아이를 볼 때마다 슬퍼요. 우리가 잘못된 정보를 얻은 바람에 아이가 평생을 이런 두려움 속에서 살아야 하니까요. 우리 같은 일반인은 의사라면 당연히 스스로 자료를 찾아보고 판단했을 것이라고, 권고안을 무턱대고 따르지는 않았을 것이라고 생각하죠."

부부는 의료 종사자들이 정직하지 못하다고도 말했다. 땅콩 회피 아이디어는 문제가 있었음에도 불구하고 입증이 된 다른 권고안들과 똑같이 힘주어 권장됐다. 이 부부의 입장에서는 어느 것이 근거 없이 만들어낸 권고안이고, 어느 것이 확고한 증거를 바탕으로 나온 과학적인 권고안인지 알 길이 없었다.

나는 셰인의 좌절감에 대해 들으며 안타까움을 느꼈다. 2000년 당시에도 면역학계의 과학자들은 조기 노출에 관한 진실을 알고 있었고, 그것을 뒷받침할 강력한 데이터도 가지고 있었기 때문이다. 하지만 그들은 미국소아과학회 권고안을 발표한 그 소규모 위원회에 포함되지 않았다. 영향력 있는 알레르기 전문가인 휴 샘슨은 의학의 고립에 관한 슬픈 현실을 설명해주었다. "면역학계의 사람들은 사실 임상 알레르기 학계나 영양학계와 교류가 별로 없었어요." 그리고 이렇게 덧붙였다. "게다가 식품 알레르기는 각광받는 전문 분야가 아니었어요. 소아과 내에서 중요하게 여기는 순서로 따지면 알레르기는 그렇게 높은 자리를 차지하지 않았고, 진정한 과학으로 대접받지도 못했어요."

찰리의 가족과 함께 시간을 보내고 난 후로는 미국소아과학회의 결함 있는 권고안으로 악화된 미국의 땅콩 알레르기 급증 현상이 더 이상 머릿속의 그래프로만 남을 수 없었다. 그것은 생생한 비극으로 다가왔다.

이것이 얼마나 광범위한 문제인지 이해하기 위해, 나는 워싱턴 D.C. 바로 외곽에 있는 버지니아주 알렉산드리아의 공립학교 보건서비스 담당자인 로빈 월린Robin Wallin에게 연락했다. 학교의 땅콩 알레르기 유병률이 워낙 높은 탓에(사실상 학급마다 땅콩 알레르기가 있는 아동이 한 명씩은 있다) 요즘 학교에서는 생일이나 명절 기념행사 시 음식 사용을 자제시키고 있다.

전문간호사CRNP인 월린의 설명에 따르면, 학급에서 기념행사는 사라지고 있는 반면에 에피펜 예산은 폭발적으로 증가했다. 하나에 몇백 달러씩 하는 에피펜은 어느 학교에나 비치되어 있고, 유통기한 문제 때문에 매년 새로 구비해야 한다. 그녀는 이와 관련해 흥미로운 부분을 언급했다. 땅콩 알레르기의 유병률이 그렇게 높아졌는데도 교육구

내 이민자 가정의 수많은 아동 사이에서는 땅콩 알레르기를 거의 찾아볼 수 없다는 것이다. 이들의 조국은 미국 전역에 광풍처럼 휘몰아쳤던 미국소아과학회의 잘못된 믿음으로부터 한발 빗겨나 있었기 때문이다.

사라진 책임자들

누구나 실수를 하기 마련이지만 실수를 했을 때는 그에 대한 책임을 져야 한다. 특히 의학 분야에서는 더욱 그렇다. 그렇게 함으로써 우리는 미래의 실수를 방지할 절차를 마련할 수 있다. 그 실수로 피해를 입은 사람에게 사과하는 것도 중요하다. 사실 이런 사과야말로 치유 과정의 핵심 요소이자 신뢰 형성의 기반이 된다.

나는 2000년에 땅콩 회피 권고안을 내놓았던 미국소아과학회 위원회에 연락해보았다. 그들의 이력을 보면 많은 사람이 영양학 분야에 몸담고 있는 것으로 보였고 면역학 전문가는 없는 것 같았다. 이 위원회는 일곱 명의 의사로 이루어진 소규모 핵심 집단과 질병통제예방센터CDC, 식품의약국FDA, 국립보건원, 미국 농무부, 미국영양사협회American Dietetic Association 등에서 나온 아홉 명의 대표자로 구성되어 있었다. 그 권고안이 발표된 이후로 유감의 뜻을 밝히거나 사과를 한 사람은 아무도 없었다. 대부분은 계속해서 전국 규모의 상을 받거나 학계에서 승진했다. 나는 그들의 입장을 묻기 위해 그들 모두에게 연락을 시도했다.

일곱 명의 의사 위원 중에 두 명이 답변을 주었다. 한 명은 2000년에 나온 권고안은 그보다 앞서 있었던 미국소아과학회의 영양 핸드북에서 가져온 것이라 인정했다. "미국소아과학회의 모든 권고안은 일관성이 있어야 한다는 내부 정책이 있었습니다. 오랫동안 이어진 낡은 믿음이었죠." 바꿔 말하면, 조직을 보호하는 것이 대중에게 대안의 관점을 보여주는 것보다 더 중요했다는 의미다.

또 다른 위원은 자기는 알레르기 전문가가 아니라고 답했다. 그는 이렇게 적었다. "땅콩 알레르기가 있는 아이를 치료해본 적은 한 번도 없지만 땅콩 조기 노출이 우리가 가야 할 길이라고 강력히 믿습니다." 줌Zoom을 통해 그와 대화를 나눌 때 그는 자기가 지침에 관여한 부분은 거의 없었지만, 그것이 잘못된 믿음으로 변질되었다는 점은 인정했다. 그는 이렇게 덧붙였다. "전문가의 **의견**을 바탕으로 나온 권고안은 항상 조금은 에누리해서 들어야 합니다."

안타깝게도 땅콩 회피 권고안의 잔재는 여전히 남아 있다. '여성, 영아, 어린이를 위한 특별 영양 보충 프로그램'*이라는 이름의 미국 식품 지원 제도에서는 영아를 위한 식품 목록에서 땅콩버터를 배제했다. 그 대상 아동이 일반 아동보다 땅콩 알레르기 발병 위험이 훨씬 높아서 땅콩 조기 노출로 얻을 이득이 가장 큰데도 현실은 이렇다. 나는 이 문제에 대해 기드온 랙 교수와 이야기해보았다. 그가 말했다. "이 프

---

* 저소득층 임산부, 수유부, 영아 및 5세 이하 아동에게 건강과 성장, 발달을 위한 영양 지원을 제공하는 제도.

로그램은 땅콩 알레르기를 예방할 수 있는 독특한 공중보건상의 기회를 제공합니다. 땅콩버터가 그 식품 중 하나로 포함된다면 매년 새로 발생하는 땅콩 알레르기 사례를 50퍼센트 이상 예방할 수 있을 것입니다." 이것은 아직도 진행되고 있는 현대판 스캔들이다. 나는 현재 이 문제를 미국 의회의 의원들에게 제기하고 있으며, 이 프로그램에서 다음에 발표하는 식품 목록에는 영아를 위한 땅콩버터가 포함되기를 기대하고 있다.

하버드대학교의 소아 면역학자 탈랄 채틸라Talal Chatila 교수에게 지난 25년간의 땅콩 알레르기 유행에 대해 물어보았다. 그는 고려해야 할 여러 가지 요인이 존재한다고 인정하면서도 땅콩 회피를 그렇게 무리하게 밀어붙이면 "결국 괴물을 만들어내게 된다"라고 말했다.

2024년 5월 28일, 랙 교수는 자신의 초기 연구에 참여했던 아동들에 대한 장기 추적 결과를 발표했다. 《뉴잉글랜드 의학저널》에서 그와 그의 동료들은 이렇게 결론 내렸다. "영아기에 시작해서 5세까지 땅콩을 섭취한 아동은 청소년기까지 땅콩에 대한 관용이 지속적으로 유지됐다."[18]

오늘날까지도 영국과 미국은 전 세계에서 땅콩 알레르기가 가장 심각한 국가로 남아 있다.

땅콩은 누군가를 살린다

미국은 땅콩에 대한 잘못된 정보를 해외로도 수출했다. 땅콩은 단백질, 식이섬유, 건강에 좋은 지방, 비타민, 미네랄이 풍부하기 때문에 전 세계적으로 기아의 종식에 기여할 수 있는 이상적인 식품이다. 땅콩은 냉장고가 없어도 저장과 운송이 가능하고, 물과 혼합해서 수화hydration 하면 기도가 막힐 위험도 피할 수 있다. 가격도 저렴하다. 밤바와 다른 땅콩 기반 식품을 전 세계 아이들에게 전달하는 데 노력을 집중해온 국제 구호 단체에서 땅콩을 기적의 식품이라 여겼던 이유다. 밤바는 놀라운 식품이다. 방부제나 식용색소 등이 들어 있지 않고 몇 가지 비타민 성분이 강화되어 있다. 사람은 밤바와 물만 먹어도 오랜 기간 생존할 수 있다. 밤바는 전 세계 수백만 명의 아동에게 배급되어 수없이 많은 목숨을 살렸다.

하지만 미국의 소아과 의사들이 2000년에 땅콩이 들어 있는 어떤 음식도 어린 아동에게 먹이지 말 것을 권장하는 바람에 국제 구호 단체 사람들도 딜레마에 빠졌다. 어린 시절에 땅콩에 노출되면 정말로 땅콩 알레르기가 생길까? 만약 그렇다면 굶주림으로 인한 사망을 예방하기 위해 그 위험을 감수할 가치가 있는가?

일부 국제 구호 단체 활동가들은 아프리카인들이 영아기부터 삶은 땅콩이 들어간 수프를 먹으며 자라지만 아무도 땅콩 알레르기가 생기지 않는다는 사실을 알고 있었다. 이들은 일부 미국 소아과 의사들의 반대에도 불구하고 밤바의 배급을 계속 밀어붙였다.

미국의 주류 의학계는 무지에서 비롯된 땅콩 회피에 대한 통념을 해외로도 수출하고 있었다. 15년 동안 똑똑한 의사와 면역학자 들이 이 문제에 관해 미국소아과학회에 계속 의문을 제기했지만 막강한 이 학회와 국립 알레르기 및 감염병 연구소에 대적할 수는 없었다. 다행히도 기드온 랙 교수의 2015년 연구 결과는 그들도 부정할 수 없는 확실한 증거였다. 결국 학계의 엘리트들보다 아프리카 구호 단체 활동가들의 초기 관찰이 더 정확했던 셈이다.

영국과 미국에서 땅콩 회피를 권고하던 그 15년 동안, 앞서 언급한 존스홉킨스의 유학생 아송아니와 페이스의 고향인 아프리카 국가들에서는 미국과 영국 출신 거주자와 관광객을 제외하면 땅콩 알레르기 사례가 전혀 없었다. 나는 아송아니와 페이스로부터 그들이 많은 아프리카의 영유아들처럼 모유 수유 이후에 삶은 땅콩 수프를 조금씩 마시며 이유식을 시작했다는 사실을 알게 됐다(참고로 삶은 땅콩은 미국에서 인기 있는 볶은 땅콩보다 알레르기 유발 가능성이 낮다). 이들의 면역계는 땅콩을 아주 좋아했다.

훌륭한 연구 덕에 이제 땅콩 기반 식품은 전 세계로 퍼져나가 세계의 굶주림을 해결하는 동시에 땅콩 알레르기도 예방하고 있다. 보건의료 시스템을 비교해보면 아프리카는 질병을 올바른 방식으로 예방한 반면, 서구 사회는 공포에 휩싸여 값비싼 에피펜을 비축하며 허둥대기만 했다.

아주 단순한 정답

미국소아과학회와 미국 보건 당국은 새로운 전략을 시도해야 한다. 부모를 대상으로 영아의 식단에 안전한 땅콩 제품을 도입하는 일의 중요성을 교육하는 전국적인 캠페인을 시작해야 한다. 그리고 심각한 알레르기가 있는 사람들에게 최신 의학 치료를 받을 것을 권장해야 한다. 과거에는 심각한 땅콩 알레르기가 있어도 땅콩 회피 말고는 딱히 할 수 있는 일이 없었다. 하지만 요즘에는 의사들이 최선의 임상을 통해 이런 아이들을 땅콩에 동화시킬 수 있다. 단계적으로 용량을 늘리며 천천히, 자주 땅콩을 재도입하는 방법이다. 2005년부터 유럽의 의사들은 졸레어Xolair(알레르기 반응에 관여하는 항체인 IgE에 작용하는 단일클론 항체) 같은 면역 조절 약물과 이런 통제된 재도입을 병용해 아이들을 치료하고 있다. 19년 후인 2024년, FDA는 이 약물의 미국 내 사용을 승인했다.[19] 단계적 재도입 치료가 즉각적인 완치 방법은 아니지만 시간이 흐르면 에피펜에 생존을 의존해야 할 필요성을 줄이거나 없애줄 수 있다.

 땅콩 알레르기 이야기는 계란이나 우유 등 다른 식품 알레르기 사례와 어느 정도 닮은 구석이 있다. 2000년에 어떻게 하면 땅콩 알레르기를 예방할 수 있느냐는 부모들의 질문을 받았을 때, 미국소아과학회는 부실한 데이터에 기반해서 잘못된 조언을 하는 대신 솔직하게 사실을 말해야 했다. 우리도 아직 모른다고 말이다. 그냥 자신의 의견을 말하는 것과 그 의견을 과학적 진실인 것처럼 포장해서 제시하는 것은 전혀 다른 문제다. 다음 장들에서 보겠지만 '우리도 모릅니다'라는 아주 단순한 말이 정답인 경우가 많다.

무너진 신뢰 되찾기

현대 의학이 훌륭한 과학적 연구를 바탕으로 권고안을 제시할 때 의학계는 빛을 발한다. 역으로 현대 의학이 의견과 명령에 지배될 때는 민망한 성적표를 내밀게 된다. 이 책에서 우리는 현대 의학이 내놓은 주요 권고안 중 일부가 어떻게 뒤집혔는지 탐구할 것이다. 그중에는 대중이 모르는 사이에 조용히 번복된 것도 있다. 그 배경 이야기는 충격적일 때가 많고, 진실이 당신의 건강과 직결된 경우가 많다.

훌륭한 의사가 되는 데 가장 중요한 자질은 겸손이다. 자신의 한계를 아는 겸손, 언제 다른 의사에게 도움을 구해야 하는지 아는 겸손, '저도 모릅니다'라고 말해야 할 때가 언제인지 아는 겸손이 필요하다. 내가 겪어보니 열린 마음으로 솔직하게 대하면 사람들도 너그러워진다. 하지만 과학적인 근거도 없이 직감이나 막연한 의견을 바탕으로 마치 절대 진리인 것처럼 얘기하는 경우에는 관용을 보여주지 않는다. 과학적 근거가 없는데도 과학적으로 **뒷받침된 것처럼** 강력하게 권고를 밀어붙인 의사는 사람들에게 용서받기 힘들다. 이것은 신뢰를 무너뜨리는 행동이기 때문이다.

기드온 랙 교수는 세계적인 영웅이다. 그는 과감하게 기존의 통념에 도전했고, 결국에는 수백만 명의 아동에게 해를 입힌 잘못된 믿음을 뒤집어놓았다. 더군다나 그는 그 일에 필요한 과학적 데이터도 직접 만들어냈다.

다음에 웨이터가 땅콩 알레르기가 있는 사람이 있냐고 묻거든, 이게 다 적절한 과학적 연구를 먼저 진행하지도 않고 면역학 전문가들의 의견을 들어보지도 않은 채 권고안을 밀어붙인 의학계 지도자들 덕분이라 생각하자. 그리고 아프리카에서는 웨이터에게 그런 질문을 받을 필요가 없다는 점도 기억해두자.

2장

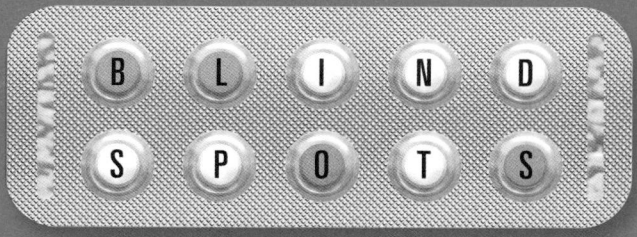

호르몬 대체요법의 뒷이야기
: 사과받을 자격이 있는 사람들

사람들은 말한다. 진실을 가릴 수는 있어도, 결코 사라지게 할 수는 없다.

— **티투스 리비우스**_{Titus Livius}

20세기 대부분의 기간 동안 호르몬 대체요법hormone replacement therapy은 의학의 기적으로 칭송받았다. 호르몬 대체요법을 사용하는 수백만 명의 여성이 폐경기 증상이 완화되는 것을 느꼈다. 에스트로겐estrogen을 단독으로 혹은 황체호르몬 프로게스테론progesterone과 함께 처방하는 호르몬 대체요법은 안면홍조hot flash*를 완화하고, 브레인포그brain fog**와 우울증을 줄이고, 심지어 수면도 개선해주었다. 호르몬 대체요법을 받는 여성들은 **기분**만 나아진 것이 아니었다. 연구에 따르면 알츠하이머병과 골절의 가능성도 낮아졌고, 폐경 후 10년 이내에 호르몬 대체요법을 시작한 경우에는 심장마비로 인한 사망률도 50퍼센트 낮아졌다.[1] 전체적으로 호르몬 대체요법은 여성의 수명을 3년 연장해주는 것으로 나타났다. 호르몬 대체요법 덕분에 전 세계 수백만 명의 여성이 기분이 좋아지고 건강하게 더 오래 살게 되었다.

---

* 폐경기 여성에게 흔히 나타나는 증상으로 상체, 특히 얼굴, 목, 가슴 부위가 뜨거워지는 열감이 몰려오는 현상.
** 머리에 안개가 낀 것처럼 멍한 느낌.

그러다 2002년에 사건이 일어났다.

미국국립보건원 소속 의사들이 기자회견을 열고 충격적인 발견을 발표한 것이다. 이들의 말에 따르면 호르몬 대체요법은 유방암을 일으켰다. 이들이 내린 결론은, 하버드대학교와 스탠퍼드대학교의 연구자들과 함께 여성 1만 6608명을 대상으로 연구를 진행한 뒤 나온 것이었다. "이번 결과는 에스트로겐과 프로게스틴progestin*을 함께 사용하면 유방암 위험이 높아진다는 사실을 엄격한 임상시험을 통해 처음으로 입증한 것입니다." 이 연구 논문의 주저자이자 의사인 자크 루소Jacques Rossouw는 이렇게 말하며 호르몬 대체요법이 유방암 발생률을 26퍼센트 높였다고 덧붙였다. 그는 구체적인 연구 데이터를 일절 발표하지 않은 채, 이런 걱정스러운 결과 때문에 연구가 조기 중단됐다고 주장했다. 이 충격적인 발표로 전 세계 여성들이 공포에 빠졌다. 의사들도 마찬가지였다. 호르몬 대체요법은 즉각적으로 발암 요인으로 간주되어 퇴출됐다.[2] 여성들은 약을 변기에 버렸고, 의사들은 호르몬 대체요법을 더 이상 처방하지 않았다.

언론은 물개박수를 치며 연구자들을 칭송했다. 기자들은 아직 실제 연구의 데이터도 확인해보지 않은 상태였지만 연구 결론을 확성기처럼 확대 재생산했다. 《타임》에서는 표지에 한 여성의 사진을 넣고 이런 불길한 제목을 내걸었다. '호르몬에 대한 진실: 호르몬 대체요법은 알려진 것보다 더 위험하다. 여성은 어떻게 해야 할까?' 연구자들은 이

---

* 프로게스테론과 유사한 합성 물질.

발견으로 수백만 명의 여성을 무서운 암으로부터 구조한 예리한 의학 탐정이라는 찬사를 받았다.

다만 한 가지 문제가 있었다. 호르몬 대체요법이 유방암의 원인이라는 것을 연구가 입증하지 못했다는 것이다.

기자회견이 있고 일주일 후에 《미국의학협회 저널 Journal of the American Medical Association, JAMA》을 통해 발표된 실제 논문은 헤드라인을 장식했던 연구 결과를 뒷받침하는 것이 아니었다. 호르몬 대체요법을 받은 여성과 위약 치료를 받은 여성 사이의 유방암 발병률에 통계적으로 유의미한 차이가 없다고 나와 있었다.* 저자들이 데이터를 잘못 전달한 것이다. 그런데 놀랍게도 그것을 알아차린 사람이 거의 없었다. 호르몬 대체요법이 유방암을 일으킨다는 메시지는 그대로 굳어졌고, 오늘날에도 대부분의 의사는 여전히 사실로 믿고 있다.

모두가 맹목적으로 따른 것은 아니었다. 당시 나는 레지던트였는데, 편견이 없는 것으로 존경받았던 내 멘토 중 한 분이 연구 결과의 발표 내용과 게재된 데이터 사이의 커다란 불일치를 지적했다. 그분이 믿을 수 없다는 듯 이렇게 말했다. "이거 〈스타워즈〉 제다이의 정신 조작 기술인가? 어쩌면 이게 현대 의학 역사상 최고의 조롱거리가 될지도 모르겠네."

나는 논문에 실린 데이터를 하나하나 자세히 설명해달라고 부탁했

---

* 위약 대조군 실험에서는 약을 투여하는 실험군과 위약을 투여하는 대조군을 설정해서 두 집단의 결과를 비교함으로써 약의 효과를 판단한다. 약 투여에 따른 심리적 효과의 차이 등을 배제하기 위해 고안된 방법이다.

다. 그분은 논문에서 밝힌 초기 유방암(우리는 이것을 제자리암carcinoma in situ*이라고 부른다) 발병률이 호르몬 대체요법 집단과 위약 집단 사이에 차이가 없다는 점을 짚었다. 침윤성 유방암invasive breast cancer**은 위약 집단보다 호르몬 대체요법 집단에서 살짝 높긴 했지만, 그 차이는 치명적이지 않은 유방암 진단이 1년에 여성 1000명당 1건 미만으로 증가하는 수준이었다. 각각의 집단이 크기가 큰 점을 고려하면 이런 차이가 실제 차이를 반영하는 것인지, 아니면 데이터에서 발생하는 무작위적인 통계적 잡음에 불과한 것인지 판단하기 위해 적절한 통계검정이 필요했다. 그게 바로 과학이다. 이것은 연구의 기초 중에서도 기초다. 어느 학술지든 어느 과학자든 제대로 된 경우라면 통계검정에서 아무런 차이가 발견되지 않았을 때는 한 집단이 다른 집단보다 비율이 높게 나왔다는 주장을 받아들이지 않는다.

나는 실제 논문에서 통계검정을 확인해봤다. 표준검정standard test이었다. 이것은 '오즈비 신뢰구간odds ratio confidence interval'이라고 한다. 신뢰구간이 넓고 그 범위 안에 1.0이라는 수가 포함되어 있으면 유의미하지 않다고 판단한다. 실험한 두 집단 사이에 차이가 없다는 의미다. **항상** 그렇다. 이 연구에서는 신뢰구간이 트럭이 한 대 지나갈 수 있을 정도로 넓었다. 더 중요한 점은 그 범위 안에 1.0이 포함되어 있다는 것이다.

---

* 상피 조직에서 발생한 후에 주변 조직으로 침범하지 않고 상피 조직 내에 머물고 있는 암. 상피내암이라고도 한다.
** 주변 조직으로 퍼지는 유방암.

내 멘토가 소리쳤다. "마티, 이거 진짜 놀랍지 않아? 호르몬 대체요법이 유방암을 일으키는 것을 보여준다는 연구가 사실은 호르몬 대체요법이 유방암을 일으키지 않는다는 것을 입증하고 있어."

멘토와 나는 시간이 지났는데도 아무도 목소리를 내지 않는 것을 보고 당황했다. 우리는 언제면 저명한 의사가 나서서 미국국립보건원 연구자들의 거짓 주장을 공개적으로 바로잡을지 궁금했다. **분명 누군가가 이 문제를 폭로할 것이라고, 통계를 이해하지 못하는 사람이 그렇게 많을 리 없다고 우리는 생각했다.**

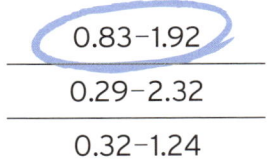

호르몬 대체요법 약을 사용한 여성과 위약을 사용한 여성에서 침윤성 유방암의 조정 위험도adjusted risk에 대해 발표된 신뢰구간(《미국의학협회 저널》, 2002년 7월 17일)

우리 생각이 틀렸다. 목소리를 낸 사람은 얼마 되지 않았고, 그 목소리조차 묻혀버렸다. 미국의 호르몬 대체요법 처방은 80퍼센트나 급감했고 지금까지도 낮은 수준에 머물고 있다. 비극적이게도 한 세대 수백만 명의 여성이 삶을 변화시킬 수 있는 치료 기회를 박탈당한 것이다.

후속 연구에서 잔인한 아이러니가 드러났다. 에스트로겐을 단독 투여한 참가자들은 유방암 발병 위험이 23퍼센트 낮아졌고, 유방암으로 인한 사망 위험은 40퍼센트 낮아졌다. 여성들이 호르몬 대체요법을 중단한 후로는 시간이 갈수록 이런 효과가 희석됐다.

정말 놀라운 점은 오늘날까지도 많은 의사가 호르몬 대체요법이 유방암을 유발할 수 있으니 처방하면 안 된다고 믿고 있다는 점이다. 그들에게 이유를 물어보면, 십중팔구 '여성 건강 이니셔티브Women's Health Initiative'라는 이름으로 유명한 이 연구의 결과 때문이라고 답한다. 이것은 역사상 가장 비싼 임상연구로, 미국국립보건원은 여기에 약 10억 달러의 세금을 투입했다.

이견을 묵살한 연구자들

내가 여성 건강 이니셔티브 사태가 어떻게 일어났는지 조사하기 시작했을 때, 그 연구와 긴밀한 관계에 있던 의사들이 내게 로버트 랭어Robert Langer 교수와 얘기해보라고 권했다. 그는 캘리포니아대학교 샌디에이고 캠퍼스의 역학 연구자 겸 예방의학 전문가다. 그 역시 여성 건강 이니셔티브에 참여한 연구자였으며, 여성 건강 이니셔티브의 주저자들이 어떻게 대중을 오도했는지에 대해 공개적으로 비판해온 인물이다. 나는 더 많은 것을 알기 위해 그와 접촉했다.

우리가 만났을 때 랭어 교수는, 해당 연구가 《미국의학협회 저널》에 게재되기 불과 몇 주 전이었던 2002년 6월 27일에 열린 회의에서 그 연구의 공동저자 대부분이 속았다고 설명했다. 그는 40명의 책임 연구자(참여 기관별 대표 한 명)가 반년마다 모여서 개최하는 정기 회의에 참석했다. 회의는 시카고에 새로 지어진 아름다운 소피텔 호텔에서 열렸다. 기분 좋은 인사가 그들을 반겨주었지만, 연구자들은 무슨 일이 벌어질지 전혀 모르고 있었다.

"시카고에 오신 것을 환영합니다." 회의가 시작됐다. 랭어 교수와 하와이에서 온 한 연구자는 시차에 아직 적응을 못 해서 눈이 조금 풀린 상태였다.

"우리가 앞서 보내드렸던 회의 안건은 무시하셔도 됩니다. 상황이 바뀌었습니다." 연구자들은 이런 통보를 받았다. 선임 생물통계학자가 이어서 설명하기를, 연구의 독립 위원회에서 호르몬 대체요법 임상시험 중단을 권고했다고 했다. 랭어 교수와 나머지 39명의 책임 연구자는 연구를 주도하는 사람들 중 일부가 이미 연구 논문을 작성했고, 미국에서 제일 많이 읽히는 의학 학술지인 《미국의학협회 저널》에 벌써 게재 승인까지 받아놓았다는 얘기를 들었다.

그리고 나서 회의실 안에 있는 책임 연구자들에게 인쇄 전 '교정쇄'가 배부되었다.

책임 연구자들은 믿을 수가 없었다. 출판을 위한 논문 제출 전에 공동저자들에게 충분한 검토 시간을 보장해주는 것이 상식이기 때문이다. 평소에 좀처럼 볼 수 없었던 이런 상명하달식 접근방식에 놀란 연구자들은 이의를 제기했다. 이들에게는 논문을 읽어볼 시간이 단 20분밖에 주어지지 않았다. 하지만 논문을 읽다 보니 여기저기에 오해의 소지가 있는 표현이 있고 결론 부분에도 문제가 있어 연구자들이 이를 지적했다.

연구 전체를 총괄하던 자크 루소는 연구자들을 달래려고 수정하고 싶은 부분이 있으면 표시해서 점심시간 전까지 원고를 제출해달라고

했다. 변경 사항이 있으면 배달원을 시켜서 시카고 회의실에서 불과 몇 블록 떨어져 있는 그 학술지의 편집국에 전달하겠다고 했다.

"정오까지라고요?" 연구자들이 이의를 제기했다. 이미 오전 10시 30분이었다. 대부분의 책임 연구자들은 원고를 수정할 엄두조차 나지 않았다. 하지만 랭어 교수의 말에 따르면 그와 몇몇 다른 연구자들은 남은 시간을 쥐어짜서 논문에 대대적인 수정을 가했다고 한다. 그리고 정오 마감 시간 전에 수정한 원고를 제출했다. 점심시간이 지난 후에 배달원이 메시지와 함께 돌아왔다. 이미 늦었다는 것이다. 논문이 이미 조판과 인쇄를 모두 마무리한 상태였다. 저널은 이미 창고에 쌓여 발송을 기다리고 있었다.

회의는 그저 요식행위에 불과했다.

그 후에 회의의 초점은 보도자료 초안으로 이동했다. 보도자료의 제목은 다음과 같았다. '미국국립보건원 산하 미국국립심장폐혈관연구소, 유방암 위험 증가 및 전반적인 이점 부족으로 에스트로겐-프로게스틴 병용요법 임상시험 중단.'[3] 책임 연구자들이 들끓었다. 이들 모두 의사이거나 박사학위를 가진 존경받는 연구자들이었다는 점을 기억하자. 이 중에서 목소리를 가장 높였던 랭어 교수는 루소와 고성이 오가는 격렬한 언쟁을 벌였다.

"이 내용이 한번 언론에 나가면 되돌릴 수 없습니다."[4] 랭어 교수가 그에게 말했다. 랭어 교수는 유방암이 미국에서 가장 민감한 사회적 이슈라 설명하며 덧붙였다. "이런 민감한 문제를 두고 그렇게 근거 없는 공포를 조장하면, 요정 지니가 호리병에서 풀려나온 것처럼 다시 되돌릴 수 없어요."

랭어 교수가 내게 이렇게 말했다. "마티 선생님, 저는 보도자료가 나가면 그걸로 게임 끝이라는 것을 분명하게 알고 있었습니다. 결국 그 일은 일어나고 말았죠."

그 후로 몇 년 동안 랭어 교수는 여성 건강 이니셔티브의 다른 연구 결과에도 의문을 제기했고, 심지어 일부 논문의 공동저자 자리에서 사임하기도 했다. 그는 이렇게 설명했다. "후속 보고서들의 목표는 스토리라인을 유지해서 체면을 차리려는 것이라는 점이 분명했습니다. 막대한 예산을 들여 진행한 대규모 연구였으니까요." 내부에서 이루어진 그의 저항이 결국 바깥 사람들의 눈에도 뜨였다.

2009년에 랭어 교수는 여성 건강 이니셔티브 위원회 의장 자리에서 해임되었고, 앞으로 호르몬 대체요법에 관한 여성 건강 이니셔티브 출판물에도 참여가 금지되었음을 알리는 이메일을 받았다. 그가 이유를 묻자, 여성 건강 이니셔티브의 한 지도자로부터 이런 이메일 답장이 돌아왔다.

> 책임 연구자들은 우리 데이터를 해석하는 문제에 대해 합의에 도달하였고, 우리가 발표하는 논문들 간에 상충되는 내용이 없기를 바라고 있습니다.

바꿔 말하면, **이견을 용납하지 않겠다**는 뜻이다.

랭어 교수는 이때를 회고하며 2017년에 적기를, 임상시험을 조기 종료하고 그 결과를 보고하는 과정을 둘러싼 극히 이례적인 상황이 잘못된 정보와 히스테리를 만들어냈고, 그 영향이 오늘날까지도 지속되고 있다고 했다. 다른 의학 학술지에서 그는 이렇게 말했다. "훌륭한 과학이 왜곡되는 바람에 결국 수많은 여성이 적절하고 유익한 치료를 중단하거나 애초에 시작하지도 못하는 중대하고 지속적인 해악이 초래됐다."[5] 함께 대화를 나눌 때 그는 여성 건강 이니셔티브에서 해임당했을 당시에는 무척 괴로웠고 스트레스도 많이 받았지만 지금은 그때를 가장 자랑스러운 순간 중 하나로 여긴다고 털어놓았다.

2023년에 랭어 교수와 그의 동료들은 상세한 논문을 발표하며 이렇게 비판했다. "여성 건강 이니셔티브는 유의미하지 않은 연구 결과를 마치 의미가 있는 것처럼 보고하고, 자신의 데이터를 곡해하고, 해당 연구의 결과가 미국에서 유방암 발병률을 줄였다는 잘못된 주장을 펼쳤다."[6] 그와 공저자들은 이렇게 결론 내렸다. "광범위하게 퍼진 이 데이터 해석의 오류 때문에 한 세대의 여성들이 호르몬 대체요법 치료의 기회를 박탈당했다."

어째서 연구를 이끌던 소수의 지도자들은 공동저자들에게 데이터를 숨겼을까? 어쩌면 주저자인 루소가 연구를 시작하기 전에 이미 결론을 정해놓았기 때문인지도 모른다. 그는 여성 건강 이니셔티브를 발표하기 6년 전에 이런 글을 썼었다. "호르몬 치료의 편승 효과식 유행에 제동을 걸 때가 됐다."[7] 그리고 그는 실제로 제동을 걸었다.

나는 당시 시카고 회의에서 있었던 일에 대한 입장을 듣기 위해 메릴랜드주에 있는 루소의 자택에 연락을 해보았다. 그도 논문이 성급하게 발표되어 논란이 있었다는 점은 인정했다. 그는 이렇게 말했다. "그 일 때문에 불만이 생겼죠. 그래서 아주 불편한 회의가 되고 말았습니다. …… 하지만 우리는 그것을 극복했습니다."

내가 제일 중요하게 생각한 질문은 통계적 유의성에 관한 것이었다.

연구 결과는 통계적으로 의미가 있거나 없거나 둘 중 하나다. 통계적으로 의미가 있는 것으로 밝혀지면 그것을 바탕으로 의학적 결정을 내릴 수 있다. 나는 루소에게 단도직입적으로 물어보았다. "그 연구에서 유방암의 연관성이 통계적으로 의미가 있었나요?"

"유의성의 문턱에 근접했지만 완전히 유의미하지는 않았죠. 명목상으로는 유의미했습니다. 하지만 데이터를 여러 번 살펴보고 보정한 후에는 유의미하지 않았습니다."

뭐라고? 통계적으로 유의미하지 않았다는 것을 참 이상한 방식으로 인정하네? 통계적으로 유의미하지 않은 결과를 이런 식으로 '마사지'해서 말하는 사람은 내 의사 경력을 통틀어 처음 봤다. 이것은 전혀 말이 안 되는 얘기다. 그다음에는 그의 연구나 다른 연구에서 호르몬 대체요법이 유방암으로 인한 사망률 증가와 상관관계가 있다고 밝혀진 적이 있었는지 물었다. 그는 없었다고 말했다.

놀랄 노자다.

여성 건강 이니셔티브의 호르몬 대체요법 연구 결과가 발표되고 몇 달 후에 저명한 종양학자 아브룸 블루밍Avrum Bluming 교수가 세 명의 주요 연구자 중 한 명인 로완 체바우스키Rowan Chlebowski 박사를 초빙해서 캘리포니아주 타르자나 의료센터에서 강연을 해달라고 요청했다. 블루밍 교수의 말로는 청중이 강연에서 제시된 통계적으로 유의미하지 않은 '증거'에 감명받지 않았다고 했다.

체바우스키 박사의 강연 후 질의응답 시간에 청중 사이에 있던 의사 한 명이 정중하게 의문을 제기했다. "호르몬 대체요법을 받는 여성의 유방암 위험이 증가한다는 선생님의 주장과 관련해서 제가 한 말씀드리자면, 신뢰구간에 1이 포함되면 그 결과는 통계적으로 유의미하지 않다는 것으로 알고 있습니다만."

체바우스키 박사는 이렇게 대답했다. "네, 네, 그렇죠. 맞는 말씀입니다. 그런데 그거 아세요? 중요한 질문이고, 또 워낙에 큰 연구고 …… 비용이 너무 많이 들어서 임상시험을 다시 할 수 없는 경우에는 그냥 그게 최선의 데이터라고 말할 수밖에 없습니다. …… 이런 경우에는 깐깐하게 통계를 따지는 사람이 물러나는 게 맞죠."[8]

보편적으로 받아들여지는 연구의 기준을 번지르르한 말로 묵살하고 넘어가려는 태도에 놀란 청중은 침묵에 빠져들었고, 더 이상의 질문은 나오지 않았다.

이 연구의 통계학자인 가넷 앤더슨 Garnet Anderson 박사는 유방암처럼 여성에게 중요한 문제에서는 의도적으로 기준을 낮게 설정한다고 공식적으로 말한 바 있다.[9]

조앤 맨슨 JoAnn Manson 등 다른 주요 저자들은 이 연구의 발표 이후로 여러 관련 강연과 인터뷰에 참여했다. 2023년, 논란이 많은 이 연구 결과에 대해 직접 질문을 받은 그녀는 그것이 명목상의 통계적 유의미성 nominal statistical significance 에 '근접'했다고 주장했다. 만약 내가 연구에서 무언가가 유의미성에 근접했다는 이유로 어떤 주장을 펼쳤다면 그 자리에서 바로 퇴짜를 맞았을 것이다.

나는 화상통화로 맨슨 박사와 한 시간 넘게 이 문제에 대해 이야기했다. 그녀는 아주 친근하고 매력적인 사람이었다. 대화 중 그녀는 '유방암 위험 증가'에 대해 여러 차례 언급하며 호르몬 대체요법의 다른 이점과 저울질하려 했다.

나는 호르몬 대체요법이 유방암을 일으킨다고 말한 그녀의 진술에 이의를 제기하고, 그녀가 2002년에 발표한 논문에서 정확한 수치와 오즈비를 꺼내 보여주며 여기서 유방암이 유의미하게 증가했다는 증거가 어디에 있느냐고 물어봤다. 그녀는 이렇게 말했다. "순차적으로 모니터링한 신뢰구간에 초점이 맞춰지지 않았다는 우려에 대해서는 저도 전적으로 동의합니다."[10] 그녀가 호르몬 대체요법이 유방암을 일으킨다는 입장을 공식적으로 뒤집는 것인지 불분명해서 나는 다시 그녀의 발표 논문에 나온 결과를 화면에 보여주면서 물었다. "그럼 그 연구 결과가 호르몬 대체요법이 유방암을 증가시킨다는 것을 보여주지 않았다고 공식적으로 말할 생각이 있으신가요?" 그녀는 이렇게 대답했다. "그 연구 결과는 정확히 양쪽의 경계선상에 걸쳐져 있습니다." 이어서 나는 연구 저자들의 시카고 회의에 대해 물어봤다. 거기에 대해 그녀는 이렇게 대답했다. "그것은 대단히 민감한 주제예요. 그 회의는 제 인생에서 가장 암울했던 시간 중 하나죠." 그녀는 더 이상 자세히 얘기하지 않았다.

여성 건강 이니셔티브의 연구 결과 발표 다음 해에 주저자 중 일부는 미국에서 유방암 발병률이 감소한 것을 자신들의 공으로 돌렸다. 하지만 자세히 살펴보면 그런 하락세는 여성 건강 이니셔티브의 연구 결과가 발표되기 3년 전인 1999년부터 이미 시작된 것이었다. 오히려 그 발표로 호르몬 대체요법 치료가 급격히 줄어든 2002년 이후로는 유방암 발생 비율이 매년 0.5퍼센트씩 증가했다. 그럼에도 체바우스키 박사와 앤더슨 박사는 본인들의 노력 덕분에 10만 건 이상의 유방암 진단이 예방되었다고 주장하고 있다.

이미 밝혀진 이점

호르몬 대체요법에 관한 진짜 이야기를 들어보려고 나는 에스트로겐 분야의 권위자 필립 새럴Philip Sarrel에게 연락해보았다. 예일대학교 산부인과 및 정신과 명예교수인 그는 감사하게도 기꺼이 몇 시간을 내주었다. 그가 말하기를 자신도 여성 건강 이니셔티브가 조직될 때 연구 참가자 중 한 사람으로 초청을 받았지만, 연구 설계를 검토하다가 몇 가지 심각한 문제점이 보여서 항의의 의미로 참가를 거부했다고 했다. 그는 그 연구를 주도하던 심장의학과 전문의가 생식생물학 분야에 대해 아는 것이 거의 없어 보이는 점에도 놀랐다고 했다.

새럴 교수는 이 주제와 관련된 의학적 문제를 미묘한 부분까지 모두 설명해주었다. 뼛속까지 진짜 과학자인 그는 에스트라디올estradiol(몸에서 만들어지는 에스트로겐의 자연적인 형태)이 산화되어 산화질소nitric oxide가 생산되며, 이 분자가 혈관을 확장해서 혈관의 건강과 탄력을 유지하고 심장질환을 예방해준다고 설명했다. 이미 1890년대 초부터 의사들은 난소를 제거한 여성들이 조기에 심장질환에 걸린다는 사실을 알아챘다.

1953년, 메이오 클리닉의 연구자들은 이십대에 난소를 제거한 젊은 여성들을 연구했다. 이 여성들은 모두 이른 나이에 심장질환이 생겼고, 그중 한 여성은 28세의 나이에 심장마비로 사망했다.[11] 이 연구에서 60세 미만의 여성들 사이에서 난소 제거 후 사망하기까지의 평균 시간은 11년이었다. 메이오 클리닉 연구자들은 호르몬이 그저 생식만을 위한 것이 아니라 혈관의 건강, 따라서 전체적인 건강에도 영향을 미친다는 점을 시사해 당시의 주류 의학계에 의문을 제기했다.

호르몬은 뉴런에도 좋을 수 있다. 새럴 교수의 에스트로겐 관련 연구 중에는 문어를 조사한 것도 있다고 설명해서 무척 흥미로웠다. 문어는 감정 지능이 높은 동물로, 에스트로겐을 이용해서 살아간다. 문어는 1~2년 정도 살고 나면 에스트로겐 수치가 급격히 떨어지면서 먹는 것을 멈추고 결국 죽는다. 문어에서 또 한 가지 놀라운 사실은 에스트로겐이 풍부한 몸체는 놀라울 정도로 협응coordination*이 잘되고 똑똑하다는 점이다. 문어의 여덟 개 다리는 각자 독립적으로 과제를 수행할 수 있다. 문어는 미로를 탐색하고, 수학 문제를 풀고, 기억하고, 예측할 수 있다. 심지어 도구를 사용하고, 게 껍데기에서 자물쇠까지 온갖 것들을 분해할 수 있다.[12] 문어의 에스트라디올이 몸에 있는 여러 뉴런을 최적화해주기 때문으로 여겨진다.

결국 새럴 교수는 여성 건강 이니셔티브의 심장의학과 의사들이 호르몬을 제대로 이해하지도 못하면서 "목소리만 높여 자신의 메시지를 관철시킨 것"이라 결론 내렸다. 그 후로 그는 호르몬 대체요법의 진짜 과학과 그에 따르는 여러 가지 건강상의 이점을 설명하는 데 헌신해왔다.

---

* 신체의 신경기관과 운동기관이 서로 호응하며 조화롭게 움직임을 완성하는 능력.

호르몬 대체요법 처방을 거부하는 의사들

나는 폐경기 증상을 치료하는 의사들에게 호르몬 대체요법을 환자에게 권하는지 물어보기 시작했다. 처방은 간단하다. 여성에게 자궁이 있으면 에스트로겐과 프로게스테론을 처방하고, 자궁을 제거한 경우에는 에스트로겐만 처방한다(프로게스테론은 자궁내막을 보호하고 자궁암을 예방하는 데 도움이 된다). 놀랍게도 대부분의 의사가 유방암 위험에 대한 걱정 때문에 호르몬 대체요법 처방을 피한다고 대답했다. 어떤 의사는 처방하기는 하지만 폐경기 증상이 극단적일 때만 처방한다고 했다. 심지어 그런 경우에도 에스트로겐이 유방암을 촉발하지 않기를 바라는 마음에 최대한 짧은 기간 동안, 최대한 적은 양을 마지못해 처방한다고 했다. 호르몬 대체요법이 여성의 유방암 사망 위험을 높인다고 입증한 무작위 대조군 시험이나 신뢰할 만한 연구는 지금까지 나온 적이 없다.

그럼에도 오늘까지도 그 고정관념은 여전히 살아 있다.

나는 믿고 물어볼 수 있는, 메릴랜드주의 일차진료 의사 윌리엄 퀘일William Queale에게 연락해보았다. 내가 그를 좋아하는 이유는 별의별 것을 다 읽는 사람이기 때문이다. 알고 보니 그는 잘못된 호르몬 대체요법 데이터에 대한 진실을 아는 몇 안 되는 의사 중 한 명이었다. 그가 말했다. "마티, 에스트로겐이 유방암을 일으킨다는 생각이 우리 머릿속에 너무 강하게 주입됐어. 그래서 대부분 의사가 잔뜩 겁을 먹었지." 그는 전국적으로 그의 전문 분야에 있는 대다수의 의사가 이런 이유로 호르몬 대체요법 처방을 여전히 망설이고 있다고 추정했다.

여성 건강 이니셔티브 주저자들의 근거 없는 주장에 얼마나 많은 의사가 설득당했는지 궁금해서 나는 폐경기 증상이 있는 여성들에게 의사로부터 증상에 대해 어떤 설명을 들었는지 묻기 시작했다. 대부분의 여성은 의사가 호르몬 대체요법을 권하지 않았거나, 심지어 그런 선택지가 있다는 얘기조차 하지 않았다고 했다. 몇몇 여성은 그것이 유방암을 일으킬 수 있다는 얘기를 들었다고도 했다. 나는 그 여성들에게 최근 여성 건강 이니셔티브의 책임자인 자크 루소와 직접 통화했는데 그가 유방암 발생 위험이 통계적으로 유의미하지 않으며, 호르몬 대체요법은 "젊은 여성이 선택할 수 있는 합리적인 치료법"이라고 인정했다는 사실을 말해주었다.

데이터에 대해 사람들과 여러 차례 이야기를 나눠보니 호르몬 대체요법이 유방암을 일으킨다는 **공포**가 과학적 논의의 영역을 넘어 이미 하나의 신념 체계로 변질된 느낌이었다.

호르몬 대체요법이 유방암을 유발한다고 진심으로 믿고 싶은 의사들은 소위 '백만 여성 연구_{Million Women Study}'같이 설계가 부실한 연구를 인용하기도 한다. 이 연구는 제목만 보면 마치 100만 명의 여성을 대상으로 진행한 임상시험처럼 들리지만 실은 그렇지 않다. 그저 100만 명의 여성에게 설문을 돌려본 연구다. 심지어 대부분의 여성이 응답조차 하지 않았다. 이 설문지는 유방촬영술을 받은 여성에게도 발송되었다. 이런 여성 중 일부는 의심스러운 멍울이 발견되거나 기타 문제로 검사를 받았을 가능성이 있다는 점에서, 대표성이 의심스러운 편향된 표본을 대상으로 조사가 이루어졌다고 할 수 있다. 호르몬 대체요법이 유방암을 일으킨다고 고집하는 일부 의사들은 여성 건강 이니셔티브 연구자들이 보고한 후속 연구를 인용하기도 한다. 하지만 여기에는 문제가 있다. 원연구 관계자들은 나중에 참가 여성들에게 자기가 위약을 사용하는 대조군에 속해 있었는지, 호르몬 대체요법을 사용하는 실험군에 속해 있었는지를 통보하고, 실험군에 해당하는 여성들에게는 유방암 발병 위험이 더 높게 나왔다고 얘기해줬다. 그 후로 실험군에 속한 여성들 중 일부는 거의 종교적인 수준으로 집요하게 유방암 사냥에 나섰다. 그것이 저등급_{indolent}* 암일지라도 말이다. 이러면 유방암 발병률이 당연히 더 높게 잡힐 수밖에 없다. 여성 건강 이니셔티브 후속 연구의 다른 결함들 역시 이미 의학문헌에서 여러 차례 지적된 바 있다.

여성 건강 이니셔티브 결과 발표 이후 시간이 흐르면서 비판자들은 그 연구의 설계와 실행 과정에 대해 더 많은 결함을 지적했다. 예를 들어, 이 연구에서는 오늘날 흔히 사용되는 생체동일 호르몬_{bioidentical hormone}이 아니라 말의 오줌에서 추출한 에스트로겐과 합성 프로게스테론을 사용했다.

이 주제와 관련된 의학연구를 전체적으로 살펴보면 데이터가 압도적이다. 샌타클라라 의료센터, 스탠퍼드대학교, 캘리포니아대학교 샌프란시스코 캠퍼스의 연구진이 실시한 연구에 따르면, 총 2만 6708명의 여성 참가자를 대상으로 이루어진 30건의 임상연구를 분석한 결과 호르몬 대체요법과 암으로 인한 사망률 증가는 상관관계가 없었다. 반대로 호르몬 대체요법을 받은 여성이 더 오래 살았다. 60세 이전에 호르몬 대체요법을 시작한 여성을 대상으로 진행한 17건의 하위 임상시

---

* 진행이 느리고 비침습성이어서 주로 치료보다는 경과 관찰의 대상이 되는 암.

험을 분석해보니 "호르몬 대체요법은 총사망률이 39퍼센트 감소하는 상관관계를 나타냈다."[13]

데이터는 명확하다. 호르몬 대체요법은 사람의 생명을 구한다.

의학 교육의 한계

때로는 환자가 의학적 미스터리를 안고 병원으로 걸어 들어오기도 한다. 학생 시절에 나를 정말 겸손해지게 만들었던 한 여성의 사례가 있다. 52세의 이 여성은 복부 불편감, 두근거림, 우울증, 저림과 찌릿함 등 3년 전부터 시작된 여러 증상 때문에 외과 외래에 찾아왔다. 우리 의사들은 이 의문의 병이 무엇인지 밝혀내기 위해 머리를 맞댔다.

한 의사는 CT 스캔, 심장 스트레스 검사와 함께 온갖 혈액검사를 해봐야 한다고 했다. 또 한 의사는 환자가 증상이 경미한 것이라 했으니 아무것도 할 필요가 없다고 했다. 항상 의료소송 걱정에 시달리는 세 번째 의사는 심장의학과, 정신과, 신경과, 수면의학과 전문의에게 모두 진료를 의뢰해보자고 고집했다. 그는 자신이 각 분야의 실력 있는 의사들을 알고 있으니 직접 의뢰서를 작성하겠다고 열성적으로 나섰다. 그런데 공교롭게도 세 명의 의사 모두 남자였다.

그러던 중 한 여자 의대생이 말을 끊고 들어와 한마디로 이 수수께끼를 풀어버렸다. "그거 폐경기 증상이에요."

뭐라고? 진짜?

우리가 의대에서 폐경에 대해 배운 시간은 15분도 안 된다. 대학 동기였던 제니퍼 로젠Jennifer Rosen이 학사 과정에서 폐경은 거의 다루지 않는다고 불평하는 것을 들어서 기억하고 있다. 그 말을 듣고 대부분 남자였던 나머지 동기들은 못마땅하다는 듯 눈알을 굴렸다. 그런데 일부 심각해 보이기까지 하는 이 증상들을 정말 폐경으로 설명할 수 있다고?

우리는 폐경기 증상이 일부 여성에게 나타나는 경미한 안면홍조와 야간 발한night sweat* 증상에 불과하며, 지속 기간은 2년 정도라고 들었다. 이렇게 얘기해준 교수도 남자였다. 하지만 사실 폐경기 증상은 80퍼센트의 여성에게 영향을 미치며, 아주 심할 수 있고, 평균 7.5년 정도 지속된다.[14]

우리는 그 환자를 일차진료 의사에게 돌려보냈고, 그 의사는 에스트로겐과 프로게스틴으로 증상을 모두 치료했다. 그 환자는 병원으로 다시 돌아와 우리에게 이제는 몸이 정말 좋아졌다며 고맙다고 말했다. 환자의 심신을 지치게 만들던 의학적 문제가 모두 사라졌다.

나는 충격을 받았다.

새럴 교수는 내게 이렇게 설명했다. "여성 건강 이니셔티브 때문에 폐경에 대한 의학 교육이 거의 이루어지지 않고 있어요. 여성 건강 이니셔티브에서 폐경에 대한 안전한 치료법이 없다고 암시했기 때문이죠." 이 연구 뒤 약 10년 후 이루어진 조사에서 수련 과정 중 폐경에 대해 제대로 교육받은 산부인과 레지던트가 20퍼센트에 불과했던 이유

---

* 외부적 원인 없이 자는 동안 과도하게 땀이 나는 현상.

를 이것으로 설명할 수 있다.[15]

안타깝게도 의학 교육은 변화 속도가 무척 느리다. 미국 내 모든 의과대학의 학사 과정을 의과대학 인가와 필기시험 출제를 독점하는 단 하나의 민간기관이 통제하기 때문이다. 바로 미국의과대학협회 Association of American Medical Colleges다(이 회사는 2018년에 정체를 숨기고 한 정치 단체에 50만 달러를 기부한 것으로 밝혀졌다).[16] 미국의 의학 교육이 이렇게 느리고, 정치적이고, 산만하고, 중앙집권적인 권위의 통제를 받고 있기 때문에 의과대학들은 계속해서 시대에 뒤처진 집단사고를 전파하고 있다. 각각의 대학이 신속하게 새로운 학사 과정을 추가하고, 기존의 학사 과정도 새로운 과학적 사고에 맞추어 바꿔나갈 수 있는 일반대학 교육과는 사정이 다르다.

더 가까이 들여다보기

나는 호르몬 대체요법이 폐경이 시작되면서 바로 나타나는 증상들을 얼마나 신속하게 완화하는지 내 눈으로 직접 보았다. 이것은 내가 의학에서 본 가장 생생하고 보람 있는 치료 중 하나였다. 이런 치료를 하면 훌륭한 의사로 보인다. 호르몬 대체요법이 폐경기 증상을 완화하는 힘에 대해서는 논란이 한 번도 없었다. 하지만 장기적인 효능은 어떨까? 문헌을 검토하고 동료들과 대화하는 과정에서 나는 놀라운 것을 알게 됐다. 폐경을 경험하고 10년 안으로 호르몬 대체요법을 시작한 여성에게는 잘 입증된 광범위한 건강상의 이점이 있었다. 호르몬 대체요법은 여러 가지 의학적 질환의 위험을 줄여준다.

이점을 큰 것 위주로 간략하게 살펴보자. 이어지는 내용에서 보겠지만, 설사 여성 건강 이니셔티브에서 호르몬 대체요법이 유방암 위험을 높인다는 것을 **입증했다고 해도** 호르몬 대체요법의 장기적인 건강상 이점이 워낙에 크기 때문에 그 위험을 덮고도 남는다.

인지기능 저하 감소

여성 8800명 이상을 대상으로 진행한 서던캘리포니아대학교의 연구 결과에 따르면, 에스트로겐을 사용하는 여성은 알츠하이머병 발병률이 35퍼센트 낮다. 이 연구는 다음과 같이 결론 내리고 있다. "에스트로겐 대체요법은 폐경 후 여성의 알츠하이머병 발병을 예방하거나 지연하는 데 유용할 수 있다."[17]

이 이점을 현실의 맥락에서 이해해보자. 오늘날 한 명의 여성이 유방암 진단을 받을 때마다 두 명의 여성이 알츠하이머병 진단을 받고 있다. 유방암은 90퍼센트 완치가 가능하지만 알츠하이머병의 완치율 cure rate 은 0퍼센트라는 점을 유념하자.

연구자들은 오래전부터 호르몬과 인지기능 사이의 상관관계에 주목해왔다. 2009년 메이오 클리닉 연구에서는 폐경 이전에 양쪽 난소를 제거해서 호르몬 분비가 중단된 여성들은 우울증, 불안증, 치매, 파킨슨병 유사 증상이 발생할 위험이 높아지는 것을 밝혀냈다.[18]

다른 연구에서는 잠재적인 작용 메커니즘을 밝혀냈다. 에스트로겐은 평생 뉴런의 발달과 유지를 뒷받침한다.[19] 좀 더 최근의 2023년 영국 연구에서는 1178명의 폐경 후 여성을 조사한 결과, 호르몬 대체요법 치료를 받은 경우 기억력이 향상된 것으로 나타났다.[20]

덴마크의 연구진은 폐경 초기 여성 343명을 호르몬 대체요법 실험군과 위약 대조군으로 무작위로 나누어 배정하고 최대 15년까지 추적 관찰했다. 그 결과 호르몬 대체요법을 2~3년만 받아도 인지 저하 위험이 64퍼센트 감소한 것으로 밝혀졌다.[21] 정말 놀랍다!

2023년에 FDA의 승인을 받아 요즘 인기가 많은 새로운 알츠하이머병 치료제 레켐비Leqembi를 이와 비교해보자. 레켐비는 여성의 인지기능 저하 속도를 12퍼센트 낮추는 것으로 보고된 바 있다. 1년 투약하는 데 드는 비용은 2만 6500달러(한화 약 3600만 원)다.[22,23]

하지만 호르몬 대체요법과 달리 새로 나온 이 알츠하이머병 치료제는 큰 위험을 안고 있다(뇌부종 위험 13퍼센트, 뇌출혈 위험 17퍼센트). 이 약의 라벨에 블랙박스 경고black box warning*가 붙은 이유다. 나의 고모 에이다는 이 잔인한 질병으로 돌아가셨지만, 이 정도 효과를 보자고 내가 고모에게 이 약을 권했을 것 같지는 않다. 반면에 호르몬 대체요법은 1000배나 안전하고 비용은 40분의 1에 불과하다. 가끔은 고모가 호르몬 대체요법을 받았다면 인지기능 저하를 예방하거나 늦출 수 있지 않았을까 하는 생각이 든다.

여담으로 하는 얘기지만, 나는 레켐비의 FDA 승인을 이끌어낸

---

* 미국 FDA에서 생명을 위협하는 수준의 심각한 부작용이 있는 의약품에 부착하도록 하는 가장 강력한 수준의 안전 경고.

2023년 《뉴잉글랜드 의학저널》 연구를 모두 읽어보았다. 그리고 레켐비가 여성에서 알츠하이머병의 진행을 12퍼센트 줄여준다는 보고가 통계적으로 유의미하지 **않다는** 것을 발견했다(여성 건강 이니셔티브가 떠오르는 대목이다). 알츠하이머병 환자의 3분의 2를 차지하는 여성에 대한 결과는 제약회사에서 연구 자금을 지원받은 이 논문의 인쇄본 어디에도 나와 있지 않았다. 그 결과는 온라인으로 발표된 부록의 구석에 나와 있었다.

미국이 알츠하이머병 치료제에는 수십억 달러를 쓰면서, 실제로 그것을 예방해주는 방법의 연구에는 몇 푼도 아까워하는 것이 내게는 참으로 이상해 보인다.

골절 위험 감소

낙상은 흔한 사망 원인이다. 물론 사망진단서에는 폐렴 같은 다른 원인이 기재되는 경우가 많지만, 65세 이후로는 낙상이 일련의 사건으로 이어져 치명적인 결과를 낳을 수 있다. 손목 골절로 독립적 생활이 불가능해질 수도 있고, 발목이나 고관절의 골절로 거동이 불가능해질 수도 있다. 사실 고관절 골절 이후 1년 내 사망률은 22퍼센트에 달한다.[24]

《뉴잉글랜드 의학저널》에 발표된 무작위 대조군 시험에 따르면, 놀랍게도 호르몬 대체요법이 골절 위험을 50~60퍼센트 정도 낮춰준다.[25] 여성이 골밀도를 높여 고관절 골절 위험을 낮추는 방법은 많지 않다. 하지만 호르몬 대체요법이 그런 방법 중 하나다. 사실 호르몬 대체요법을 받지 않으면 폐경 후 여성이 칼슘과 비타민 D를 아무리 먹은들 뼈의 강도에 도움이 되지 않는다. 호르몬 대체요법은 뼈를 강화하는 데 도움이 된다.

수십 년 동안 거의 3000명에 이르는 여성을 추적한 또 다른 연구에서는 에스트로겐을 사용한 폐경 후 여성의 고관절 골절 위험이 35퍼센트 낮아진 것을 발견했다.[26] 이런 위험 저하는 나이가 더 많은 여성에게 특히 이롭게 작용한다. 80세 이상의 여성에서 3명 중 1명은 골다공증 때문에 고관절 골절이 생긴다.[27]

호르몬 대체요법의 이런 이점은 2002년에 여성 건강 이니셔티브 보고서가 나오기 전에 의사들에게 알려져 있었다. 1984년, 미국국립보건원에서는 '골다공증에 관한 합의 개발 회의Consensus Development Conference on Osteoporosis'를 개최했고, 이틀간 여러 전문가의 발표가 이어졌다. 패널들은 회의를 마무리하면서 골다공증 문제 해결을 위한 전략을 제안했는데, 그 목록 중 첫 번째 항목이 '폐경 후 여성을 위한 에스트로겐 대체요법'이었다.[28]

골절은 여성을 죽인다. 그 위험이 얼마나 큰 것인지 비교를 통해 알아보자. 매년 고관절 골절로 사망하는 여성의 수는 약 4만 명으로, 유방암으로 사망하는 여성의 수와 거의 비슷하다. 이 책을 쓰고 있는 시점에 우리 어머니가 아찔한 사고를 당하셨다. 걷다가 넘어져서 뼈가 두 개 부러지는 바람에 수술이 필요했다. 어머니는 여성 건강 이니셔티브 연구가 나온 2002년에 막 폐경을 맞이했다. 당시에 어머니를 담당한 의사들은 호르몬 대체요법을 절대 권하지 않았다. 이번 주 내내,

어머니가 호르몬 대체요법 치료를 받았더라면 그 고통, 수술, 의료비, 일시적 장애를 모두 피할 수 있지 않았을까 하는 생각이 머리를 떠나지 않았다.

심장마비 예방

심장질환은 미국 여성의 주요 사망 원인이다. 호르몬 대체요법은 그 위험을 50퍼센트 정도 낮춰준다.

뭐라고? 아마 당신은 놀라서 이렇게 묻고 있을 것이다. 솔직히 나도 충격을 받았다. 의료계에서 이에 대한 얘기가 거의 나오지 않아서 수치가 이렇게 높은지도 몰랐다. 나는 포화지방을 악마화하고, 심폐소생술에 대해 극찬하고, 미국의 모든 쇼핑몰에 심장 제세동기를 설치해야 한다는 등의 강연이나 공공 캠페인은 수없이 보고 들었지만, 호르몬 대체요법에 대한 이야기는 한 번도 들어보지 **못했다**. 하지만 데이터는 아주 분명하다.

캘리포니아대학교 샌디에이고 캠퍼스와 존스홉킨스대학교의 연구진이 연구문헌을 철저히 검토한 결과, 대부분의 호르몬 대체요법 연구에서 경구 투여 에스트로겐을 단독으로 사용한 여성은 관상동맥 사건 coronary event* 의 위험이 50퍼센트 정도 낮아진다는 결론이 나왔다.[29] 이

---

* 심장에 혈액을 공급하는 관상동맥에 문제가 생겨 일어나는 질환을 포괄해 지칭하는 말.

와 비교해서 현재 미국에서 4000만 명 넘게 복용 중인 스타틴statin*은 심장마비 발병률을 25~35퍼센트 정도 낮춰준다.[30]

여성 건강 이니셔티브 연구보다 2년 앞서 발표된 또 다른 연구는 20년 넘게 7만 명의 폐경 후 여성을 관찰한 결과, 호르몬 대체요법이 주요 관상동맥 사건의 위험을 거의 40퍼센트나 줄여주는 것을 알아냈다.[31] 여성 사망 원인 1위의 위험을 이렇게 많이 낮춰주는 치료가 또 어디 있을까?

핀란드의 한 대규모 연구에 따르면, 호르몬 대체요법을 받던 여성이 치료를 중단하면 1년 안으로 치명적인 심장마비가 발생할 위험이 26퍼센트 증가했다.[32]

더 나아가 2012년에 덴마크 연구진은 최근에 폐경을 경험한 1000명의 여성을 대상으로 10년 동안 진행한 무작위 대조군 시험의 결과를 발표했다. 연구진은 호르몬 대체요법이 심장마비와 다른 주요 심장질환의 위험을 52퍼센트 낮추어주는 것을 발견했다. 그들은 또한 장기간 호르몬 대체요법을 진행해도 유방암이나 뇌졸중의 위험이 증가하지 않는다는 점을 지적했다.[33] 마지막으로 코크란 라이브러리Cochrane Library**에서 해당 주제에 관한 문헌 전체를 검토한 2015년 리뷰 논문에 따르면, 폐경 후 10년 안으로 호르몬 대체요법을 시작한 여성은 심

---

* 콜레스테롤 합성을 억제하는 약물 계열로, 주로 고지혈증 치료에 쓰인다.
** 비영리 단체인 코크란에서 운영하는, 세계적으로 가장 신뢰받는 의학 및 보건 분야의 근거 기반 의학 데이터베이스.

혈관질환으로 인한 사망과 비치명적 심근경색의 위험이 절반으로 떨어지고 뇌졸중의 위험은 높아지지 않았다.[34]

심장 건강의 이점을 비롯해 거의 모든 건강상의 이점에서 핵심적인 부분은 폐경 즈음(혹은 폐경 후 10년 이내)에 호르몬 대체요법을 시작해야 한다는 것이다. 이때부터는 에스트로겐 수치가 자연적으로 떨어지면서 혈관이 차츰 좁고 딱딱해지기 시작한다. 이것은 산화질소의 수치가 낮아지고 정상적인 노화가 진행되면서 생겨나는 과정이다. 폐경 후 첫 10년에 걸쳐 일어난 혈관의 협착과 경화는 비가역적일 수 있다. 여성 건강 이니셔티브 연구가 다른 연구에서 보이는 심장에 이로운 효과를 보이지 않은 이유를 이것으로 설명할 수 있다. 여성 건강 이니셔티브 참가자들은 평균 63세에 호르몬 대체요법을 시작했는데, 그건 시기적으로 너무 늦다.

폐경 즈음에 호르몬 대체요법을 시작하면 혈관벽을 부드럽게 확장된 상태로 유지하는 데 도움이 된다. 내가 신뢰하는 전문가들의 일관된 견해는 폐경 후 10년 이상 지난 시점에서는 호르몬 대체요법을 권장하지 않는다는 것이다. 하지만 폐경 후 10년 이내로 호르몬 대체요법을 시작할 수 있는 여성이라면 이 전문가들도 합병증이나 위험요인이 생기지 않는 한 평생 호르몬 대체요법을 이어가게 하는 경우가 많다.

대장암 위험 저하

대장암에 걸린 여성에게 그 나쁜 소식을 전할 때는 원인에 대해 이야기하느라 시간이 길어지는 경우가 종종 생긴다. 뭔가 다르게 했더라면 이 병을 막을 수 있었을지 물어보는 환자들도 있다. 그때마다 나는 그런 것은 없다고 대답했었다. 하지만 2009년에 세 건의 대규모 연구가 호르몬 대체요법이 대장암의 위험을 낮출 수 있다고 보고했다.

첫 번째 연구는 20년에 걸쳐 5만 6000명의 여성을 관찰했다. 미네소타대학교와 미국국립보건원의 연구진은 호르몬 대체요법을 받는 여성들이 그 요법의 종류와 사용 기간에 따라 대장암 위험이 25퍼센트에서 45퍼센트까지 낮게 나왔다고 밝혔다.[35] 6만 7000명의 여성을 분석한 미국암학회American Cancer Society의 연구에서는 호르몬 대체요법을 받으면 대장암 위험이 24퍼센트 감소하는 상관관계를 발견했다.[36] 마지막으로 《임상종양학저널Journal of Clinical Oncology》은 2600명 이상의 이스라엘 여성을 대상으로 한 연구에서 호르몬 대체요법이 폐경 후 여성의 대장암 발병 위험을 63퍼센트 낮추는 상관관계가 있다고 보고했다.[37] 장의 내부를 둘러싸고 있는 세균층인 마이크로바이옴microbiome도 여기서 역할을 하고 있을지 모른다. 이 주제에 관해서는 다음 장에서 다루겠다.

누군가를 살리는 효과

여성이 폐경기를 거치면서 부부가 성관계를 멈추는 이유 중 하나는 질 건조증이다. 어떤 여성은 질 건조증으로 성관계 시 통증을 호소한다. 에스트로겐은 질 건조증을 줄여준다. 덧붙여, 여성들은 호르몬 대체요법이 코, 입, 눈, 두피의 건조증도 완화해준다고 보고한다. 여성에게 호르몬 대체요법을 처방해서 결혼생활을 구한 사례에 대해 이야기하는 의사도 있다. 그중 한 명은 이렇게 얘기했다. "정신 건강이 좋아지는 것이 눈에 보입니다."

호르몬 대체요법이 당뇨병을 예방해줄 수도 있다. 여성 건강 이니셔티브 연구자들은 호르몬 대체요법에 대해 그렇게 회의적이면서도 그 치료를 받는 여성의 당뇨병 위험이 21퍼센트 낮았다고 2004년에 보고했다.[38] 당뇨병 발병이 줄어드는 한 가지 가능한 메커니즘을 살펴보면, 호르몬 대체요법을 받는 여성은 기분이 더 좋아져서 더욱 활동적으로 변하고, 이에 따라 폐경에서 전형적으로 나타나는 체중 증가가 덜하기 때문일 수 있다. 2017년에 발표된 체계적 리뷰 논문에서 호르몬 대체요법이 제2형 당뇨병의 발병을 지연시킨다는 결론이 나온 이유도 이것일 수 있다.[39,40] 호르몬 대체요법의 다른 효과들에 비해 명확한 데이터가 나오지 않고 있지만, 그 잠재적 의미는 크다. 미국 여성 7명 중 1명이 당뇨병을 앓고 있다.[41,42]

마지막으로, 호르몬 대체요법은 골밀도에 도움이 되기 때문에 치아 건강에도 이점이 있다. 2017년의 한 연구에서는 호르몬 대체요법을 사용하는 여성에서 심각한 잇몸질환이 44퍼센트 낮게 나왔다.[43] 한국의 연구진이 진행한 한 연구에서는 폐경 후 여성은 잇몸질환 위험이 높고, 호르몬 대체요법은 잇몸질환 발병률을 낮추는 것으로 나왔다.[44] 이것은 호르몬 대체요법과 관련해 거의 알려지지 않은 또 하나의 건강상 이점이다.

전체적으로 보면, 호르몬 대체요법은 인구집단 수준에서 50세 이상 여성의 건강을 개선하는 데 있어서 역사상 그 어떤 약물보다도 크게 기여할 수 있을지도 모른다.

예외는 있다

호르몬 대체요법은 단기적, 장기적으로 대단히 극적인 건강상의 이점을 다양하게 갖고 있지만 모든 여성에게 적합한 것은 아니다. 일부 경구 투여 형태의 에스트로겐이 혈전 형성의 위험을 약간 높인다는 주장이 있다. 하지만 이것은 피부를 통해 흡수되는 경피용 에스트로겐에는 해당되지 않는다. 혈전 형성의 위험은 아주 낮아서 경구 피임약과 비슷한 수준이다. 혈전 위험요인을 갖고 있는 여성은 경구형 호르몬 대체요법을 피하라고 권고받을 수도 있다.

자궁내막증이 있는 일부 여성은 에스트로겐으로 증상이 악화될 수 있다. 더불어 일부 여성들은 때로 출혈을 다시 시작하게 만들거나 짜증, 변덕스러운 기분을 유발할 수 있는 호르몬 대체요법을 감당하지 못할 수도 있다. 앞에서 말했듯이 이것이 모든 여성에게 적합한 치료는 아니며, 폐경 후 10년이 지난 후에는 권장되지 않는다. 또한 에스트로겐과 프로게스테론의 유형과 품질이 중요하다는 점을 알고 있어야 한다. 품질 관리가 의심스러운 약으로 호르몬 대체요법 처방을 남발하는 병원도 있다. 어떤 병원에서는 호르몬 대체요법으로 외과적으로 이식하는 펠렛pellet 형태만을 제공하는데, 외용제, 경구용 약제, 이식형 약제 등 다양한 모든 선택지를 제시해야 할 것이다.

이런저런 이유로 호르몬 대체요법의 사용 여부는 일괄적인 권고가 아니라 보다 개별화된 섬세한 접근이 필요하다. 그럼에도 전 세계 대부분의 여성은 폐경 후 10년 안으로 호르몬 대체요법을 시작할 경우 치료 혜택을 볼 수 있다.

약값 낮추기

이 책을 쓰고 있는 와중에 FDA에서 최초의 안면홍조 치료제인 베오자 Veozah를 승인했다.[45] 벌써부터 TV에서 베오자 광고가 쏟아진다. 이 광고에는 춤추고 노래하는 사람들이 등장하지는 않지만, 호르몬 무첨가 hormone-free 라고 홍보하고 있다. 여기서 제일 먼저 떠오르는 질문은 이것이다. 건강한 여성이라면 호르몬 대체요법을 통해 증상을 완화하면서 단기적, 장기적으로 훨씬 폭넓은 건강상의 이점을 누릴 수 있는데, 왜 폐경기의 한 가지 증상 치료를 목적으로 나온 신약을 복용해야 할까?

혈전이 잘 생기는 체질이라거나, 활동성 유방암이 있는 사람처럼 호르몬 대체요법을 사용할 수 없는 여성에게는 베오자가 대안으로 훌륭한 약인 것 같다. 하지만 그런 경우가 아니라면 의미가 없어 보인다. 게다가 이 약은 호르몬 대체요법보다 훨씬 비싸다. 베오자 1년 치가 우리 동네 코스트코에서 7386달러(한화 약 1000만 원)에 판매되고 있다.

미국의 약값을 낮출 방법을 고민 중인 정치인들을 위해 여기 간단한 아이디어를 제시한다. 미국의 약값을 낮추는 최고의 방법은 더 저렴한 대안이 있을 때는 굳이 값비싼 약을 찾을 필요가 없다고 홍보하는 것이다.

사과받을 자격

아브룸 블루밍 교수, 캐럴 타브리스Carol Tavris 박사, 필립 새럴 교수 등은 의사들에게 호르몬 대체요법의 진실을 알리는 데 평생을 헌신해왔다. 새럴 교수는 현재 전국의 전문가 집단과 함께 재단을 운영하며 여성과 의사 들에게 이 주제에 관한 최고의 데이터를 교육하고 있다.46 비사나Visana 는 여성들이 보건의료 시스템 속에서 양질의 진료를 찾을 수 있게 돕는 또 다른 단체다.

여성 건강 이니셔티브의 지도자들은 공중보건에 막대한 해악을 입혔다. 새럴 교수와 연구진은 악명 높은 여성 건강 이니셔티브 기자회견 이후 첫 10년 동안 최대 9만 1000명의 여성이 호르몬 대체요법을 피하는 바람에 조기 사망했을 것으로 추정하는 연구를 발표했다. 새럴 교수가 내게 얘기하기를, 여성 건강 이니셔티브 지도자들이 발표한 잘못된 정보로 말미암아 지난 10년 동안 적어도 5만 명의 조기 사망자가 추가로 생겼을 것이라고 했다.47 뒤돌아보면 여성들에게 호르몬 대체요법이 유방암을 유발할 수 있으니 피하라고 말한 것은 현대 의학의 최대 실수였는지도 모른다.

여성들은 사과를 받을 자격이 있다.

그럼에도 불구하고 그 고정관념이 아직도 멀쩡히 살아 있으니 정말 이해할 수 없는 일이다. 영향력 있는 의사 위원회인 미국 예방서비스 실무위원회U.S. Preventive Services Task Force에서는 유방암 위험을 이유로 호르몬 대체요법 치료를 피하라는 기존 지침을 올해에 다시 갱신했다. 실무위원회의 성명은 다음과 같았다. "미국 예방서비스 실무위원회에서는 폐경 후 여성에게 만성질환의 1차 예방을 위한 에스트로겐과 프로게스틴 병용요법을 권장하지 않는다." 여기에 대응해서 로버트 랭어 교수 등은 강력한 반박문을 발표하여 이 권고가 근거 없는 오류임을 지적하고, 그들에게 증거를 철저하게 검토할 것을 촉구했다.[48,49]

불필요한 고통을 덜어내는 법

여성 건강 이니셔티브의 주저자 자크 루소는 2006년에 《타임》에서 선정한 '세계에서 가장 영향력 있는 100인' 중 한 명으로 이름을 올렸다.[50] 《타임》은 그와 다른 연구자들이 "여성 건강 이니셔티브의 미신 깨기 작업에서 박수를 받을 만한 중요한 역할을 했다"라고 썼다. 이 책의 원고를 제출하는 시점을 기준으로 루소는 81세의 나이로 여전히 미국국립보건원에서 자원봉사 과학자로 활동 중이다.[51]

나는 루소에게 후회되는 점이 없는지 물어봤다. 그는 여전히 호르몬 대체요법이 유방암을 유발한다고 믿고 있음을 다시 확인해주었다. 호르몬 대체요법이 폐경기 증상 치료를 위해 "젊은 여성이 선택할 수 있는 합리적인 치료법"이라고 기자회견에서 "좀 더 힘주어" 말했으면 좋았을 뻔했다고 덧붙이기는 했다. "저는 여성들에게 절대적인 위험은 작다고, 어쩌면 1000명당 1명꼴도 안 된다고 분명히 밝혔습니다. …… 그런데 그 점은 기사화되지 않았죠. 언론이 어떤 식으로 보도하는지 아시잖아요. 사람들은 나쁜 뉴스를 원하니까요."

여성 건강 이니셔티브의 또 다른 주저자인 조앤 맨슨 박사는 이후에 승진해서 지금은 브리검여성병원의 예방의학과 과장 겸 하버드 T. H. 찬 공중보건대학원의 역학 교수로 활동하고 있다. 그녀는 의학 분야에서 다섯 번째로 많이 인용되는 연구자로 인정받고 있다.[52]

맨슨 박사가 여성 건강 이니셔티브 연구진이 내놓았던 일부 주장을 철회하고, 그 연구에 대해 비판자들과 토론하면서 열린 자세를 보여주었던 점은 인정할 만하다.[53] 2016년에 그녀는 《뉴잉글랜드 의학저널》 기사에서 다음과 같이 인정했다. "폐경기 증상 치료를 꺼리는 것이 중년 여성들의 임상치료를 저해하고 파편화해 불필요하게 큰 고통을 안겼다."

2023년에 맨슨 박사와 인터뷰를 진행한 의사이자 유명 저자 피터 아티아Peter Attia는 그녀를 압박하면서도 내내 정중한 태도를 유지하며 이런 말로 인터뷰를 마무리했다. "저는 여전히 안타까운 생각이 듭니다. 한 세대의 여성들을 놓쳐버렸기 때문입니다. 의사들의 무지와 언론의 무책임 때문에 폐경기에 접어든 여성들이 20년 동안 호르몬 대체요법 치료를 거부당했습니다. 여성 건강 이니셔티브 연구가 결론을 내렸을 즈음에 폐경기에 접어든 저의 어머니와 장모님이 생각납니다. 그분들은 불필요한 고통을 감수해야 했습니다. …… 도대체 얼마나 많은 여성이 이런 불필요한 고통을 겪었을까요?"[54]

로버트 랭어 교수에게 아티아의 좌절감에 대해 얘기하자, 그는 거기서 한 걸음 더 나갔다. "여성과 의사 들에게 정직한 연구 결과를 제공하기 위해 열심히 노력하지 않는다면 다음 세대의 여성들을 도울 기회를 또다시 잃게 될 것입니다."

여성 건강 이니셔티브의 통계학자 가넷 앤더슨 박사는 워싱턴대학교 산하의 저명한 암센터 프레드 허치의 공중보건과학 부문 수석 부사장 겸 소장으로 임명되었고, 이곳에서 석좌교수직도 겸임하고 있다. 암센터 웹사이트에 게재된 그녀의 약력을 보면 다음과 같이 자랑스러운 소개글이 올라와 있다. "2002년에 그녀와 여성 건강 이니셔티브 동료들은 폐경기의 에스트로겐-프로게스틴 병용요법이 유방암의 위험을 높인다고 보고했습니다. …… 그 이후로 프레드 허치의 동료들이 분석한 바에 따르면, 이런 변화로 12만 6000건의 유방암 진단이 예방되었고, 직접적으로 지출되는 의료비 352억 달러를 절감한 것으로 추정됩니다." 이 글을 쓰고 있던 2023년 초에 나는 앤더슨 박사와 여성 건강 이니셔티브 동료 한 명이《뉴욕타임스》에 발표한 성명을 우연히 읽게 됐다. 그 잡지의 전속기자 수전 도미누스Susan Dominus의 기사에 반박하기 위한 것이었는데, 2023년 2월 1일에 발표된 도미누스의 기사 제목은 '여성들은 폐경에 대해 잘못된 정보를 얻고 있었다'였다. 몇 주 후 여성 건강 이니셔티브 운영위원회를 대표하는 반박 성명에서 앤더슨 박사는 부끄러운 줄 모르고 이렇게 말했다. "전 세계적으로 호르몬 대체요법 치료가 감소하면서 수백만 명이 생명을 구하고, 의료비 수십억 달러가 절감되었다는 것은 의심의 여지가 없는 사실이다."[55] 나도 이 말이 사실이었으면 좋겠다.

호르몬 대체요법이 유방암을 일으킨다는 절대주의를 퍼뜨리고 있는 사람들은 조금 더 겸손해져야 할 것이다. 아직도 너무 늦지는 않았다. 하지만 랭어 교수를 제외하면 여성 건강 이니셔티브 연구자들로부터 아무런 사과도 듣지 못했다.

가끔 여성 환자들이 좋은 일차진료 의사나 내과의사를 어떻게 찾으면 되느냐고 묻는다. 나는 후보감으로 물색한 의사에게 폐경기 증상을 호르몬 대체요법으로 치료하는 것에 대해 어떻게 생각하는지 물어보라고 한다. 만약 의사가 "유방암 위험이 걱정돼서 처방하지 않습니다"라고 대답하는 경우라면 내 조언은 분명하다. 다른 의사를 찾아보시라.

3장

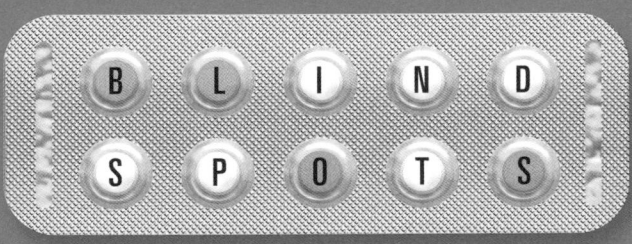

"항생제는 부작용이 없어요"
: 마이크로바이옴을
쑥대밭으로 만드는 것만 빼면

모든 진리는 일단 발견하고 나면 쉽게 이해할 수 있다. 문제는 그 진리를 발견하는 것이다.

― 갈릴레오 갈릴레이 Galileo Galilei

어느 날 병원 응급실에서 나는 크리스라는 십대 환자를 진찰했다. 크리스는 반복적인 복통을 겪고 있었고, 무척 힘들어 보였다. 내 소개를 하고 테일러 스위프트에 관한 농담으로 그를 웃게 만든 다음, 내가 담당하는 의대생과 함께 그를 진찰했다.

크리스의 어머니가 걱정스러운 표정으로 이렇게 말했다. "애가 왜 이런 건지 의사들도 도통 원인을 몰라요. 이런 일이 있을 때마다 의사들은 그냥 과민성대장증상이라고만 해요."

나는 미소를 지었다. 과민성대장증상이 '우리도 원인을 모르겠습니다'라는 의미의 의학 용어라는 것을 알았기 때문이다.

크리스를 대상으로 여러 가지 검사를 해보았지만, 그의 장에 약간의 염증이 있다는 것 말고는 알 수 있는 것이 없었다. 늘 접하는 만족스럽지 못한 애매한 결과였다. 나는 사무실로 돌아가 크리스의 의무기록을 꼼꼼히 들여다보았다. 그리고 그를 고통스럽게 만드는 유력한 원인이 무엇인지 깨달았다. 그의 마이크로바이옴이 공격을 받은 것 같았다.

마이크로바이옴은 우리 몸에서 가장 이해가 덜 된 기관계organ system 중 하나지만, 우리 건강에는 핵심적인 존재일지도 모른다. 마이크로바이옴은 온갖 다양한 세균, 곰팡이 등의 생명체가 이루는 정원으로, 이들은 보통 우리 장 속에서 건강한 균형을 이루며 살아간다.[1]

크리스의 마이크로바이옴은 평생 반복적으로 망가져왔다. 그는 제왕절개로 태어났다. 태어날 때 무균 상태였던 그의 장에 엄마의 질관에 살고 있던 세균이 아니라 병원에 살고 있던 세균이 씨앗으로 심어졌을 것이란 의미다. 크리스는 모유 수유도 하지 않았다. 이런 것들 모두 마이크로바이옴에 영향을 미친다. 게다가 알고 보니 크리스는 정크푸드를 좋아했다. 이것이 마이크로바이옴의 세균을 더 크게 바꾸어놓았다. 그리고 의무기록에서 무엇이 그의 장내세균에 가장 큰 타격을 주었는지 알 수 있었다. 어린 시절에 열 차례 넘게 이루어진 항생제 치료였다.

한마디로 크리스의 마이크로바이옴이 융단폭격을 당한 것이다.

나는 마이크로바이옴에 대해 크리스의 엄마와 긴 대화를 나누었다. 항생제는 일부 유형의 장내세균을 죽이는데, 그 결과로 다른 세균들이 자라서 그 빈자리를 채운다. 이것이 자연적인 균형을 깨뜨려 건강 문제를 일으킬 수 있다. 예를 들면 항생제는 저염증성 세균을 죽여 염증을 키우는 세균이 번창할 수 있는 환경을 만든다. 그럼으로써 염증을 유발시킬 수 있다. 의사들은 이런 문제에 '세균 과증식 증후군 bacterial overgrowth syndrome'이라는 포괄적 진단명을 붙이기도 한다. 현대의 비극 중 하나는 미국에서 처방되는 항생제의 절반 정도는 불필요하게 처방된다는 점이다. 이런 추정치는 몇몇 연구를 통해서도 재확인된 바 있다.[2]

늘 이랬던 것은 아니다. 중이염을 예로 들어보자. 역사적으로 보면 과거에는 의사들이 항생제를 처방하기 전에 귓속을 자세히 들여다보고

세균 감염인지 바이러스 감염인지 구별하려고 했다. 바이러스 감염이 훨씬 흔한데 바이러스는 항생제에 반응하지 않는다. 하지만 요즘에는 귀, 코, 목을 보는 이비인후과 전문의가 아니면 그런 구분을 하는 데 별 관심이 없고, 그런 숙련도를 갖춘 의사도 드물다. 귀를 들여다보지도 않고(특히 원격진료의 경우) 그냥 사탕 나눠주듯 항생제를 처방하는 편이 훨씬 쉽다. 원격진료가 전적으로 좋은 것이라 생각하는 사람이 많다. 하지만 내 동료와 내가 최근에 진행한 존스홉킨스대학교의 연구에 따르면, 의사는 대면진료를 하는 경우보다 원격진료를 하는 경우에 항생제를 처방할 가능성이 훨씬 높다. 이런 처방 중에는 불필요한 것이 많다. 그리고 항생제의 과도한 처방은 생각보다 훨씬 큰 해악을 미치고 있다.

나는 식단에 변화를 주는 것 말고는 크리스에게 딱히 해줄 것이 없었다. 크리스의 엄마는 아이가 감기에 걸릴 때마다 항생제를 주면서도 늘 꺼림칙했다고 털어놓았다. 하지만 의사들은 엄마에게 이렇게 말했다. "항생제는 부작용이 없어요."

내가 의사로 살면서 수없이 들었던 말이다. 하지만 안타깝게도 그것은 사실이 아니다.

의대에서 가르쳐주지 않은 것

항생제는 사람을 살린다. 나는 이것을 여러 번 두 눈으로 목격했다. 하지만 과잉 처방은 곤란하다. 평화 속에 조화롭게 살고 있는 수십억 마리의 장내세균에 폭탄을 떨어뜨리는 셈이기 때문이다. 사람들은 보통 세균이라고 하면 불쾌하고 악한 존재로 여기지만, 마이크로바이옴에 속한 장내세균들은 균형 속에 살아가며 함께 힘을 합쳐서 당신의 건강에 놀라운 도움을 주는 존재다. 장내세균은 소화에 관여하고, 면역계를 훈련시키고, 비타민을 만들고, 기분에 영향을 미치는 세로토닌serotonin을 생산한다. 마이크로바이옴 세균들은 균형 속에 살아간다. 그리고 그 결과로 당신을 건강하게 유지해준다.

항생제는 일부 마이크로바이옴을 죽일 뿐만 아니라 즉각적인 부작용도 만들어낸다.

내가 이것을 처음으로 실감한 것은 레지던트 시절에 방광염 환자에게 퀴놀론quinolone 계열의 항생제를 처방했을 때였다. 환자가 나중에 말하기를 그 항생제를 복용한 후에 아킬레스건이 파열됐다고 했다. **뭐라고요? 그게 무슨 말인가** 했다. **어떻게 항생제가 그런 짓을 할 수 있단 말인가?** 나는 돌아가서 조사해보았다. 아니나 다를까, 아킬레스건의 자발적 파열이 그 항생제의 잘 알려진 합병증이었다. 내가 제대로 알지 못했던 여러 부작용 중 하나였던 것이다.

항생제의 부작용에 대해 좀 더 알아보기 위해 존스홉킨스대학교의 동료 세라 코스그로브Sara Cosgrove와 이야기를 나누었다. 그녀는 감염성 질환 전문의로 항생제 남용의 해악을 평생 연구해왔다. 그녀의 연구에 따르면, 항생제 치료를 받은 입원 환자 중 20퍼센트가 콩팥이나 간의 경미한 손상 같은 미약한 부작용을 경험한다.[3] 코스그로브 교수는 이렇게 말했다. "대부분의 의사는 부작용 발생률이 그렇게 높다는 사실을 몰라요." 나 역시 분명 모르고 있었다. 경미한 부작용은 보통 우리 눈에 잘 띄지 않는다.

항생제가 의학적으로 불필요하게 남용되는 일이 잦다는 점을 고려하면 이것은 충분히 피할 수 있었던 부작용인 경우가 많다.

나는 코스그로브 교수에게 항생제가 마이크로바이옴에 미치는 영향에 관한 최신 연구에 대해 물어보았다. 그녀는 나를 럿거스대학교의 마이크로바이옴 전문가이자 뉴욕대학교 종합병원의 전 내과과장 마틴 J. 블레이저Martin J.Blaser 교수에게 소개해주었다. 이 주제는 블레이저 교수에게 개인적으로도 의미가 있는 것이었다. 그와 미생물학자인 그의 아내 마리아 글로리아 도밍게스-베요Maria Gloria Dominguez-Bello 박사는 자기네 딸이 어린 시절에 항생제를 너무 많이 복용했다는 사실을 뼈저리게 깨닫고 있다. 이 부부는 아이가 자랄 때 경미한 바이러스 감염만 걸려도 항생제를 주었던 것을 끔찍하게 생각한다. 이 부부도 의사고 박사였지만, 소아과 의사가 하는 지시를 충실히 따랐다. 상당수는 "항생제는 부작용이 없습니다"라는 잘못된 자신감에서 나온 처방이었다. 부부는 자신들이 옳은 일을 하고 있다고 생각했었다. 요즘 이 부부의 딸은 만성적인 소화장애와 과민성대장증상을 앓고 있다. 크리스와 비슷한 증상이다. 이런 딸의 모습을 지켜본 것이 블레이저 교수가 마이크로바이옴 연구에 헌신하게 된 계기다.

"우리는 마이크로바이옴을 망치고 있습니다." 그가 항생제 남용을 언급하며 이렇게 말했다.

블레이저 교수와 몇 차례 대화를 나눈 후에 나는 럿거스대학교로 이동해서 그의 연구실에서 함께 하루를 보냈다. 그는 마이크로바이옴이 대부분 만 3세 무렵까지 형성된다는 사실을 얘기해주었다.[4,5] 그런데 문제는 만 3세가 될 때까지 미국 아동들이 평균적으로 이미 네 번 정도의 항생제 치료를 받는다는 사실이다!

블레이저 교수는 뜻하지 않은 출처로부터 항생제 남용의 해로운 영향에 대한 단서를 얻었다. 바로 농부들이다. 사람의 식량으로 길러지는 동물들에게는 자주 항생제를 투여한다. 항생제가 가축을 살찌우기 때문이다. 블레이저 교수는 생쥐를 이용해서 그 효과를 재현하는 실험을 진행해보았다. 아니나 다를까, 항생제를 투여한 생쥐는 그렇지 않은 생쥐보다 살이 더 많이 쪘다.[6,7] 장내세균의 수와 다양성을 분석했더니 항생제가 마이크로바이옴에 미치는 생생한 영향을 확인할 수 있었다. 그는 이런 생각이 들었다. '항생제가 동물에게서 이런 일을 일으키고 있다면, **사람의 아이들한테는 어떤 일을 하고 있을까?**'

이어서 블레이저 교수는 지난 몇 년 사이에 이루어진 것 가운데 가장 흥미롭고 중요한 연구 중 하나를 보여주었다.

메이오 클리닉의 연구자들이 미네소타주 옴스테드 카운티에서 태어난 모든 아동(2003~2011년 출생자)을 11년 이상 추적 관찰했다. (이 지역은 세계적으로 유명한 메이오 클리닉이 자리 잡고 있는 곳이다.) 이들은 생후 첫 2년 동안 항생제를 복용했던 1만 명가량의 아동을 그렇지 않은 4000명가량의 아동과 비교해보았다. 그 결과, 항생제를 복용했던 아동은 자라서 비만, 학습장애, 천식, 셀리악병celiac disease*의 발생률이 훨씬 높았다.[8]

여기 데이터가 있다. 항생제를 복용하지 않았던 아동에 비해 첫 2년

---

* 글루텐에 대한 감수성이 증가하여 장내 영양분 흡수를 저해하는 면역 반응이 나타나는 알레르기질환.

안으로 항생제를 복용했던 아동은 다음과 같은 결과를 나타냈다.

- 비만 위험 20퍼센트 증가
- 학습장애 위험 21퍼센트 증가
- 주의력결핍 과다활동장애(ADHD) 위험 32퍼센트 증가
- 천식 위험 90퍼센트 증가
- 셀리악병 위험 289퍼센트 증가

이것은 단기적인 결과에 불과하다. 장기적인 결과는 어떨지 상상해 보라.

이것은 두 집단 간의 건강 상태 차이와 인구통계학적 차이까지도 감안한 강력한 연구였다. 하지만 과연 항생제가 원인이었을까? 확실히 말할 수는 없지만, 이 연구는 아동이 항생제 처방을 많이 받을수록 만성질환 발병 위험도 커진다는 것을 보여주었다. 이것은 반박하기 어려운 설득력 있는 데이터다! 우리는 이것을 '용량의존적 관계dose-dependent relationship'라고 부른다. 이는 인과관계가 존재할지도 모른다는 것을 암시한다. 블레이저 교수는 그와 동료들이 최근에 아동 100만 명을 대상으로 진행한 연구를 다시 분석했는데, 거기서도 비슷한 결과가 나왔다고 말했다.[9]

이 연구를 보고 나는 충격을 받았다. **어째서 이 연구 결과에 대해 한 번도 못 들어봤을까?** 존스홉킨스대학교에서는 전 세계에서 이루어지는 연구들에 대한 이야기가 항상 흘러나온다. 셀리악병의 원인에 대한 이야기가 나오면 천재들도 머리만 긁적거린다. 셀리악병 환자들은 이 병이

무슨 이유로 생기는 것이냐고 묻지만 우리는 모른다는 대답밖에 할 수 없다. 메이오 클리닉에서 발견한 강력한 상관관계는 그 이유 중 하나가 어쩌면 바로 우리 눈앞에 있는지도 모른다는 가능성을 암시한다.

블레이저 교수의 연구팀은 후속으로 훨씬 더 설득력이 있는 실험을 진행했다. 그들은 생쥐에게 항생제를 투여해서 마이크로바이옴을 바꾸었다. 그런 다음 항생제로 교란된 그 생쥐의 마이크로바이옴 표본을 건강한 생쥐의 장에 이식했다. 결과는? 건강한 생쥐가 갑자기 살이 쪘다. 그 이유를 설명하는 이론은 두 가지가 있다.[10] 우선 세균의 정원에 변화가 생기면서 몸이 식품을 소화하고 흡수하는 방식에 변화가 생겼을 수 있다. 아니면, 세균의 변화로 GLP-1 같은 장내 호르몬 생산량이 줄어들었을 수 있다. GLP-1은 장내세균에 의해 낮은 수준으로 생산되는 호르몬이다. 어느 쪽이든 이 실험 결과는 생쥐가 비만해진 이유가 유전자 때문이 아니라 마이크로바이옴의 변화 때문임을 보여주었다.

또 다른 실험에서는 연구자들이 항생제로 변화된 마이크로바이옴을 실험실에서 태어난 무균 생쥐의 장에 이식했다. 그 결과 그 생쥐들은 소화기질환인 대장염이 생겼고, 그 새끼들도 마찬가지였다.[11] 블레이저 교수는 이렇게 말했다. "유전자만 물려받는 것이 아니라 마이크로바이옴도 물려받는 겁니다."

블레이저 교수는 이 문제를 지구온난화에 비유했다. 세대가 지날 때마다 마이크로바이옴의 다양성이 감소하고 있다. 이런 지속적인 고갈로 일부 식품 알레르기를 부분적으로 설명할 수 있을지 모른다. 수십 년 동안 식품 알레르기 발병률은 조금씩 증가해왔다. 이것은 세대에서 세대로 전해지는 마이크로바이옴의 변화 때문일 수 있다. 앞에서 보았듯이 땅콩 알레르기의 경우에는 땅콩 회피로 생기는 면역 감작immune sensitization* 때문에 문제가 더 악화한 면이 있다.

오늘날 전 세계적으로 대략 2억 명 정도가 식품 알레르기를 갖고 있다. 하버드대학교의 탈랄 채틸라 교수는 식품 알레르기가 있는 아동의 마이크로바이옴은 그렇지 않은 아동의 마이크로바이옴과 다르다는 사실을 밝혀냈다. 나는 더 자세히 알아보기 위해 그를 찾아갔다. 그와 그의 연구진은 서브돌리그라널럼 바리아빌레Subdoligranulum variabile라는 특정 세균이 식품 알레르기가 있는 아동에서 부족하거나 사라졌다는 사실을 발견했다. 그는 이 세균이 식품 알레르기로부터 사람을 보호하는지도 모른다고 믿는다. 현재 연구진은 사람을 대상으로 경구용 세균을 사용해 식품 알레르기 치료 실험을 진행 중이다. 채틸라 교수는 이를 낙관적으로 바라보고 있다.

어떤 연구진들은 사람에게 GLP-1 생산균을 음료 형태로 복용시키는 임상연구를 진행 중인데, GLP-1은 현재 인기 있는 체중 감량제인 오젬픽의 유효 성분이다.[12] 초기 연구에서는 아커만시아Akkermansia와 다른 세균을 음료 형태로 마시면 당뇨병 환자의 혈당 조절을 돕고, 헤모글로빈 A1Chemoglobin A1C** 수치를 0.6퍼센트 줄여준다는 결과가 나왔다. 이 정도면 상당히 의미 있는 감소량이다.[13]

---

* 면역계가 특정 물질[항원]에 노출된 후에 그 항원에 대해 과도하게 민감해지는 과정. 이후 동일 항원에 다시 노출되면 면역계가 과민 반응을 일으켜 염증과 알레르기 등이 생길 수 있다.
** 흔히 '당화혈색소'라고도 하며 지난 2~3개월간의 평균 혈당을 반영하는 지표다.

항생제가 과체중이나 질병을 일으킬 수 있을까?

어린 시절의 항생제 복용이 만성질환과 상관관계가 있을지 모른다는 역학적 암시도 존재한다. 2차 세계대전 이후부터 미국에서는 비만, 천식, 당뇨병 등을 비롯한 만성질환 발병률이 현저하게 증가했다.[14] 블레이저 교수가 자신의 발표 논문에서 보여준 두 개의 미국 지도가 흥미로웠다. 그는 이것이 추가적인 조사의 필요성을 말해준다고 생각한다. 한 지도는 항생제 사용률이 제일 높은 주를, 또 다른 지도는 비만율이 제일 높은 주를 보여주고 있었다. 그가 이렇게 말했다. "사실상 두 지도가 겹칩니다." 이런 뚜렷한 유사성을 볼 때, 비만율에 영향을 미칠 수 있는 다른 요인들까지 함께 고려하는 공식 연구가 필요해 보였다.

블레이저 교수와 그 동료들은 논문에 이 지도를 공개했지만 별다른 주목을 받지 못했다. 이 정보는 호흡기내과 분야에서 고작 열 번째로 많이 읽히는 《미국흉부학회 연보 Annals of the American Thoracic Society》라는 의학 학술지에 실렸다.[15] 그렇다. 미국에서 가장 중요한 건강 문제 중 하나를 다룬, 가장 흥미로운 역학적 가설 중 하나가 소수의 호흡기내과 의사들만 찾아보는 변두리 학술지에 발표된 것이다.

연구를 더 많이 찾아 읽을수록 점점 더 재미있어졌다.[16] 미국의 의료에서 비만은 가히 가장 중요한 문제라 할 수 있고, 그다음은 당뇨병이다. 100만 명 이상의 참가자를 추적 관찰한 덴마크의 한 연구에서는, 항생제를 복용하는 사람이 그렇지 않은 사람보다 당뇨병 발병 가능성이 21퍼센트 높게 나왔다. 진짜 뜻밖의 결말은 이것이었다. 다섯 번 이상의 항생제 치료를 받은 사람은 당뇨병에 걸릴 가능성이 53퍼센트 더 높았다.[17] 이번 사례에서도 용량의존적 관계가 나타났다. 이는 긴밀한 상관관계를 암시한다.

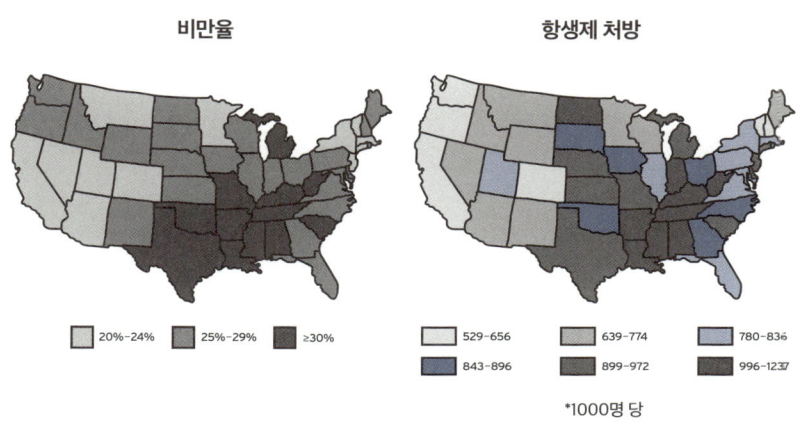

항생제와 비만율의 상관관계(L. 시걸L. Segal과 M. J. 블레이저, 《미국흉부학회 연보》, 2014; 미국 질병통제예방센터, 2010)

항생제가 만든 질병

항생제 사용이 천식, 학습장애, 당뇨병, 셀리악병과 관련이 있다는 연구들을 보며 나는 충격에 빠졌다. 하지만 그것이 끝이 아니었다. 아동기 항생제 사용은 궤양성 대장염, 크론병Crohn's disease*과도 상관관계가 있었다. 이 둘은 '염증성 장질환'이라고 통칭한다.

---

* 입에서 항문까지 소화관 전체에 걸쳐 어디에나 염증이 발생할 수 있는 만성 염증성 장질환.

내가 하버드대학교에서 공중보건학을 공부하던 시절에 이집트에서 바쁘게 의사로 활동하고 계시던 나빌 삼촌을 찾아갔던 기억이 난다. 삼촌이 말하길 이집트에는 크론병이나 궤양성 대장염이 없다고 했다. 이것은 아프리카와 다른 여러 나라의 의사들 입에서도 나오는 말이었다. 삼촌은 이렇게 추론했다. "미국에서도 항생제가 출현하기 전에는 이런 질병이 존재하지 않았을 거라 믿어." 아니나 다를까 나빌 삼촌의 말이 옳았다.

이런 단순한 관찰이 레지던트를 하며 궤양성 대장염과 크론병이 있는 수십 명의 환자를 수술할 때도 내내 마음에 남아 있었다. 놀랍게도, 나는 의대생 시절과 레지던트 시절에 이런 흔한 질병들에 대해 배웠지만, 이것들이 항생제가 등장한 2차 세계대전 이전에는 존재하지 않았고 수십 년 동안 부유한 서구 국가들에서만 나타났다는 사실은 누구에게서도 들어보지 못했다.

존스홉킨스에 있던 어느 날 나는 뉴욕 마운트시나이병원에서 온 객원 교수의 강의를 들었다. 궤양성 대장염과 크론병 치료로 유명한 교수였다. 그는 자기네 병원이 이런 환자들을 대상으로 수행한 일련의 복잡한 수술 사례들을 소개했다. 몇 달에 걸쳐 여러 단계로 나누어 진행하기도 하는, 기술적으로 매우 정교한 의술의 향연이었다.

강의가 끝난 다음에 내가 그에게 크론병과 궤양성 대장염의 원인에 대해 물어보았다.

그는 아직 정확히는 모른다고 말했다. 그래서 나는 빈곤국에서는 이런 병이 사실상 보고된 바 없고, 1940년대 이전에도 이런 병이 존재하지 않았다는 것이 사실인지 물어보았다. 그도 여기에 동의했고 이 생각에 흥미를 느끼는 듯했지만, 별다른 의견을 내놓지는 않았다. 나는 송곳처럼 아픈 질문으로 그의 인상적인 강연을 깎아내릴 생각은 없었다. 하지만 이처럼 고통스러운 질병의 원인이 그것을 전문으로 다루는 사람들의 학문 분야에서 제대로 다루어지지 않는다는 것이 기이하게 느껴졌다.

그 강의가 있고 몇 년이 지나지 않아 항생제 사용과 염증성 장질환 사이의 연관관계를 보여주는 연구들이 등장했다. 항생제를 복용한 아동들은 그렇지 않은 아동들보다 염증성 장질환에 걸릴 확률이 2~3배 높았다.[18] 다른 연구에서도 보았듯이 아동이 복용한 항생제가 많을수록 염증성 장질환의 위험도 컸다. 그다음에는 스웨덴의 한 연구에서 아동기의 항생제 복용은 크론병 발병이 3.5배 증가하는 상관관계를 보이며, 투여한 항생제가 많을수록 그 위험도 함께 증가한다는 것을 발견했다.[19] 지난 10년간 홍콩에서 크론병과 궤양성 대장염 발병률이 3배 증가한 현상을 분석한 또 다른 연구에서도 그와 유사하게 여러 차례 항생제 치료를 받은 아동들 사이에서 이런 질병이 현저하게 증가하는 것으로 나왔다.[20]

지금 이런 연구들은 널리 알려지지 않았지만, "항생제는 부작용이 없어요"라는 의학적 통념에 대한 통찰을 제공한다.

고정관념의 전 세계적 유행

항생제 남용에 있어서 미국은 지금까지 압도적으로 튀는 국가였지만 빈곤국들이 이를 따라잡고 있으며, 미국을 훨씬 뛰어넘는 경우도 많아지고 있다. 일부 국가에서는 두통에도 항생제를 복용한다. 그렇다. 이것은 아무짝에도 쓸모없는 행동이다. 하지만 항생제는 종종 마법의 만병 통치약으로 여겨지기도 한다. 대부분의 국가에서는 처방전 없이도 항생제를 구입할 수 있다. 동네 약국이나 길거리 상인에게 쉽게 살 수 있다. 일부 국가에서는 부모들이 아이에게 건강 문제가 생길 기미가 **조금만** 보여도 항생제를 먹인다. 이것은 비교적 최근에 생긴 현상으로, 전 세계적인 보건 위기가 벌어질 조짐이라 할 수 있다. 세계보건기구 WHO에서 진행한 2017년의 한 연구에 의하면, 방글라데시와 파키스탄에서는 평균 2세 아동이 이미 10번 정도의 항생제 치료를 받는다![21] 마이크로바이옴 손상에 대해 현재 나오고 있는 연구 결과들이 사실이라면 머지않아 국제적으로 만성질환의 폭증을 목격하게 될 것이며, 이는 세계 보건의료 시스템에 막대한 부담을 초래할 것이다.

사실 이 현상은 이미 시작됐다.

인도, 중국, 그 외 기타 국가에서는 어린 시절부터 비만이 급증하고 있다. 사실 중국 도시 지역의 십대 비만율은 이제 미국과 맞먹을 정도다. 아프리카의 이집트와 기타 국가는 항생제를 광범위하게 사용하기 이전에는 찾아보기 힘들었던 크론병과 궤양성 대장염 같은 만성질환의 증가를 마주하고 있다. 왜 그럴까? 가공식품과 서구식 식단의 폭증이 원인이라 추측하는 사람도 있지만, 그것은 마이크로바이옴에 가해지는 여러 타격 중 하나에 불과할지도 모른다. 한 가지는 분명하다. 유전자만을 탓할 수는 없다는 것이다. 항생제 사용이 적은 아미시Amish* 집단과 구질서 메노나이트Old Order Mennonite** 집단에서 천식, 식품 알레르기, 크론병, 궤양성 대장염의 발생 비율이 지극히 낮다는 것은 잘 알려진 사실이다.

대장암 발병률의 비밀

마이크로바이옴에 관한 다양한 연구를 읽다 보니 내가 의사로 살면서 보았던 많은 질병의 뿌리에 마이크로바이옴의 변화가 자리 잡고 있을지도 모르겠다는 생각이 들었다.

대장암을 예로 들어보자. 나는 대장암의 전구체라 여겨지는 대장 용종이 그냥 생기는 것이라 배웠다. "용종이 왜 생기는지는 우리도 모릅니다." 나는 용종이 생기는 이유를 물어오는 수백 명의 환자에게 이렇게 대답했다. 하지만 이제 우리가 단서를 손에 넣고 있는 것인지도 모른다. 2017년에 하버드에서 1만 6000명 이상의 간호사를 대상으로 연구한 바에 따르면, 60세 이전에 항생제를 복용했던 간호사들은 60세 이후에 대장 용종이 생길 가능성이 더 높았다.[22] 항생제를 장기간 복용한 간호사는 대장 용종이 생길 확률이 36~70퍼센트 더 높았다.

또 다른 연구에서는 대장암 발병률이 그 사람이 태어난 해와 상관

---

* 미국 펜실베이니아주에 있는 종교적 생활 공동체로 전통적인 소박한 농경생활을 추구한다.
** 성경을 문자 그대로 해석하며 세속 사회와 분리되어 16세기 재세례파의 전통을 따르는 집단을 말한다.

관계가 있는 것으로 나타났다.[23] 출생연도별로 미국의 대장암 발생률을 정리한 다음 그래프를 보자. 항생제가 광범위하게 보급되기 전에는 2차 세계대전 이전 출생자들 사이에서 대장암 발병률이 꾸준히 감소하고 있었다. 하지만 1950년 이후에 태어난 사람에서는 대장암 발병률이 꾸준히 증가하는 것을 볼 수 있다. 요즘에는 젊은 사람(50세 이하)이 대장암에 걸리는 비율도 높아지고 있다.

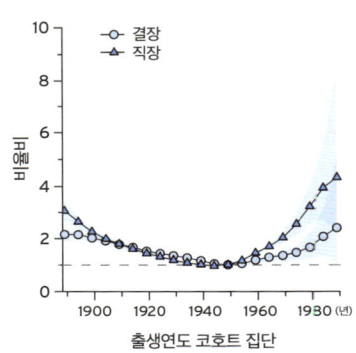

출생연도에 따른 대장암 발병률

《국립암연구소 저널Journal of the National Cancer Institute》, 2017)

가장 최근인 2024년에는 과학자들이 학술지 《네이처》에 구강에서는 정상적으로 발견되고, 위장관에서는 좀처럼 발견되지 않는 세균인 퓨소박테리움 뉴클레아툼*Fusobacterium nucleatum*이 대장암의 50퍼센트에서 발견된다는 연구를 발표했다.[24] 이 연구는 대장암에서 마이크로바이옴이 어떤 역할을 맡고 있을 가능성을 더욱 강하게 뒷받침해준다.

나는 대장암에 대해 수백 시간의 강의를 듣고, 대장암 유전자에서 대장암 치료 화학요법에 이르기까지 이 주제에 대한 온갖 내용의 자료 수천 페이지를 읽었다. 하지만 내가 접했던 어떤 교수, 멘토, 동료, 교과서, 혹은 논문도 마이크로바이옴에 대해 언급하지 않았다. 마치 그에 대한 이야기를 꺼내는 것이 학문적이지 못하다고 여기는 것 같았다. 부디 바라건대, 이 책을 통해 사람들이 이 주제와 뛰어난 관련 연구들에 더 관심을 갖게 되어 인식의 변화가 찾아왔으면 좋겠다.

실마리 찾기

유방암 발병률 역시 마이크바이옴의 변화와 상관관계가 있다. 유방암 위험을 높이는 BRCA 유전자를 발견한 메리 클레어 킹Mary-Claire King 박사는 2003년에 불길한 관찰 결과를 발표했다. 동일한 유전적 소인을 가진 여성이라도 1940년 이후에 출생한 여성은 1940년 이전에 태어난 여성에 비해 유방암 발병률이 높다는 것이었다.[25] 유방암 증가에서도 항생제 남용이 어떤 역할을 했을까? 역학 데이터만으로 결론을 내릴 수는 없다. 하지만 이러한 증가 또한 2차 세계대전 이후에 일어난 것으로 보인다는 사실은 더 많은 연구의 필요성을 시사한다. 유방암의 화학요법 연구를 위해 자금 지원이 필요하다는 점은 인정한다. 하지만 유방암의 **원인**에 대한 연구에도 자금이 투입되어야 한다.

블레이저 교수는 현재 질병의 원인과 잠재적 치료법을 찾기 위해 일반적인 의학적 문제에 '역공학reverse engineering'으로 접근해서 분석하고 있다. 그는 항생제가 광범위하게 사용되기 시작한 1940년대와

1950년대부터 발병률이 증가한 질병이 어떤 것들인지 찾고 있다. 그의 실험에서 생쥐가 어렸을 때 항생제를 투여했더니 제1형 당뇨병 발병이 가속화했다.[26] 이 실험은 제1형 당뇨병에 잘 걸리는 유전적 소인을 가진 생쥐를 대상으로 이루어졌다. 또 다른 실험에서 그의 연구진은 항생제를 투여한 생쥐가 알츠하이머병에 더 잘 걸리는지, 혹은 덜 걸리는지를 조사하고 있다.[27]

1940년대와 1950년대에 많은 질병이 증가하기 시작한 것으로 밝혀졌다. 마이크로바이옴을 제대로 연구하면 수십 년 동안 치료법이 발전 없이 정체되어 있던 질병들의 해결에 대한 실마리를 마침내 찾을 수 있을지도 모른다. 블레이저 교수의 말로는 자폐증도 이런 패턴을 따르고 있다고 한다. 1940년대 이후로 자폐증 발병률은 꾸준히 증가해왔다. 블레이저 교수도 공동연구자로 참여한 메이오 클리닉 연구는 이미 세팔로스포린cephalosporin이라는 항생제 계열과 자폐증 사이의 연결고리를 찾아냈다.[28]

앞서 2장 호르몬 대체요법 이야기에서 우리는 몸에서 에스트로겐이 얼마나 중요한 역할을 하는지 알아보았다. 그런데 럿거스대학교에 있는 블레이저 교수의 실험실에서 시간을 보내는 동안 마이크로바이옴이 에스트로겐 수치에도 영향을 미칠 수 있음을 알게 됐다.[29] 산부인과 전문의 애비게일 암스트롱Abigail Armstrong은 이런 상관관계에 대해 면밀히 연구하고 있다. 그녀는 이런 상호작용을 확인할 수 있는 인상적인 데이터를 공유해주었다. 그 데이터는 마이크로바이옴의 특정 세균이 에스트로겐의 활성형 분해를 도와 에스트로겐 수치를 높인다는 것을 보여주는 자료였다. 이것은 우리 입으로 들어와 마이크로바이옴을 형성하는 음식이 몸의 건강에 광범위한 영향을 미치고 있음을 시사하는 새로운 연구 분야 중 하나다.

무엇이 마이크로바이옴을 변화시키고 있나?

신생아는 무균 상태로 태어난다. 한마디로 장 속에 세균이 없다는 의미다. 아기의 마이크로바이옴은 출생 시 엄마에게서 얻는 질내세균, 엄마의 피부와 모유, 부모의 입맞춤을 통해 얻는 세균으로 형성된다.[30, 31] 이에 반해 내 환자 크리스처럼 제왕절개로 태어나는 아기들은 무균 상태의 자궁에서 무균 상태의 수술실로 끄집어내진다. 그래서 원래는 엄마의 질을 통과하며 자연스럽게 세균과 첫 접촉을 해야 하는데 그 과정을 건너뛴다.[32] 그 결과 그런 아기들은 평소에 병원에 살고 있던 세균을 씨앗으로 삼아 마이크로바이옴이 형성된다. 그리고 제왕절개를 받는 여성은 통상적으로 수술 직전에 예방적으로 항생제를 투여받기 때문에, 아기는 몸속에 항생제가 있는 상태로 태어나게 된다. 이것은 특히나 안타까운 일이다. 5만 5000명 이상의 환자를 대상으로 진행된 한 연구에서 아기가 태어난 후에 산모에게 항생제를 투여해도 수술 감염률에는 차이가 없는 것으로 나왔기 때문이다.[33]

한 연구에서는 제왕절개로 태어난 아동이 자연분만으로 태어난 아동에 비해 천식에 걸릴 가능성이 3배까지 높게 나왔다.[34] 2023년에 학술지 《미국의학협회 저널》에 발표된 어느 연구는 제왕절개로 태어난 아기가 대장암에 걸릴 위험이 더 높다는 것을 발견했다. 이것은 왜 젊은이들 사이에서 대장암 발생이 증가하는지 설명할 수 있는 잠재적 이유다.[35] 거기에 더해서 모유 수유를 하지 않는 것도 염증성 장질환과 상관관계가 있다.

여기에는 마이크로바이옴을 변화시키는 여러 가지 요인이 작용한다. 항생제 사용의 전반적 증가는 제왕절개의 증가, 모유 수유 감소, 고당분식품 및 초가공식품의 보편화 등과 맞물려 있다. 이것이 마이크로바이옴에 4중으로 위협을 가할 수 있다.[36] 요즘 나는 전통적인 위험요인이 없는데도 대장암이나 염증성 장질환이 있는 40세 환자를 보면 항생제를 자주 투여하는지, 제왕절개로 태어났는지, 모유 수유를 했는지, 아니면 건강에 좋지 않은 음식을 많이 먹지는 않는지 궁금해진다.

우리는 마이크로바이옴을 이해하는 초기 단계에 있으며, 어떤 다른 요인들이 거기에 영향을 미치고 있는지 연구할 필요가 있다. 예를 들어, 식수에 포함된 불소는 어떤 역할을 하고 있을까? 불소는 세균을 죽인다. 사람들이 불소가 충치를 예방한다고 믿는 이유도 바로 그 때문이다. 미세플라스틱이 마이크로바이옴에 영향을 미칠까? 한 연구에서는 사람들이 평균적으로 일주일마다 신용카드 한 장 분량의 미세플라스틱을 섭취할 수 있다고 한다.[37] 알코올은 어떨까? 농약은? 미국 농무부의 보고서에 따르면 비유기농 딸기에는 평균적으로 7.8가지의 농약이 들어 있다.[38] 이런 농약이 해충을 죽인다면, 마이크로바이옴 속의 일부 세균도 죽일 가능성이 있다. 글리포세이트glyphosate처럼 농사에 사용되는 제초제도 마찬가지다. 잡초를 죽이는 약이라면 장내세균에도 영향을 미치지 않을까? 나는 미국국립보건원에 있는 몇 안 되는 마이크로바이옴 연구자 중 한 명인 수치트라 호리간Suchitra Hourigan과 얘기해보았다. 소아위장병 전문의인 그녀는 현재 펩토비스몰Pepto Bismol* 같이 처방 없이 흔히 사용되는 일반의약품이 마이크로바이옴을 손상시킬 수 있는지에 대해 연구하고 있다.[39]

이제 의료계가 심장질환, 암 등의 질병에 대해 연구할 때처럼 마이크로바이옴에 대해서도 동일한 수준의 엄격한 기준을 적용하고 연구 자금을 지원할 때가 됐다. 자체적으로는 독성이 없는 식품과 화학 물질이라도 우리가 아직 이해하지 못하는 방식으로 마이크로바이옴을 변화시키고 있을지 모른다. 그리고 이것이 우리 건강에 극적인 영향을 미칠지도 모른다.[40]

마이크로바이옴이라는 요인은 오래된 여러 가지 과학적 의문에 새로운 틀을 제공한다. 예를 들어, 지난 60년 동안 인공감미료가 암의 원인인지를 두고 논란이 있었다. 연구가 계속 이어져왔지만 직접적인 상관관계를 입증하는 데는 실패했다. 하지만 어쩌면 감미료가 암을 **유발하는지** 묻는 것은 올바른 질문이 아닐지도 모른다. 어쩌면 그것이 **마이크로바이옴을 변화시키는지** 물어야 했는지도 모른다. 존스홉킨스대학교와 독일, 이스라엘의 연구자들이 2022년에 학술지 《셀》에 발표한 한 연구[41]에서는 인공감미료가 마이크로바이옴을 변화시키는 것으로 나왔다. 이들은 감미료가 종류별로 어떤 변화를 일으키는지도 구체적으로 분석했다. 그렇다면 그다음 질문은 이것이다. 이런 변화들이 실제로 건강에 영향을 미치는가?

---

* 복통, 설사, 구토, 소화불량, 배탈, 메스꺼움 등의 증상에 사용되는 약품.

하버드대학교의 탈랄 채틸라 교수는 이렇게 말했다. "우리가 당연하게 생각하고 섭취하는 음식이 참 많습니다. 그런데 이런 것들이 마이크로바이옴에 영향을 미칠지도 몰라요. 무슨 일이 일어나고 있는지 더 잘 이해하려면 더 많은 연구가 필요합니다."

돌파구의 문턱에서

세균요법bacteriotherapy은 환자에게 세균이나 다른 분자를 투여해서 변화된 마이크로바이옴의 회복을 돕는 새로운 과학이다. 이런 접근방식을 보여주는 가장 극적인 사례는 클로스트리디움 디피실리*Clostridium difficile colitis* 대장염이다. 이것은 예전에 내 환자 중 한 명의 목숨을 앗아갔다.

그 환자가 사망한 지 몇 년 후인 2013년에 연구자들이 다른 사람의 액체 상태 대변을 환자의 소장에 소량 주입해서 클로스트리디움 디피실리 대장염을 성공적으로 치료한 일련의 사례에 관한 논문을 《뉴잉글랜드 의학저널》에 발표했다.[42] FDA에서는 수년 동안 이 치료법을 금지했지만, 이에 강력하게 반발한 환자 단체에서 규제 완화를 요구하며 정부 관료들에게 이런 직설적인 메시지를 보냈다. "똥 같은 규제를 중단하라!" 요즘에는 재발성 클로스트리디움 디피실리 대장염에 걸린 환자에게 건강한 사람의 대장(즉 대변)에서 채취한 세균이 담긴 알약을 처방하는 것이 표준 치료법으로 자리 잡았고, 성공률은 무려 99퍼센트에 이른다. 조금은 혐오스럽게 느껴질 수 있지만 대수술을 받을지, 그냥 눈 딱 감고 세균이 든 알약을 먹을지 선택하라고 하면 대부분의 환자는 후자를 선택한다.

액체나 알약의 형태로 섭취할 수 있는 장내세균인 프로바이오틱스 Probiotics가 요즘에는 정신질환의 치료에 사용되고 있으며, 이것은 정신질환의 원인 규명에도 새로운 실마리가 되어줄 수 있다. 존스홉킨스의 동료 로버트 욜컨 Robert Yolken 교수와 셰퍼드 프랫 종합병원의 연구자들은 최근에 조증*으로 입원했던 환자들에게 특정 프로바이오틱스를 주어 퇴원시킨 경우에는 재발로 다시 입원할 가능성이 낮다고 보고했다.[43]

현재 진행되고 있는 연구들은 양극성 장애가 있는 사람에게 장내세균 투여가 도움이 되는지 평가하고 있다. 일부 세균은 세로토닌이나 뇌에 작용하는 다른 분자를 생산하는 것으로 알려져 있기 때문에, 우리는 지금 몇 가지 커다란 돌파구의 문턱에 서 있을 가능성이 있다. 다부분의 항우울제는 세로토닌 수치를 높이는 방식으로 작용한다. 그렇다면 세균이 이런 역할을 대신하거나, 심지어 그 자체로 항우울제의 대체물이 되는 가능성에 대해 충분히 고려해볼 수 있다.

프로바이오틱스는 아주 인기가 많다. 거기서 효과를 보는 사람도 있지만, 대부분에게는 효과가 없다. 시장에는 과학적 평가를 거치지 않은 제품들이 넘쳐나서 마케팅을 얼마나 잘했느냐, 혹은 인스타그램에서 유행하는 것이 무엇이냐에 따라 인기 프로바이오틱스가 떴다가 사라지기를 반복한다. 마이크로바이옴의 균형을 회복하는 문제에 관한 더

* 비정상적으로 기분이 고양되고 에너지가 과도하게 상승한 상태.

많은 연구가 필요하다. 음식을 약으로 활용하는 연구 역시 필요하다. 이 부분은 현대 의학의 약전pharmacopeia*에서 종종 간과되고 있는 영역이다. 어떤 프로바이오틱스와 음식이 질병 치료에 도움이 되는지 새로운 연구를 통해 밝혀지기 시작하면 프로바이오틱스의 거대한 시장 잠재력을 인식한 투자자들이 이 영역으로 몰려들 것이고, 이것이 기존의 의료-산업 복합체를 뒤흔들어 놓을 것이다.

새로운 관점의 연구

어린 시절의 항생제 사용이 만성질환, 더 나아가 암과 어떤 관계가 있는지 보여주는 인상적인 데이터를 검토하면서 나는 이런 연구들이 정말 간단하게 시행할 수 있는 것이라는 사실에 놀랐다. 연구자들이 생쥐에게 항생제를 주고 뚱뚱해지는지 관찰하는 것은 전혀 복잡한 일이 아니다. 이것은 중학생이라도 과학 경진대회 참가용으로 진행할 만한 수준의 연구다. 미국 전역에 있는 수만 개의 대학 연구실에서는 눈 감고도 할 수 있을 것이다. 게다가 역학연구도 꽤 단순한 편이다. 그렇다면 국립암연구소, 수전 G. 코멘 재단Susan G. Komen foundation, 그 외 수십 개의 주요 암센터는 왜 이런 연구를 하지 않는 것일까?

만성질환은 미국의 의료비 지출 중 75퍼센트를 차지한다. 미국에서

* 약물의 화학적 특성, 순도, 조제법, 사용량 등에 대해 정부나 권위 있는 협회에서 규정하고 있는 법적·과학적 기준서.

의료시스템은 매년 4조 5000억 달러가 들어가는 최대 산업이지만, 아직도 그 수요를 충족하지 못하고 있다.

천식, 학습장애, 셀리악병 등 블레이저 교수와 메이오 클리닉 연구자들이 어린 시절의 항생제 사용과 긴밀한 상관관계가 있음을 확인한 질병들 중 다수는 근 몇십 년 동안 연구에서 실질적인 진척이 거의 없었다. 이제 새로운 관점에서 접근할 때가 됐다.

지금 우리는 낡은 개념을 연구하는 데 수십억 달러를 지출하고 있다. 우리의 연구 중 상당수는 막다른 길을 만나 의미 있는 개선으로 이어지지 못하고 있다. 아무런 효과도 없는 치료법에는 수십억 달러를 펑펑 쓰면서, 그 질병의 원인을 알아내는 연구에는 푼돈도 아까워하는 모습이 참으로 놀랍다. 이에 의료계의 문화가 한몫한 것이 아닐까 하는 생각도 든다. 막대한 양의 학습 분량을 반복 암기하게 만드는 의학 교육 문화가 우리의 지적 호기심을 질식시키는 것 같다.

최근 수십 년 동안 우리는 젊은이들 사이에서 궤양성 대장염, 크론병, 과민성대장증상, 대장암의 발병이 증가하는 것을 목격했다. 이제 미국국립보건원에서 선제적으로 나서서 마이크로바이옴 연구에 대한 지원을 확대하고, 지원의 우선순위도 끌어올려야 한다. 앞에서 언급한 것처럼 확실한 예비 데이터가 이미 나와 있으며, 이것은 연구에 더 많은 노력을 투입해야 할 필요성을 보여준다.

마이크로바이옴 연구에 들어가는 비용은 신약 개발 비용에 비하면 새 발의 피다. 이것은 핵폭탄 개발계획이었던 맨해튼 프로젝트나 달 착륙 프로젝트같이 어마어마한 연구가 아니다. 그냥 기본적인 연구에 불과하다. 사실 블레이저 교수가 수행한 연구 중에는 그의 감독 아래

학생들이 진행한 것이 많다. 이런 실험은 수행하기 어렵지 않지만, 세계 보건에 중대한 영향을 미칠 수 있다.

집이 없는 전문 분야

내가 이런 것들을 공부하면서 읽은 마이크로바이옴에 관한 흥미로운 연구들 중 다수는 선도적인 의료센터에 소속된 최고의 과학자들이 내놓은 것이다. 하지만 관련 연구들은 의학계 내에서도 잘 알려지지 않았다. 나는 이 분야의 정체성 문제도 이런 현실에 한몫하고 있다고 생각한다. 마이크로바이옴은 대체 어떤 의학 분야에 속해야 할까? 대체 어느 전문 분야 학회에서 이 연구 결과를 발표해야 하나? 마이크로바이옴 연구는 소화기내과, 소아과, 심리학, 산부인과, 영양학, 공중보건학, 감염병학 등 여러 분야의 기초가 되지만, 정작 어느 분야에서도 제대로 주목받지 못하고 있다. 그래서 이 주제로 발표된 연구들도 연구의 버뮤다 삼각지대에서 길을 잃고 만다.

의학 전문 분야는 고립된 울타리 안에 갇힐 수 있으며, 이것이 진보를 가로막을 수 있다. 의대생이 되면 첫날부터 모두가 이렇게 묻는다. "전공은 무얼 선택할 생각이야?" 솔직히 짜증이 났다. 나는 외과 분야든 비외과 분야든 몸 전체를, 의료체계 전체를 공부하고 싶었다. 하지만 그런 것을 위한 레지던트 과정은 존재하지 않았다. 마치 아홉 개의 장기계통 도표를 보여주며, "이 중에 제일 맘에 드는 장기를 골라봐"라고 말하는 것 같았다. 그래서 나도 선택을 해야 했지만(위장관 수술과 외과 종양학) 오래지 않아 내 첫사랑, 즉 의료체계 전체에 대한 탐구로 돌아오게 됐다.

마이크로바이옴 연구는 몇몇 전문 분야의 교차 지점에 위치하고 있다. 이 분야는 의학의 중심 무대로 나와야 한다. 대장에 사는 세균을 연구할 기금을 마련하는 것은 유방암 연구를 위한 기금을 마련하는 것보다 훨씬 어렵다. 하지만 이것은 오늘날 보건의료에서 가장 중요한 문제 중 하나다. 혹시 당신의 동네 고등학교에서 항생제 남용에 맞서기 위한 자금을 모집하는 '마이크로바이옴을 위한 달리기 대회'나 '댄스 마라톤'을 개최하면 나에게 좀 알려주시라.

다음 팬데믹

어느 날 밤 병원에서 당직을 서다가 사무실 소파에 누워 자고 있는데 패혈증 쇼크에 빠진 74세 여성을 봐달라는 호출을 받았다. 집중치료실 의사들은 이 여성이 위독해진 원인을 정확하게 알고 있었다. 이 여성의 대장이 앞에서 언급했던 클로스트리디움 디피실리 세균에 감염되었던 것이다. 의사로 일하는 대부분의 기간 동안 우리 의사들은 이 감염을 진단하자마자 바로 항생제 치료를 시작했다. 하지만 이 환자는 모든 항생제에 내성이 있는 클로스트리디움 디피실리에 감염되어 어떤 항생제도 효과가 없었다. 의사들도 손쓸 방법이 없었다. 의사들이 할 수 있는 일이라고는 환자의 면역계가 감염과 싸워 이기라고 응원하는 것뿐이었다. 하지만 환자는 싸움에서 지고 있었다. 절박해진 상황에서 의사들이 최후의 수단으로 나를 호출해서 여성의 대장을 외과적으로 제거해달라고 요청했다.

나는 이런 환자들의 상태가 급속히 악화되는 것을 수차례 목격했다. 감염이 워낙 신속하게 퍼지기 때문에 나는 우리 팀을 총동원하여 환자를 급하게 수술실로 옮겼다. 그 이후로 45분에 걸쳐 여성의 왼쪽 대장을 제거하기 위해 사투를 벌였다. 수술 전에도, 수술을 하는 동안에도 여성의 혈압은 대단히 불안정했다. 하지만 감염 부위를 양쪽에서 차단하고 감염된 대장의 혈액 공급을 끊자마자 갑자기 혈압이 안정됐다. 우리는 감염된 대장을 제거해서 플라스틱 통에 담았다. 환자는 다시 집중치료실로 돌아갔고, 우리는 환자에게 회복의 희망이 있으리라 기대했다. 하지만 안타깝게도 환자의 몸이 받은 생리적 스트레스가 너무 컸다. 기관이 기능을 멈추기 시작했다. 그 여성은 결국 눈을 뜨지 못하고 다음 날 세상을 떠났다. 우리로서는 최대한 빨리 수술을 진행했지만, 너무 늦은 것이었다.

지난 10~15년 동안 일반외과 의사로 일한 사람이라면 이와 비슷한 이야기를 하나쯤은 간직하고 있을 것이다. 우리는 새로운 시대에 살고 있기 때문이다. 바로 항생제 내성의 시대다. 그 여성이 어쩌다 클로스트리디움 디피실리 감염이 생겼는지는 나중에 들었다. 일주일 전에 그 여성은 낙상으로 가벼운 타박상을 입은 후에 아목시실린amoxicillin이라는 항생제를 처방받았다. 그런데 사실 타박상은 항생제가 필요한 경우가 아니었다. 이것이 산불을 일으키는 불씨가 되었다. 겉보기에 무해한 아목시실린 알약이 그 여성의 대장에 살고 있던 '착한 세균'을 죽이면서, 클로스트리디움 디피실리 세균이 대장을 장악할 수 있는 기회가 만들어진 것이다.

클로스트리디움 디피실리는 의학에서 가장 생생한 마이크로바이옴 질병의 사례다. 항생제 내성이 있는 클로스트리디움 디피실리 감염 때문에 대장 제거 수술을 할 확률은 원래 100만 분의 1 정도에 불과했었지만, 지난 15년 동안 점점 더 높아졌다. 최근에 미국에서는 독감 사망자보다 클로스트리디움 디피실리 감염 사망자가 더 많아졌다.[44] 게다가 이 숫자는 매년 증가 중이며, 그 끝이 보이지 않는다.

클로스트리디움 디피실리만 문제가 아니다. 카바페넴 내성 장내세균carbapenem-resistant Enterobacteriaceae이라는 또 다른 내성균은 예전에는 최후의 보루라 여겨졌던 항생제 카바페넴으로 치료가 가능했다. 하지만 지금은 이 약이 듣지 않는다. 클로스트리디움 디피실리처럼 이런 유형의 세균은 병원에서 사람을 감염시키는 것으로 악명이 높다. 내가 레지던트로 있을 때 이 감염으로 인한 사망률은 0퍼센트에 가까웠는데 지금은 40~50퍼센트로 높아졌다.[45] 그와 비슷하게 소아과 의사들도 황색포도상구균Staphylococcus aureus 및 다른 흔한 세균 감염으로 발생한 중이염에 어느 항생제도 효과가 없는 경우를 점점 더 많이 목격하고 있다. 이런 경우는 통증과 발열을 덜어주는 치료를 제공하면서 아이가 감염을 스스로 이겨내기를 기다릴 수밖에 없다. 상황은 점점 악화하고 있다. 하지만 이런 초기 단계의 팬데믹은 언론의 주목을 거의 받지 못하고 있다.

'그냥 새로운 항생제를 만들어내면 되는 거 아냐?' 이렇게 생각할지도 모르겠다. 하지만 우리가 수십 년째 새로운 항생제를 만들고 있는데도 내성균의 속도를 따라잡지 못하고 있는 것이 문제다.

새로운 항생제 개발 속도가 내성균 증가 속도를 따라잡지 못하고 있다. 게다가 문제를 더 악화시키는 요소가 있다. 매년 새로 개발되는 항생제의 수가 줄어들고 있다는 것이다. 이는 항생제 시장이 주름 개선제나 안구건조증 치료제 등의 시장에 비해 상대적으로 작기 때문이다.

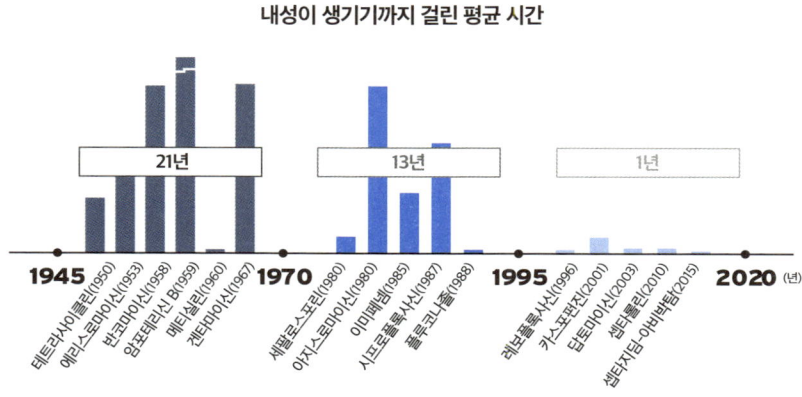

(미국 질병통제예방센터, 《글로벌 건강 보고서 저널Journal of Global Health Reports》)

예전에는 세균이 새로운 항생제에 내성을 키우는 데 평균적으로 21년이 걸렸다. 지금은 그 기간이 평균 1년 정도로 짧아졌다. 요즘에는 미국 질병통제예방센터에서 미국에서 확산 중인 다양한 종류의 항생제 내성균을 목록으로 작성해 관리한다. 이 목록은 그중 다섯 가지 세균을 인간의 건강에 대한 긴급한 위협으로 분류하고 있다.[46] 이것은 새롭게 등장한 위기다. 내가 수술했던 환자는 그 수많은 희생자 중 한 명일 뿐이었다.

코로나 팬데믹의 참상을 지금은 모두가 분명하게 알고 있다. 사람들은 다음 팬데믹이 찾아올 가능성을 예측하려 하고 있지만, 사실 다음 팬데믹은 이미 시작되었다. 다음 팬데믹은 몇 달 만에 국가들을 망가뜨리는 유형이 아니고 느린 것이지만, 2050년이면 매년 약 1000만 명의 사람들을 죽음으로 이끌 것으로 예상된다.[47]

당신이 할 수 있는 일

항생제 남용은 사람에게만 국한된 것이 아니다. 미국에서는 전체 항생제 중 대략 절반 정도가 비좁은 공간에서 가축을 키우는 공장식 축산업에 판매되고 있다. 이 가축에서 만들어진 내성균이 사람에게 옮을 수 있다.

항생제 내성 문제에 대응하기 위해 치폴레Chipotle 같은 몇몇 패스트푸드 체인점에서는 무항생제 축산물 제품을 적극적으로 판매하고 있다. 이처럼 무항생제 식품에 대한 대중의 수요가 커지면 시장을 건강에 유리한 방향으로 이끌어 다음에 찾아올 항생제 내성균 팬데믹에 대응할 수 있을 것이다. 보건의료 종사자를 비롯해서 모든 사람이 항생제 내성균 예방에서 중요한 역할을 할 수 있다. 과거 흡연 문제를 모두 합심해서 교육을 통해 해결했던 것처럼 이번 항생제 남용의 문제도 대중 교육을 통해 해결할 수 있을 것이다.

경고가 없었을까?

어느 날 휴가를 마치고 실험실로 돌아온 알렉산더 플레밍Alexander Fleming은 실수로 실험실 창문을 열어놓았던 것을 알게 됐다. 그 사이 곰팡이 포자가 날아 들어와 세균을 키우고 있던 배양 접시에 떨어졌다. 그는 곰팡이가 내려앉은 지점에 세균이 죽어 있는 것을 알아차렸다. 그해는 1928년이었고, 그 곰팡이는 머지않아 페니실린penicillin이라는 이름으로 세상에 알려지게 된다. 페니실린은 의학의 모든 분야에서 혁명을 일으켰다. 아이를 낳다가 죽기 다반사였던 여성들은 몇십 년 만에 그런 두려움으로부터 해방됐고, 아이들은 중이염으로 청력에 손상을 입지 않게 됐고, 수술은 처음으로 안전한 행위로 자리 잡게 됐다.

많은 사람들이 페니실린이 현대 의학의 시대를 열었다는 것은 알고 있지만, 페니실린이 흔히 사용되기 시작한 1945년에 플레밍이 불길한 경고를 남겼다는 것은 잘 모른다. 이 새로운 기적의 약물에 대한 "대중의 요구가 늘어날 것"이며, 그러한 요구가 "남용의 시대"를 낳으리라는 경고였다. 같은 해 말에 진행한 인터뷰에서 그는 이렇게 엄중하게 경고했다. "생각 없이 무분별하게 페니실린 치료를 남용하는 사람은 페니실린 내성균 감염으로 목숨을 잃는 누군가에게 도덕적으로 책임이 있다. 이런 악을 피할 수 있기를 바란다."[48] 그의 발견은 우연이었지만, 그의 경고는 철저히 의도된 것이었다.

플레밍의 경고는 예언이기도 했다. 항생제 남용은 세균의 내성을 키워 사람을 죽이는 슈퍼세균superbug을 만들어내고 있다. 항생제 처방 남용 문제의 뿌리에는 '항생제가 도움은 안 될지언정 해롭지는 않을 것'

이라는 무심한 태도가 자리 잡고 있다. 이것은 현대 의학에서 가장 허로운 미신 중 하나일지도 모른다.

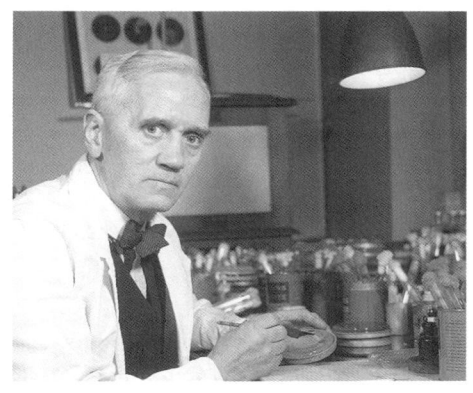

페니실린을 발견한 알렉산더 플레밍(ⓒWikimedia Commons)

의대에서 현장에서 꼭 알고 있을 필요도 없는 정보를 반복 암기하는 데 사람들이 얼마나 많은 시간을 보내고 있는지 정말 놀라울 따름이다. 기계적 암기를 중요시하는 이런 교육 문화를 따르다 보면 진료 현장에서 적절한 행동이 무엇인지 판단할 수 있는 지혜를 잃게 된다.

항생제 과잉 처방의 문제가 너무 심각해지다 보니 많은 미국 병원에서는 감염성질환 전문의의 허락 없이 특정 항생제를 처방하는 것을 금지하고 있다.

항생제는 생명을 구하거나 장애를 예방하기 위한 용도로만 정확하게 처방되어야 한다. 지금까지는 남용에 대해 얘기했지만, 과소 사용도 문제가 될 수 있다. 어떤 아이들은 심각한 중이염을 앓고 있음에도 필요한 항생제를 제대로 처방받지 **못해** 청력을 잃고, 그 사실을 주변에서 알아차리지 못해 학업에서 뒤처지는 안타까운 일을 겪는다. 항생제는 폐렴으로 죽어가는 환자를 살릴 수도 있고, 눈 감염이 있는 사람의 시력을 회복시킬 수도 있다. 하지만 항생제가 효과도 없는 병인데 의사에게 항생제 처방을 요구하는 일은 중단되어야 한다. 의사 또한 온라인에서 평점으로 별 다섯 개를 받을 목적으로 항생제 처방을 남발해서는 안 된다. 현대의 소비자 중심 문화가 이런 항생제 남용 사태를 악화시키고 있다. 이번 장의 목적은 항생제를 악마화하려는 것이 아니라, 의학적으로 필요하지 않은 상황에서 항생제를 과도하게 처방하는 행동을 멈추게 하는 것이다.

세균의 항생제 내성이 계속 현재와 같이 걱정스러운 경로를 유지한다면 항생제의 효과가 점점 떨어질 수밖에 없다. 심지어 아예 효과가 사라져 한 세기에 걸친 의학적 진보가 무용지물이 될 위험도 있다. 수술은 다시 19세기처럼 위험한 일이 될 수 있고, 출산으로 인한 산모의 사망률도 급증할 수 있다. 항생제의 올바른 사용은 우리 모두의 책임이다.

"부작용이 없다"

나는 식품 구입에서 환자 진료에 이르기까지 일상생활의 모든 면에서 항생제에 대해 자주 생각한다. 항생제가 굳이 필요하지 않은 작은 시술을 할 때도 병원 지침 때문에 항생제를 처방해야 하는 경우마다 항생제 남용에 대해 다시금 생각하게 된다. 이 지침은 그저 국가 의료

질 평가 지표national quality measure를 맞추기 위한 것이다. 대장균 식중독 집단 감염으로 누군가 사망했다는 뉴스를 접할 때도 나는 항생제 생각이 나고, 과민성대장증상으로 응급실을 찾은 사람들을 볼 때도 마찬가지다.

현재 이 문제의 해결을 위해 뛰고 있는 의사와 연구자 들을 보며 나는 희망을 느낀다. 세라 코스그로브 교수는 항생제 남용 문제에 대한 인식을 높이기 위해 쉼 없이 활동하는 의사 집단에서 일하고 있다. 그와 유사하게 20명의 생물학자와 인류학자로 구성된 집단도 이 문제에 적극적으로 대응하기 위한 모임을 만들었다.[49] 블레이저 교수와 도밍게스-베요 박사는 마이크로바이옴에 대한 다수의 연구를 이끌고 있으며, 세계 곳곳을 돌아다니며 이 문제에 대한 인식을 고양하고 있다.

항생제는 목숨을 구할 수 있다. 하지만 지금의 수준으로 남용이 계속 이어진다면 더 이상 그러지 못할 것이다. 따라서 다음에 "항생제는 부작용이 없어요"라는 말을 들으면 그와는 다른 이야기를 전하는 증거가 산더미처럼 쌓여 있음을 알려주자.

4장

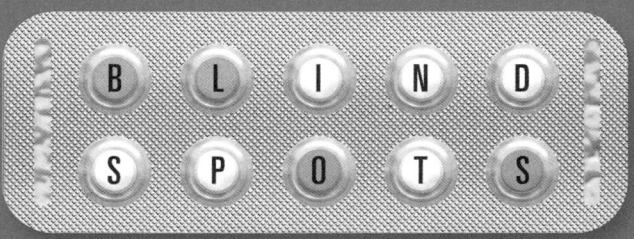

콜레스테롤의 미신

: 주류 의학계의 집단사고가 낳은 오류

편승 효과에 기대는 투자자들은 아무 파티에나 뛰어들어 자기들만의 진실을 만들어낸다. 하지만 그 진실은 오래 가지 못한다.

— 워렌 버핏 Warren Buffett

나는 플로리다주 남부 지역에 갈 때마다 기분이 좋다. 갈 때마다 항상 더 강하고 건강해져서 돌아온다. 그곳에서 만나는 사람마다 자신이 영원히 살 것처럼 생각하는 것도 당연해 보인다.

사람들은 이런저런 얘기를 나누다가 내가 의사라는 것을 알게 되면 질문 공세를 퍼붓는다. 의사라면 으레 익숙해져야 하는 일이다. 베티라는 나이 지긋한 여성을 만났을 때도 마찬가지였다. 그녀는 암이 무엇 때문에 생기는지 물었다.

나는 일반적인 대답을 해주었다. 하지만 그녀는 최근에 친구 하나가 췌장암으로 세상을 떠난 이야기를 하며 고집스럽게 질문을 계속했다.

"참 슬픈 일이에요. 그 친구가 자다가 세상을 떴거든. 진짜 예고도 없이 죽었다니까요. 몇 달 **전만 해도** 같이 점심도 먹고 그랬는데 어느 날 **갑자기** 허망하게 말도 없이 가더라고. 의사 선생님, 어떻게 그럴 수가 있죠?"

나는 제대로 얘기를 해보아야겠다고 마음먹고 조심스럽게 물었다. "친구분 연세가 어떻게 되셨나요?"

"백세 살이요." 그녀가 대답했다.

뭐라고? 흠…… 좋다. 뭐, 슬픈 일이긴 하다. 동의한다. 그래도 103세까지 사셨으면 살 만큼 사신 거 아닌가? **플로리다주 사람들은 대체 얼마나 오래 살아야 한다고 생각하는 거지?** 나는 궁금해졌다.

골프를 치다 만난 사람은 막 100세가 됐다고 했다. 나는 그에게 어떻게 살아왔는지 물어봤다.

"처음 50년이 참 힘들었지." 그가 재치 있게 받아쳤다.

장수의 비결을 묻자 그는 이렇게 대답했다. "젊은 기분을 느끼면서 꾸준히 활동하는 거라오."

문득 그런 생각이 들었다. 플로리다주는 헤어전문점, 미용실, 코코넛오일, 신선한 과일, 피부과, 요가 교습소, 햇빛이 넘쳐나는 곳이다. 보통 이런 것 덕분에 이곳 사람들은 마치 영원히 살 것처럼 젊은 기분을 느끼며 산다.

하지만 우리 삼촌 샘은 플로리다주 남부 지역에서 행복한 삶을 살아가는 자기만의 비결이 있었다.

계란이 위험해진 세상

샘 삼촌은 플로리다주 햇살의 가장 큰 수혜자 중 한 명이다. 93세의 나이에도 수영을 하고, 요리를 하고, 매일 가족들을 안아준다. 샘 삼촌은 짙은 갈색 피부의 키 큰 이집트인으로 황소처럼 힘이 세고, 사람을 대하는 태도가 친근하고 사근사근하다. 양쪽 뺨에는 보조개가 있고, 사람을 무장 해제시키는 강력한 미소 때문에 칙필에이 Chick-fil-A°에서 공짜로 음식을 내어줄 정도다. 가족들은 삼촌이 아마 자는 동안에도 미소를 짓고 있을 것이라고 생각한다.

한마디로 샘 삼촌은 세상에서 제일 행복한 사람이다.

그리고 샘 삼촌을 그렇게 행복한 사람으로 만들어주는 일과 중 하나는 바로 계란을 먹는 것이다.

매일 수영을 하고 나면 삼촌은 아파트로 올라가 이집트에서 자라던 어린 시절에 부모님이 해주시던 방식 그대로 계란을 요리한다. 계란에 전유 whole milk를 넣어 몽글몽글하게 스크램블을 하고 커민 cumin, 소금, 후추로 간을 한다. 그것을 토마토, 치즈, 신선한 빵과 함께 즐겨 먹는다. 삼촌은 소년 시절부터 거의 매일 아침마다 이런 식으로 계란을 두 개씩 먹었다. 이것은 삼촌에게 항상 행복한 시간이었다.

하지만 1970년대에 미국으로 이민을 오면서 샘 삼촌의 계란 일과가 갑자기 멈춰버렸다. 삼촌은 공산주의의 물결을 피해 아내와 아이들을 데리고 새로운 삶을 찾아 미국으로 건너왔다. 이민 절차를 모두 마무리한 후에 삼촌은 건강검진을 위해 처음으로 미국 의사를 찾아갔다.

의사는 일상적인 신체검사와 기본적인 혈액검사를 실시했다. 경계선 수준에 걸쳐 있는 샘 삼촌의 높은 콜레스테롤 수치(지중해 지역 출신에게서는 드물지 않게 볼 수 있는 수치였다)와 식단을 점검한 후 의사가 엄중하게 경고했다.

"더 이상 계란은 안 됩니다. 계란에는 콜레스테롤이 많아요."

---

* 치킨 샌드위치를 주메뉴로 파는 미국의 패스트푸드 체인점.

샘 삼촌은 큰 충격을 받았지만 미국 의사가 세계 최고라는 말을 들었었다. 그래서 마지못해 계란 섭취량을 줄이기로 했다. 가끔 샘 삼촌은 생각했다. 계란이 없는 새로운 삶과 공산주의 치하에서 사는 삶 중 어느 쪽이 더 나쁠까? 그 후로 의사를 만나러 갈 때마다 대화는 이렇게 시작됐다. "계란은 어떻게 하고 계세요?" 마치 헤로인 중독자를 다그치는 말 같았다. 정직해도 너무 정직한 삼촌은 매번 민망한 표정으로 몰래 계란을 조금씩 먹는다고 실토했다. 그때마다 의사는 계란이 동맥에 콜레스테롤을 쌓아 혈관을 막는다며 삼촌을 혼냈다. "계란을 한 접시 먹을 때마다 그만큼 목숨도 같이 줄어듭니다."

이렇게 계란을 두고 몇 년간 싸움을 벌인 끝에 의사와 샘 삼촌 사이에 일종의 휴전이 이루어졌다. 샘 삼촌은 계란을 일주일에 딱 한 번만 먹기로 했고, 의사는 계란을 먹되 흰자만 먹는 조건으로 허락했다(물론 삼촌이 더 좋아하는 건 노른자였다). 하지만 몇 달 동안 계란의 맛있는 유혹에 시달리던 샘 삼촌은 결국 항복을 선언했다. 삼촌은 이렇게 회상했다. "아이들이 자라고 있었고, 나는 오래 살고 싶었기 때문에 계란을 완전히 끊기로 마음먹었지." 삼촌은 이 희생 덕분에 자신이 지구 위에 머무는 날이 더 길어지리라 믿었다.

의사의 지시에 따라 샘 삼촌은 식단도 저지방으로 바꾸었다. 버터도 마가린으로 바꾸어 먹었다(젊은 독자들을 위해 설명하자면, 마가린은 20세기 사람들이 건강에 좋다고 믿고 먹었던 음식으로, 옥수수유, 목화씨 기름, 카놀라유, 홍화씨 기름, 콩기름, 해바라기씨유 등의 가공 식물성 기름으로 만들어졌으며, 잔류 농약, 수소화지방, 그리고 천연에는 존재하지 않는 온갖 인공 분자로 구성된 물질이다). 샘 삼촌은 미국의 무지방 우유가 물처럼 맛이 밍밍하다고 불평

했다. 삼촌은 자기가 즐겨 요리했던 음식에 들어 있는 천연지방의 맛이 그리웠다. 삼촌은 식료품을 살 때는 식품 라벨을 꼼꼼히 살펴서 콜레스테롤이 많은 음식은 피하라는 소리를 들었다. 의사가 랍스터는 콜레스테롤이 많다고 해서 그것도 포기했다.

종합해 말하자면, 삼촌과 의사는 콜레스테롤이라는 주제 하나에 너무하다 싶을 정도로 많은 시간을 쏟아부었다. 이 힘든 시절에도 샘 삼촌의 얼굴에 가득한 미소는 여전했지만 삼촌은 항상 뭔가 아쉬운 사람처럼 보였다. 모두들 삼촌이 매일 먹던 계란을 그리워하는 것을 알 수 있었다.

샘 삼촌이 평소에 좋아하던 음식을 수십 년 동안 피하는 것을 지켜보면서 가장 큰 영향을 받은 사람은 삼촌의 아들이자 내 사촌인 모리스였다. 모리스는 소화기 내과의사가 되어 결국에는 이 주제에 대해 깊이 연구하게 됐다. 그 과정에서 콜레스테롤과 포화지방saturated fat의 악마화 뒤에 숨어 있는 진짜 이야기를 알게 됐다. 콜레스테롤과 포화지방이 심장질환을 유발한다는 증거는 아무리 봐도 조잡하기 짝이 없었다. 모리스는 삼촌에게 좋아하는 버터, 전유, 계란을 다시 먹으라고 권했다. 그렇게 몇 년 동안 얘기한 끝에 모리스는 결국 삼촌을 설득하는 데 성공했다.

"의사가 아버지 머릿속에 각인시킨 잘못된 믿음을 지우는 데 30년이 걸렸어. 그 의사가 아버지한테 어찌나 겁을 주었는지!" 모리스가 내게 말했다.

다행히도 모리스는 아버지의 비참했던 30년간의 계란 금식을 끝낼 수 있었다. 이제 구십대로 접어든 삼촌은 다시 계란을 먹고 있다. 그리고 다시 세상에서 가장 행복한 사람이 됐다.

식이 콜레스테롤의 진실

현대 의학에서 가장 흔히 권장하는 지침 중 하나는 콜레스테롤 섭취를 피하라는 것이었다. 이것은 지금까지 공중보건의 토대였고, 현대 식품산업의 방향에도 큰 영향을 미쳤다. 이 개념은 언뜻 논리적으로 보이고, 대형 의사협회를 비롯한 전문가들의 폭넓은 지지도 받았다. 그들은 미국의 사망 원인 1위인 심장질환과 맞서 싸울 수 있는 해답을 알고 있다고 믿었고, 콜레스테롤을 피하면 목숨을 구한다는 메시지로 열심히 사람들의 목숨을 구하고 있다고 믿었다.

그런데 한 가지 문제가 있었다. 그것이 결코 진실이 아니라는 것이다.

연구에 연구가 이어졌지만 식이 콜레스테롤과 심장질환 사이에서, 혹은 식단의 콜레스테롤 양과 혈중 콜레스테롤 수치 사이에서 연관성을 밝히는 데 거듭 실패했다. 오히려 강력한 과학 연구를 통해 냉혹한 현실이 드러났다. 식사를 통해 섭취한 콜레스테롤은 일반적으로 몸에 흡수되지 않는다는 사실이다. 식품에 든 콜레스테롤의 대부분에 부피가 큰 곁사슬 분자가 연결되어 있어서 흡수될 수 없기 때문이다(과학 용어로는 식이 콜레스테롤이 '에스테르화esterification'되어 있다고 한다).

우리 체내의 전체 콜레스테롤 중에서 식이 콜레스테롤이 차지하는 비율은 미미하다. 인체의 콜레스테롤 대부분은 몸에서 만들어진다. 사실 우리 몸에 있는 모든 세포는 콜레스테롤을 만든다. 더군다나 콜레스테롤은 나쁜 것이 아니다. 사실 우리 몸속 모든 세포막은 콜레스테롤로 만들어져 있다. 콜레스테롤은 에스트로겐, 프로게스테론, 테스토스테론testosterone, 코르티코스테로이드corticosteroid처럼 정상적인 생리작용과 건강에 필수적인 호르몬을 만들어내는 전구체이기도 하다.

뉴욕시립대학교의 가다 솔리만Ghada Soliman 박사의 2018년 연구는 이 주제로 수십 개의 연구를 검토한 후에 다음 결론을 내렸다. "광범위한 연구가 진행되었으나 식이 콜레스테롤이 심혈관질환의 발생에서 어떤 역할을 한다는 증거가 나오지 않았다."[1] 최근에 정부에서 식이 콜레스테롤 제한 권고를 식생활 지침에서 뺀 이유도 이 때문이다.[2]

나는 특히 솔리만 박사의 계란에 대한 언급을 그냥 지나칠 수 없었다. "계란이 구하기 쉽고, 고품질 단백질이 포함된 영양 식품임을 고려할 때 …… 건강한 식생활 패턴의 일부로 적절한 양의 계란을 섭취하는 것이 바람직하다." 놀랍다. 마치 우리 샘 삼촌을 위한 논문처럼 느껴졌다!

계란에 대해 평가한 2020년의 한 연구에서는 국제 연구진이 17만 7000명을 대상으로 계란 섭취량과 건강 사이의 관계를 분석했다. 그 결과, 더 많은 계란 섭취(일주일에 계란을 일곱 개 이상 먹는 사람과 한 개 미만 먹는 사람을 비교했다)와 혈중 콜레스테롤 수치, 심혈관질환, 사망률 증가 사이에서 상관관계가 나타나지 않았다.[3] 샘 삼촌이 또 한 번 이겼다.

마지막으로, 운동에는 여러 가지 건강상의 이점이 있지만, 운동을 한다고 해서 콜레스테롤 수치가 내려가지는 않는다. 하지만 이것이 주류 의학계에서 수십 년 동안 대중에게 설파한 논리였다.

사실 식이 콜레스테롤이 혈중 콜레스테롤 수치에서 거의 아무런 역할도 하지 않는다는 사실은 1950년대부터 알려져 있었다. 좀 더 최근인 2015년에 미국심장협회 American Heart Association는 평소답지 않게 이례적인 겸손한 태도로 이 사실을 인정했다. 조용한 인정이기는 했지만 말이다. 하지만 그 이전 반세기 동안 미국심장협회와 주류 의학계는 함께 팔짱을 끼고 낭떠러지를 향해 맹목적으로 걸어갔다. 일부 비판자는 그 배후에 콜레스테롤 저하제를 만드는 제약회사로부터 해당 분야 협회와 개별 연구자들에게 흘러들어간 돈이 있는지도 모른다고 주장한다. 어쨌든 제약회사의 개입 여부와는 별도로 콜레스테롤과 포화지방을 악마화하는 집단적 맹신이 워낙 광범위하게 퍼져 있다 보니, 이 믿음에 의문만 제기해도 이단자 취급을 받아야 했다.

하지만 그 와중에도 용감하게 나서서 의문을 제기한 소수의 의사들이 있었다.

콜레스테롤에 대한 집단사고

이번 이야기는 당신이 식사를 대하는 방식, 식료품 가게에서 쇼핑을 하는 방식, 음식을 요리하는 방식을 바꾸어놓을 수 있다. 이는 주류 의학계가 지난 70년 동안 대중에게 전파한 주요 의학 권고안을 어떻게 단합해서 만들어냈는지에 관한 실제 이야기다. 이 권고안은 의사가 과체중인 사람을 만나서 하는 진료와 상담 내용을 좌지우지해왔고, 오늘날까지도 계속해서 큰 영향력을 미치고 있다.

1900년대 이전에는 심장마비가 드물었고, 의학문헌에도 별로 등장하지 않았다. 하지만 1900년대 초에는 심장마비 유병률이 꾸준히 증가해서 1921년에 감염을 제치고 미국의 사망 원인 1위 자리를 차지했다.[4] 그러다가 1955년 9월 24일에 드와이트 D. 아이젠하워 대통령이 심장마비를 겪게 됐다. 심장마비가 벼락처럼 누구에게나 닥칠 수 있다는 두려움에 사로잡힌 대중은 심장마비의 원인이 무엇이냐는 질문에 대한 해답을 요구했다.

의사 출신이 아닌, 미네소타대학교의 생리학자 앤셀 키스Ancel Keys 박사가 그 질문에 답하러 나섰다. 그는 지방 섭취가 원인이라 주장했다. 이탈리아 나폴리를 방문했다가 이곳이 미국보다 심장마비 발병률이 낮다는 이야기를 듣고 이런 아이디어를 떠올린 것이다. 그는 이탈리아인들이 미국인들보다 동물성 지방을 덜 먹어서 심장마비 발병률이 낮다고 생각했다. 그리고 포화지방을 먹으면 콜레스테롤 수치가 높아지고, 이것이 다시 심장마비의 위험을 높인다는 가설을 제안했다.

하지만 지방과 콜레스테롤은 엄연히 다르다. 이들은 서로 다른 분자이고, 몸 안에서도 각자 완전히 다른 생리학적 역할을 담당한다. 키스 박사는 콜레스테롤 함량이 많은 음식을 먹어도 심장질환에는 아무런 영향을 미치지 않을 것이라고 생각했다. 그는 실험 참가자들에게 고콜레스테롤 식품을 먹여보았지만 혈중 콜레스테롤 수치는 꿈쩍도 하지 않았다. 사실 그는 이미 1954년에 이렇게 인정했다. "실험과 현장 조사에서 나온 증거 모두 모든 자연식의 콜레스테롤 함량 자체는 사람의 콜레스테롤 수치나 아테롬성 죽상경화증atherosclerosis의 발달에 유의미한 영향을 미치지 않는다는 것을 보여준다."[5] 그래서 그는 포화지방을 악당으로 몰아가는 일로 관심을 돌렸다.

아이젠하워 대통령의 심장마비 원인에 대해 당시 전문가들이 제시한

다른 이론도 있었지만, 키스 박사는 잘생기고 설득력 있는 사람이었을 뿐 아니라 정치적 인맥도 있었다. 그는 아이젠하워 대통령의 주치의였던 하버드대학교의 심장전문의 폴 더들리 화이트Paul Dudley White와도 연줄이 있었다. 그래서 화이트는 대통령의 심장마비 원인을 지방 섭취로 돌리며 대통령의 식단을 저콜레스테롤, 저지방 식단으로 바꾸었다.6

아이젠하워 대통령의 심장마비 이후 3년 동안 키스 박사는 이 기세를 몰아 자신의 이론을 대중에게 본격적으로 알리기 시작했다. 그는 이 주제와 관련해서 20편의 논문을 쏟아냈고, 몇몇 국가를 대상으로 진행한 연구를 통해 자신의 이론을 공고히 다지려 했다. 그의 연구 결과는 유명한 다음 그래프에 요약되어 있다. 이 그래프를 보면 지방 섭취와 심장질환 사이에 직접적인 상관관계가 있는 것으로 보인다.7

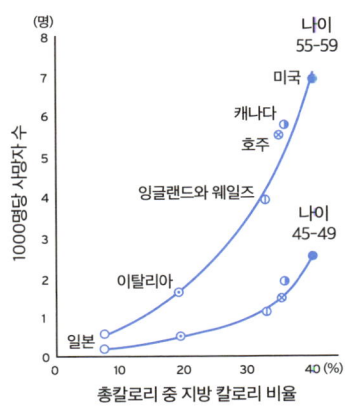

퇴행성 심장질환과 지방 섭취의 관계(1948~1949년, 남성)

(앤셀 키스, 「죽상경화증: 새로운 공중보건의 문제」, 1953년 7월. 뉴욕 마운트시나이 아이칸 의과대학, 아서 A. 아우프세스 주니어 의학박물관의 허락을 받아 재수록)

"적어도 중년에서는 식이지방이 심장질환과 어떤 식으로든 상관관계가 있다는 결론을 내릴 수밖에 없다." 키스 박사는 이렇듯 과감하게 선언했다.

유럽에도 인맥이 있던 그는 자신의 예비 데이터를 1955년 세계보건기구에서 발표했다.[8] 하지만 그곳에서 혹독한 비판을 받았다. 청중 가운데 있던 의사들은 그의 연구에 포함된 국가들이 의도적으로 선별된 것으로 보인다며, 그중 다수가 해안 국가이고 그의 표본 수집 방식도 대단히 부적절하다고 지적했다.

하지만 미국의 의료계는 그에게 박수갈채를 보냈고, 언론은 그의 연구 결과를 대대적으로 보도했다. 《타임》은 그를 표지 인물로 등장시키기까지 했다.[9]

처음에 미국심장협회는 그의 이론을 지지하지 않았다. 여기에 소속된 전문가들은 과학적 증거의 부족을 지적하며 이 문제에 대해 의학적 조언을 주저했다. 하지만 키스 박사는 아주 교묘하고 공격적인 정치가였다. 그는 미국심장협회의 설립자 중 한 명이기도 한 화이트와의 친분을 지렛대 삼아 이 조직의 핵심 위원회에 임명받았다. 위원회에 들어간 그는 다른 위원들과 조직의 지도부를 설득해서 자신의 가설을 지지하게 만들었다.

그 후로 15년 동안 대규모 임상시험이 계속 이어지며 키스 박사의 개념에 대한 검증에 들어갔지만, 그의 개념을 뒷받침하는 시험 결과는 없었다. 어떤 임상시험에서는 사람들이 지방, 혹은 포화지방의 섭취를 줄여도 심장질환 사망률이 낮아지지 않는다는 결과가 나왔고, 어떤 임상시험에서는 저지방 식단이 심장질환 사망률을 낮추는 결과가 나오기도 했다. 하지만 그중에 키스 박사의 이론을 적용했을 때 실제로 수명 연장 효과가 나타난 시험 결과는 없었다. 이런 명확한 증거의 부족도 키스 박사의 매력에 빠진 미국심장협회 전문가들에게는 문제가 되지 않는 듯했다. 그와 동시에 설탕업계는 지방을 악마화하는 과학자들에게 조용히 뒷돈을 대고 있었다.[10] 이들은 설탕의 위험은 과소평가하고 지방의 위험을 강조하는 연구에 자금을 지원했다.[11]

1961년에는 키스 박사가 미국심장협회의 핵심 위원회를 이끌게 되었고, 협회는 그의 입장을 받아들여 남성들에게 심장마비와 뇌졸중을 예방하기 위해서는 지방 섭취를 피해야 한다고 권고했다. 그 이후에는 이 권고가 여성을 대상으로 확대됐다. 그리고 10년 만에 생후 2세 이상의 모든 사람으로 확대됐다. 미국심장협회가 프록터앤드갬블Procter & Gamble, 즉 P&G로부터 170만 달러를 후원받았다는 사실에 주목하자. P&G는 버터보다 지방 함량이 낮다고 광고하는 쇼트닝인 크리스코Crisco의 제조사다. 1990년대에 이르러서는 저지방 권고안이 악명 높은 '식품 피라미드food pyramid'*에 반영되어 그대로 굳어졌다. 그리고 얼마 지나지 않아 지방 섭취를 피하라는 공중보건 캠페인이 시작되어, 교과서, 정부 보고서, 심지어 심폐소생술 수업에서도 지방이 심장질환을 유발한다고 가르쳤다.

• 1992년에 미국 농무부에서 건강한 식습관을 안내하기 위해 발표한 식생활 지침 그래픽 모델로, 전 세계에 큰 영향을 미쳤다.

데이터 결함의 문제

그렇다고 지방이 심장마비를 일으킨다는 편승 효과식 사고에 모든 의사가 동조한 것은 아니었다. 몇몇 저명한 전문가들은 앤셀 키스 박사의 연구가 다른 많은 요인을 고려하지 않은 너무 조잡한 연구라 주장했다. '그의 6개국 연구Six Countries Study(나중에 일곱 번째 국가가 추가되어 '7개국 연구'로 새로 명명됨)'를 보면 이상하게도 자신의 이론을 뒷받침하지 않는 다른 국가들, 그중에서도 특히 독일, 프랑스, 스위스가 빠져 있다. 이 국가들은 모두 고지방식품을 섭취하는데도 심장질환 유병률이

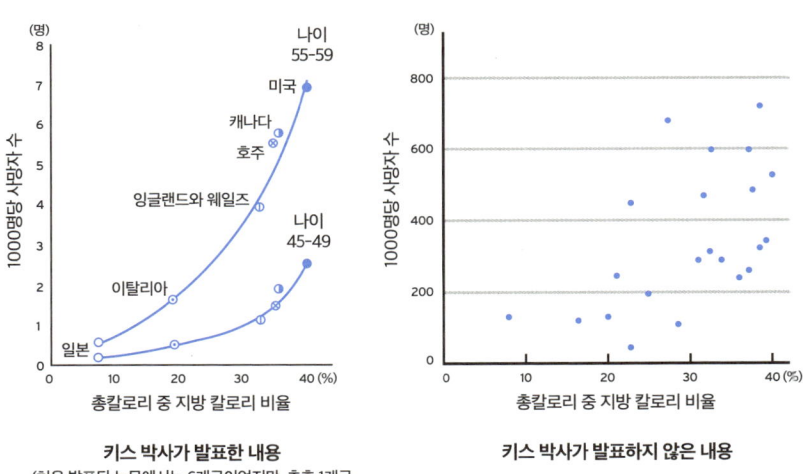

퇴행성 심장질환과 지방 섭취의 관계(1948~1949년, 남성)

키스 박사가 발표한 내용
(처음 발표된 논문에서는 6개국이었지만, 추후 1개국이 추가되어 나중에는 '7개국 연구'로 알려짐)

키스 박사가 발표하지 않은 내용

키스 박사가 처음에 발표한 데이터(왼쪽)와 그의 비판자들이 발표한 더 큰 데이터 세트(오른쪽) 비교(앤셀 키스, 「죽상경화증: 새로운 공중보건의 문제」, 1953년 7월. 뉴욕 마운트시나이 아이칸 의과대학, 아서 A. 아우프세스 주니어 의학박물관의 허락을 받아 재수록. 데이터 세트는 저자가 재구성함)

낮게 나오는 곳들이다. 게다가 키스 박사는 여기 포함된 각각의 국가에서 고작 약 30명씩을 선발해서 인터뷰를 했고, 식생활 조사도 '사순절Lent' 기간에 진행했다. 이때는 기독교인들이 예수의 고행을 기리기 위해 40일간 지방 섭취를 엄격하게 자제한다.[12] 키스 박사의 세계보건기구 발표에 반대해온 연구자들은 유럽의 데이터를 더 포괄적으로 분석해서 발표하여, 키스 박사의 연구에 내포된 결함을 폭로했다.[13]

반대 의견 묵살하기

영국의 저명한 영양학자 존 유드킨John Yudkin 박사는 1960년대와 1970년대를 거치며 앤셀 키스 박사에게 도전장을 내밀었다. 그는 심장질환을 일으키는 염증의 주요 원인은 포화지방이 아니라 설탕이라 주장했다. 일찍이 1957년에 그는 이렇게 적었다. "식이지방 가설을 주장하는 사람과 반대하는 사람 모두 자신의 관점을 지지하는 데이터만 인용하고 있다." 자신의 책 『순수하고, 하얗고, 치명적인Pure, White, and Deadly』에서 유드킨 박사는 키스 박사의 가설에 강력한 과학적 반론을 제시했지만, 거기에 설득된 의사는 별로 없었다. 그들은 키스 박사의 편이었다.

키스 박사의 가설이 유행처럼 번지면서, 유드킨 박사는 식품산업계가 저지방이면서도 맛있는 식품을 만들기 위해 설탕과 소금을 점점 더 많이 사용하는 모습을 지켜보았다. 1974년 《랜싯》에 기고한 글에서 그는 이렇게 경고했다. "치료가 질병보다 더 해로워서는 안 된다."[14]

하지만 유드킨 박사는 키스 박사와 그 추종자들의 적수가 되지 못했다. 미국의 의사들은 지지자들로 군대를 꾸리고 있었고, 그중 다수가 의료계의 요직을 장악한 영향력 있는 인사였다.[15] 키스 박사가 논문과 강연에서 유드킨 박사를 조롱하는 경우도 있었다. 여기에 학계의 권위 있는 의사들과 식품산업계의 실세들이 가세하여 유드킨 박사의 명성을 짓밟았다.[16] 이 시대를 철저하게 파헤친 독립 언론인 겸 역사가이자 내 친구이기도 한 게리 타우브스Gary Taubes는 이렇게 말했다. "설탕이 심장질환의 원인이라는 주장은 엉터리 취급을 받았고, 유드킨은 그 흐름을 거스를 수 없었죠." 유드킨 박사는 다른 의사들로부터 하도 조롱을 당해서 회복 불가능할 정도로 경력이 망가지고 말았다. 소셜미디어나 구글에서의 무차별적 중상모략이 존재하지 않던 시대였는데도 그랬다. 유드킨 박사는 퀸엘리자베스대학교에서 생리학과 학과장을 지내고, 이어서 영양학 교수로 재직하며 훌륭한 경력을 쌓은 인물이었다. 하지만 결국 학과에 유드킨 박사의 주장을 좋아하지 않는 새로운 학과장이 부임하면서 그의 연구실은 폐쇄되었다.[17] 그는 키스 박사의 지방 가설을 신봉하는 사람이었다.

설탕업계도 유드킨 박사의 관점에 불만이 있었다. 그의 글이 대중 여론에 미칠 잠재적 영향을 우려한 설탕업계는 하버드 공중보건대학에 자금을 지원해서 《뉴잉글랜드 의학저널》에 논문을 발표하게 했다. 이 논문은 심장질환의 범인으로 지방과 콜레스테롤을 지목하면서 자당sucrose 섭취가 심장질환의 주요 위험요인이라는 유드킨 박사의 연구 결과를 무시했다.[18, 19]

키스 박사와 그의 동맹군은 영국의 반대자를 짓밟았지만, 미네소타대학교에 있는 그의 동료를 비롯해서 다른 의학 전문가 중에도 키스 박사의 주장이 위험하다고 생각하는 이들이 있었다. 미네소타대학교에서 키스 박사와 긴밀하게 함께 연구했던 헨리 블랙번Henry Blackburn 교수는 1975년에 《뉴잉글랜드 의학저널》의 사설에서 이 논란에 대해 이렇게 언급했다. "이 주제에 대해선 놀라울 정도로 극단적인 두 가지 입장이 존재하며, 각자가 말은 많지만 상대방의 말을 귀담아들으려 하지는 않는다."[20]

1980년에 미국국립과학원National Academy of Sciences의 원장 필립 핸들러Philip Handler 박사는 저지방 식단 권고안이 연방정부의 영양 지침에 포함된 것을 비판하며 미 의회에서 이렇게 증언했다. "이렇게 증거가 빈약한 상태에서 연방정부는 대체 무슨 권리로 미국 국민 전체를 대상으로 이런 대규모 영양학 실험을 진행하자고 제안하는 겁니까?"[21]

하지만 증거는 중요해 보이지 않았다. 대중은 줄곧 들어왔던 지방에 관한 무서운 이야기와 그 이야기를 하는 사람들을 믿고 따랐다.

1980년에는 지방이 심장질환을 일으킨다는 편승 효과식 사고가 큰 인기를 끌었다. 이번에는 미국심장학회American College of Cardiology가 나섰다. 얼마 지나지 않아 정부의 식생활 권고안은 한 사람이 섭취할 수 있는 지방의 양에 대해 더 엄격한 잣대를 들이댔다. 세계보건기구에서도 미국의 지침을 채택했다. 이즈음에는 공공 영역에서 반대 의견이 완전히 잠잠해졌다. 가축을 키우며 생계를 유지하는 농부들이 하룻밤 사이에 과학을 거스르는 반동분자, 진보에 거스르며 공공의 건강을 위협하는 반역자 취급을 받게 됐다. 키스 박사와 그 아내가 쓴 요리책은 베스트셀러가 됐다. 미국심장협회는 그들의 공식 브랜드를 붙인 대중 요리

서적을 자체적으로 출간했으며, 1973년을 시작으로 시리즈로 이어졌다(이 책을 쓰면서 확인해보니 미국심장협회의 2024년 최신판 요리책 시리즈에 '저콜레스테롤 레시피'라는 문구를 내건 새로운 책이 포함되었다). 미국의 저명한 대형 의료 단체 중에 이런 지배적인 관점에 반대하는 곳은 하나도 없었다.

전 세계적인 지방과의 전쟁에서 키스 박사와 그 친구들은 승승장구하는 듯했다.

그러다가 비만과 당뇨병의 추세를 살펴보는 역학자들이 등장했다. 그들은 미국에서 강력한 저지방 식생활 권고안을 대대적으로 밀어붙였을 때 비만과 당뇨병 발병이 가속화했다는 사실을 발견했다. 첫 번째 전환점은 1961년에 최초의 본격적인 저지방 식생활 권고안과 함께 시작됐다. 의사들은 이 권고안이 어떤 근거에서 나온 것인지 다시 검토하지도 않고 그저 기존 입장만을 고수했다. 비만율이 급증하는 현실과 마주해서도 의사들은 그 이유가 설탕이 더 많이 들어간 저지방 식품을 먹었기 때문일 가능성을 묵살했다. 주류 의학계에서 보기에 비만 급증의 원인은 명확했다. 미국인들이 의사의 지시를 따르지 않고 몰래 지방을 먹고 있다는 것이었다. 이런 가부장적인 사고방식을 가진 의사들은 그저 이 문제는 더 세게 밀어붙이기만 하면 해결되리라 믿었다.

세 가지 불편한 진실, 그중 첫 번째 타격

앤셀 키스 박사는 자신의 가설에 대해 세상에 얘기한 지 얼마 지나지 않아 모든 연구를 종식하기 위한 연구의 시작을 거들었다. 이 연구는 1960년대에 시작됐다. 키스 박사의 미세소타대학교 동료 이반 프란츠Ivan Frantz 교수가 이끈 이 실험은 무려 9000명의 참가자를 모집하여 무작위로 절반은 저지방 식단 집단에, 절반은 일반적인 고지방 식단 집단에 배정했다.22

하지만 연구자들이 받아든 결과는 기대했던 것이 **아니었다**. 저지방 식단 집단에서 심장질환 사망자가 더 **많이** 나왔던 것이다. 더 구체적으로 말하면 사망자가 저지방 식단 집단은 269명, 일반적인 고지방 식단 집단은 248명이었다.

예상과 완전히 반대되는 결과였다.

키스 박사에게 이것은 대단히 민망한 일이었다. 아마도 그가 연구에서 손을 뗀 이유도 이 때문이었을 것이다. 결국 연구 결과는 봉인됐다. '미네소타 심장 연구Minnesota Heart Study'로 알려진 이 연구는 결국 16년 후인 1989년에 프란츠 교수에 의해 발표됐다. 프란츠 교수가 사망하기 전에 게리 타우브스가 왜 16년이나 기다렸다가 연구 결과를 발표했는지 물었더니, 프란츠 교수는 이렇게 대답했다. "결과가 너무 실망스러웠으니까요."23

과학이 이런 식으로 작동해서는 안 된다.

키스 박사의 비판자들은 나중에 이에 대해 이렇게 설명했다. 저지방 식품은 정제 탄수화물 함량이 높은데, 이것이 관상동맥의 염증을 증가시킨다는 것이다. 이런 염증이 생기면 특정 유형의 지질단백질lipoprotein이 침착되면서 죽상판과 심장마비를 유발한다.

미네소타 심장 연구가 발표된 1989년은 이미 너무 늦은 때였다. 주류 의학계와 정부 보건 당국은 지방이 심장질환의 뿌리라는 이론에 완전히 심취해 있었다. 이렇게 각인된 주류 의학계의 생각을 바꾸기란 진흙탕에 처박힌 항공모함의 방향을 전환하는 것만큼이나 어려운 일이었다.

여기 그 이유 중 하나를 소개한다. 미네소타 심장 연구가 발표되기 1년 전 미국심장협회는 염분, 콜레스테롤, 지방 함량에 관한 지침을 충족하는 식품을 만드는 식당과 식품회사에 '건강 심장healthy heart' 인증 마크 부착을 공식 허가하겠다고 발표했다.[24] 미국심장협회 회장은 회원 대표단의 승인을 받은 이 프로그램이 심장마비와 뇌졸중으로 인한 조기 사망과 장애를 줄이려는 협회 측 노력의 논리적 연장선에 있다고 말했다. 이 발표를 보도한 《뉴욕타임스》는 "식이 조절이 심혈관질환의 위험을 줄이는 가장 효과적인 방법 중 하나"라는 미국심장협회의 주장을 앵무새처럼 되풀이하면서 독자들에게 미국심장협회가 이 권고안을 1961년 이후로 일관되게 고수해왔음을 상기시켰다. 타우브스가 『당뇨병에 대해 다시 생각하기Rethinking Diabetes』를 통해, 또 다른 독립 언론인인 니나 타이숄스Nina Teicholz가 『지방의 역설』을 통해 이 잘못된 믿음을 폭로하기까지 그 후로 수십 년이 걸렸다.

두 번째 타격

봉인되기는 했었지만 미네소타 심장 연구의 결과가 앤셀 키스 박사에게 가해진 첫 번째 큰 타격이었다면, 하버드 공중보건대학의 연구자들이 이끈 미국국립보건원의 '프레이밍햄 심장 연구Framingham Heart Study'는 두 번째 큰 타격이었다. 심장질환과 관련하여 진행된 최대 규모의 장기 연구인 이 연구는 1948년에 식생활과 건강 결과에 대한 데이터를 수집하기 시작했다. 밴더빌트대학교의 존경받는 저명한 교수이자 영양생화학자인 조지 만George Mann 교수가 이 연구를 공동으로 이끌었다. 그와 그의 연구진이 1960년에 이 결과를 표로 작성해보니, 포화지방 섭취가 심장질환을 일으키지 **않는다**는 것이 분명했다. 연구자들은 지방 섭취와 심장질환 사이의 잠재적 상관관계에 대해 내부 문서에 이렇게 적었다. "아무런 관계도 발견되지 않음."[25]

하지만 이 연구 결과는 층층이 쌓인 보고서(총 26권 중 제24권)에 파묻혀 의학 학술지에 발표되지 않았다. 대신 약 10년 후에 몇몇 의과대학 도서관에 제공되었고, 일반 대중에게는 수십 년 동안 드러나지 않다가 1992년에 후속 연구 책임자였던 윌리엄 P. 카스텔리William P. Castelli의 다음과 같은 폭로로 세상에 알려지게 됐다. "포화지방을 많이 먹을수록 …… 혈청 콜레스테롤serum cholesterol이 **낮고** …… 체중도 **덜** 나갔다."[26] 대중은 무려 32년 동안 이 진실을 모르고 있었다! 과학계는 미네소타 심장 연구나 프레이밍햄 심장 연구의 결과에 대해 전혀 알지 못한 채 눈가리개를 하고 달리고 있었다. 그리고 그 기간에 수많은 편승 효과식 사고가 만연했다.

만 교수는 나중에 1960년대 당시 프레이밍햄 심장 연구의 초기 결과를 발표하지 못하게 금지당했다고 밝혔다.[27] 반대 입장을 고수할 경우 다시는 연구비 지원을 받지 못할 것이라는 협박을 받았으며, 실제로 그렇게 됐다. 그는 1985년에 용감하게 이렇게 적었다. "식생활-심장 가설이 공식적인 통념으로 자리 잡은 후에 한 세대가 그 의학적 통념 속에서 자랐다. 이들은 우리 시대 최대의 과학적 사기 때문에 그릇된 길로 인도되었다. 바로 동물성 지방이 심장질환을 일으킨다는 개념이다."

놀라운 일이었다. 만 교수는 수많은 업적을 올렸고, 미국국립보건원 프레이밍햄 심장 연구의 부책임자라는 높은 지위를 차지하고 있었지만, 그럼에도 의료계의 기득권층은 연구 결과를 공개하려 했다는 이유로 그를 배척했다. 그들은 회의나 학회에 그를 초청하지 않았고, 연구비 지원을 끊으면서 그의 경력을 망가뜨렸다. 학자에게 연구비 지원 차단은 생명줄을 끊는 것과 다름없다.

이 시기 즈음 새로운 기술이 무대에 등장했다. 심장전문의들은 이제 카테터catheter 기술을 이용해서 관상동맥을 일상적으로 들여다볼 수 있었다. 그들은 특이한 점을 발견했다. 콜레스테롤 수치가 높은 환자 중에는 혈관이 전혀 막히지 않은 사람이 있었고, 반대로 콜레스테롤 수치가 낮은 환자 중에는 심하게 막힌 사람이 있었던 것이다. 이들은 기존의 통념에 의문을 제기하기 시작했다.

세 번째 타격

이어서 지방 가설에 세 번째 큰 타격이 가해졌다. 호르몬 대체요법이 유방암을 유발한다고 잘못 해석했던 미국국립보건원의 여성 건강 이니셔티브를 기억하는가? 그 연구 결과가 발표되고 4년이 지난

2006년에 별개의 연구자 집단에서 그 연구의 참여자 중 일부인 여성 4만 8000명의 데이터베이스를 가지고 전혀 다른 질문을 던져보았다. 저지방 식단을 먹은 여성이 더 오래 살았을까? 결과는 그렇지 않았다.[28]

연구자들이 내린 결론은 다음과 같다. "총 지방 섭취량을 줄이는 식생활 개입이 관상동맥질환 및 뇌졸중의 위험을 유의미하게 낮추지 않았다." 《미국의학협회 저널》에 발표된 이 연구는 지방 가설에 찬물을 끼얹는 것이었는데, 이상하게도 2015년에 미국 정부의 식생활지침위원회가 정리해서 편찬한 과학적 증거 요약본에서 누락되었다.

니나 타이숄스는 의학 학술지 《영국의학저널》에 기고한 글에서 이 누락 사실을 지적했다. 그녀는 또한 《뉴욕타임스》에 기고한 칼럼에서도 2015년 미국 정부 식생활지침위원회 위원들이 식품업계로부터 금전적 지원을 받은 사실을 공개하지 않은 것을 비판했다. 이런 단순한 사실을 지적했다는 이유만으로 그녀는 주류 의학계로부터 맹비난을 받았다. 수십 명의 과학자가 그녀의 기사를 철회하라는 청원서에 서명해서 《영국의학저널》에 보냈지만, 학술지 측에서는 거부했다. 당시 나는 《영국의학저널》의 편집 자문 위원회 소속이었지만 이 결정에 관여하지 않았다. 하지만 수석 편집자가 취한 단호한 입장에 대해서 자랑스럽게 생각했다. 요즘에는 이런 종류의 압력에 굴복하거나 일부러 눈을 감고 외면하는 지도자들이 너무 많다.

타이숄스는 연구로 사기를 치지도, 누군가를 죽이지도 않았다. 다만 그녀는 그보다 훨씬 더 큰 범죄를 저질렀다. 주류 의학계의 지도자들을 망신시킨 죄 말이다.

뉴욕대학교의 저명한 영양학 교수 매리언 네슬레Marion Nestle 박사는 타이숄스의 《영국의학저널》 기사를 비난하면서 《폴리티코Politico》에서 이렇게 말했다. "제가 정말 안타깝게 생각하는 부분은 이 기사 때문에 대중이 더욱 혼란을 겪게 된다는 것입니다."[29] 나는 타이숄스의 말 중에서 틀린 내용이 있는지 물어보려고 네슬레 박사에게 연락을 취했다. 이름과 달리 그녀는 기업 네슬레Nestlé와 무관한 인물이지만 영양학계에서는 거물이다. 그녀는 틀린 말은 없다고 하면서도, 자기만 그런 것이 아니라 다른 이들도 타이숄스에 대해 비판하는 사람이 많다고 서둘러 덧붙여 말했다. 네슬레 박사는 마치 타이숄스의 기사가 철회되었다는 듯한 암시를 풍겼지만, 나는 그것은 사실이 아니라고 그녀에게 확인해주었다.

그다음에는 저지방 식단을 권장한 것으로 유명한 미 공중보건국장의 1988년 보고서에 대해 물어봤다(이 보고서를 편집한 사람이 네슬레 박사다). 내가 그녀에게 저지방 식단 권고안을 뒷받침하는 최고의 연구 하나만 지적해달라고 부탁하자, 그녀는 이렇게 대답했다. "딱히 하나의 연구라 보기는 어려워요. …… 이런 연구는 하기가 어렵죠. …… 그것이 당시 사람들이 보편적으로 생각하던 바였습니다." 놀랍게도 그녀는 아직도 저지방 식단 권고안을 믿는다고 말했다. 이런 사고방식의 심리학에 대해서는 다음 장에서 살펴보겠다. 나는 네슬레 박사에게 자신의 관점을 내가 앞서 언급한 세 건의 대규모 연구(그중 어떤 것에서도 지방 섭취와 심장질환 사이의 연관성이 발견되지 않았다)와 어떻게 조화시킬 수 있을지 물었다. 그녀의 대답은 이랬다.

"모두가 틀렸다고 생각한다면…… 미국심장협회, 국립과학원, 공중보건국장 보고서에 나온 사람들 모두 망상에 빠져 있다는 말인가요?

정말 그렇게 생각하세요? 모두가 미쳤다고요? 전 그렇게 생각하지 않거든요."

바꿔 말하면, 모두가 믿고 있으니 분명 옳을 거라는 뜻이다.

그녀는 또한 앤셀 키스 박사가 거물이라는 말을 덧붙이며, 정부의 식생활 지침이 "1980년부터 변한 적이 없고, 키스 박사가 1950년대 말에 제시했던 것과 차이가 없으며, 이런 권고안이 계속 이어지는 이유는 증거들이 그 지침을 계속해서 뒷받침하기 때문"이라 지적했다.

나는 그녀가 정부의 식생활 지침에 저지방 식단 권고안이 아직도 포함된다고 생각하는 것을 보고 놀랐다. 지금은 포함되지 않는다. 사실 정부 식생활지침위원회는 2015년에 저지방 식단 권고안이 사람들을 정제 탄수화물 함량이 높은 식품을 섭취하게 만들었고, 이것이 심장질환 발생률 증가에 기여했을지도 모른다고 인정했다.

키스 박사의 연구에 대한 혹독한 비판이 이어졌고, 다른 연구들도 그의 이론을 확인하는 데 실패했다. 하지만 그럼에도 불구하고, 그의 유산이 이렇게 끈질기게 남아 있는 것을 보며 나는 무척 놀랐다. 미네소타 심장 연구, 프레이밍햄 심장 연구, 여성 건강 이니셔티브 연구를 통해 키스 박사에게 커다란 세 번의 타격이 가해졌지만, 이런 폭로가 너무 늦게 이루어졌다. 이미 버스는 떠났고, 그것을 막을 방법은 없었다. 미국심장협회는 벌써 미국 전역의 식품회사와 식당에 저지방 '건강 심장' 인증 마크를 승인해주면서 수백만 달러의 수입을 벌어들이고 있었다.

주류 의학계의 현실

2004년에 앤셀 키스 박사가 사망했을 때 전 세계적으로 독자가 세 번째로 많은 의학 학술지 《랜싯》은 그의 여러 가지 업적을 자세히 소개하며 칭찬일색의 기사를 실었다. 이 헌정 기사에는 그를 둘러싼 논란, 혹은 그가 나쁜 과학을 이용해서 현대의 가장 큰 과학적 미신 중 하나를 퍼뜨렸다는 사실에 대한 언급은 없었다.[30] 《뉴욕타임스》도 비슷하게 칭찬하는 기사를 내어 그를 "포화지방을 심장질환의 주요원인으로 부각시킨 인물"이라 추켜세웠다.[31]

결국 옳은 주장을 펼친 것으로 밝혀진 그의 주요 반대자 존 유드킨 박사는 "실망 속에 잊힌 인물"로서 1995년에 사망했고, 21년이 지난 후에야 《가디언》과 게리 타우브스의 책을 통해 재조명을 받았다.[32] 하지만 유드킨 박사의 연구는 캘리포니아대학교 샌프란시스코 캠퍼스의 소아 내분비학자인 로버트 러스티그Robert Lustig에 의해 그의 사후에 새로이 부활한다. 러스티그는 연구를 통해 정제 탄수화물이 심장질환이 원인이라는 사실을 밝혀냈다. 과일에 든 형태의 당분은 정제 탄수화물이 아니다. 이런 것은 복합당이고 식이섬유와 결합되어 있어서 위장관에서 서서히 흡수된다. 반면에 정제 탄수화물은 겨bran, 식이섬유, 영양분이 모두 제거된 단순당과 정제곡물을 말한다. 흰 빵 등이 여기에 해당한다. 지난 15년 동안 수많은 저명한 의사들이 결국 원점으로 돌아와 정제 탄수화물의 역할을 다시금 깨달았으며, 그들은 더 이상 환자들에게 저지방 식단으로 바꿀 것을 강요하지 않는다. 대부분의 젊은 의료 종사자들은 이런 새로운 과학적 흐름과 함께하고 있다. 샘 삼촌의 아들이자 내 사촌인 모리스도 그런 의사 중 한 명이다.

앞서 언급한 아이젠하워 대통령의 주치의 폴 더들리 화이트는 미국에서 심장학의 아버지로 알려지게 됐다. 그는 매사추세츠 종합병원에서 여전히 영웅으로 남아 있으며, 매년 그의 이름으로 상이 수여되고 그의 초상화도 본관 갤러리의 눈에 잘 띄는 곳에 걸려 있다. 화이트는 조용히 키스 박사와 결별한 것으로 보인다. 그가 말년에 쓴 글을 보면 자신이 속았다고 느낀 듯한 흔적이인 보인다.

키스 박사 이후로 가장 영향력 있는 영양 과학자인 월터 윌렛Walter Willett 박사는 키스 박사식 식생활에 대한 열렬한 지지자였다. 나는 하버드 공중보건대학에 있을 때 그와 마주친 적이 있다. 그곳에서 그는 학생들에게도 친절하고 아주 존경받는 교수였다. 영양역학자인 그는 2017년까지 26년 동안 영양학과 과장을 역임했다. 나는 직접 보지 못했지만, 니나 타이숄스는 그가 키스 박사와 악수를 하는 사진을 사무실 벽에 걸어놓은 것을 본 적이 있다고 했다. 79세인 그는 아직도 하버드대학교 교수진에 있다.

내가 그곳의 학생이었을 때 그의 강의를 들었던 기억이 난다. 당시 나는 진실이 무엇인지 까맣게 모르고 있었기 때문에 그가 유창하게 하는 말을 모두 맹목적으로 믿었다. 하지만 근래 들어서 그는 탄수화물의 해로운 역할을 축소하면서 식품산업계로부터 수백만 달러의 돈을 받은 것을 두고 큰 비판을 받았다. 그는 말 그대로 전 세계 학교에서 사용하는 영양학 교과서를 쓴 사람이다. 리서치닷컴Research.com의 '최고의 의과학자Best Medicine Scientists' 목록에 따르면 윌렛 박사는 의학 분야에서 가장 많이 인용되는 연구자 중 1위다. 이 순위 목록은 다른 과학자들이 해당 인물의 연구를 얼마나 자주 인용했는지를 바탕으로 영향력 지수를 계산해서 산출된다. (여성 건강 이니셔티브 호르몬 대체요법 연구의 조앤 맨슨 박사도 동일한 목록에서 5위에 올라 있다.) 상위 100명의 명단을 보면 1위에서 5위까지의 과학자가 모두 하버드대학교 출신이다.

키스 박사처럼 월렛 박사도 자기와 생각이 다른 사람을 향해 날 선 비판을 서슴지 않았다. 그는 미국 질병통제예방센터 산하 국립보건통계센터National Center for Health Statistics의 역학자 캐서린 플레갈Katherine Flegal이 살짝 과체중인 사람이 더 오래 산다는 연구를 발표하자 맹렬하게 비난했다.[33] 어떤 사람은 이런 연구 결과가 나온 이유가 살짝 과체중인 사람이 낙상 위험이 낮거나, 근육량이 더 많아서 그럴지도 모른다고 추측했다.

하지만 월렛 박사는 이런 주장을 전혀 받아들이지 않았다. 그는 내셔널 퍼블릭 라디오에 나와 이렇게 말했다. "이 연구는 정말 쓰레기 수준이니까 이것을 읽느라고 시간 낭비할 필요 없습니다."[34] 그는 플레갈 박사의 연구 결과에 대한 언론의 관심이 공중보건에 위협이 될 수 있다면서, 그녀의 연구가 대중과 의사들을 혼란에 빠뜨릴까 봐 염려스럽다고 주장했다. 바꿔 말하면, 그는 그녀의 연구를 없었던 일로 만들고 싶어 했다. 나중에 플레갈 박사는 의학 학술지에 기고한 글에서 이렇게 적었다. "월렛 박사는 나를 향한 온갖 모욕, 오류, 엉터리 정보, 소셜 미디어 게시물, 막후에서 이루어지는 험담과 조작을 동원한 것은 물론이고, 내 고용주에게 불만을 제기하기도 하는 등 여러 공격적인 활동을 이끌었다."[35] 만약 이 주장이 사실이라면 그것은 이 과학 분야가 서로의 아이디어를 교환하는 열린 토론의 장이 아니라, 소수의 과학 귀족이 다스리는 왕국에 더 가깝다는 이야기다.

　키스 박사와 그의 동맹군 이야기는 주류 의학계의 현실을 보여준다. 의학적 합의라는 것이 영향력이 큰 몇몇 소수 집단이 강력한 내부 로비를 통해 만들어낸 산물일 수도 있다는 것이다.

깊은 각인

　미국심장협회는 60년 동안 앤셀 키스 박사의 가설을 대중에게 전파했다. 그들은 존 유드킨 박사 대신 키스 박사를 선택함으로써 설탕보다 지방이 더 나쁘다는 잘못된 선택에 판돈을 건 셈이다. 하지만 더욱 걱정스러운 점은, 데이터가 분명해진 후에도 대중에게 강력한 사과를 하는 대신 여러 해가 지난 후에 뒤로 물러서서 조용히 지침만 수정했다는 사실이다.

　미국심장협회에서 콜레스테롤과 지방을 피하라며 강력하게 밀어붙인 지침은 결함이 있는 과학을 바탕으로 나온 것이었음에도 사람들의 마음속에 그대로 각인되어버렸다. 요즘에도 과체중인 사람이 병원에 가면 저지방식품을 먹으라는 소리를 자주 듣는다. 게다가 혈액검사에서 총 콜레스테롤 수치나 LDL 콜레스테롤 수치가 높게 나온 사람은 콜레스테롤 섭취를 줄이라는 말을 듣는다. 이런 권고는 과거의 쓰레기 과학과 집단사고가 낳은 유물에 불과하다.

　이 잘못된 통념은 세대를 거치며 전달되었다. 먹는 것에 대해 서로 충돌하는 온갖 정보가 난무하고 있기 때문에 사람들은 차라리 부모에게 배운 것을 그대로 믿는 경향이 있다. 나만 해도 하루 중 아침식사가 제일 중요하다는 말을 100퍼센트 믿고 살았다. 어머니가 그렇게 말씀하셨기 때문이다. 그래서 나는 매일 아침 학교 가기 전에 계란이 들어간 푸짐한 아침식사를 했다. 하지만 나중에 달달한 시리얼과 사랑에 빠진 후로는 수업 시간에 교실에 앉아 식곤증과 싸워야 했다. 나는 의대를 다니는 동안에도 아침식사가 하루 중 제일 중요한 식사라고 고집스럽게 계속 믿었다.

그러다 한 친구가 그것이 어디서 나온 고정관념인지 보여주었다. 이 개념은 의사인 존 하비 켈로그John Harvey Kellogg가 회사의 마케팅 캠페인으로 발명한 것이었다. 콘플레이크와 그 외에 다른 아침식사용 시리얼을 만든 바로 그 사람 말이다.

그 옛날 동굴에 살던 사람들은 아침에 일어나자마자 미리 차려져 있는 조식 뷔페를 먹으며 하루를 시작하지 않았다. 이들은 낮에 사냥과 채집을 해서 낮과 밤에 먹었다. 아침식사를 푸짐하게 하고 긴 시간 동안 소화 활동에 들어가는 것은 이상적이지 않다. 건강을 위해서는 아침에 활발하게 움직여야 한다. 이른 오후 수업 시간에 졸음을 참느라 아이들을 고생하게 만드는, 탄수화물이 잔뜩 들어간 학교의 점심 급식을 비롯한 이런 푸짐한 식사는 현대에 들어 등장한 발명품이다. 개인적으로 나는 아침에 켈로그가 원하는 푸짐한 식사 대신 한 입 거리 음식과 음료를 마시는 것으로 아침을 시작한다.

아무래도 샘 삼촌이 의사였던 켈로그보다 더 똑똑한 것 같다. 삼촌은 매일 아침 침대에서 일어나자마자 배불리 먹는 대신, 간단하게 음료를 한 잔 마신 다음 산책과 수영을 하고 사람들과 어울린다. 그리고 오전 늦은 시간에 자기가 좋아하는 방식으로 계란을 요리해서 먹는다.

객관성의 회복

어떤 개념을 뒷받침하는 연구가 있다고 해서 곧 그 연구가 제대로 설계되었고, 윤리적으로 수행되었고, 그 결과가 정확하게 보고되었다는 의미는 아니다. 나는 사람들이 의학적인 주장을 하면 그 주장을 뒷받침하는 데 사용된 연구가 무엇인지 꼼꼼히 살펴보는 편이다. 때로는 그 근거가 대단히 강력하거나, 적어도 흥미로운 경우가 있다. 하지만 때로는 그 연구가 그들의 주장을 전혀 뒷받침하지 않는 경우도 있다.

내가 가장 크게 걱정하는 부분 중 하나는 오늘날의 공중보건 전문가와 의료 전문가가(물론 언론도) 연구의 질을 비판적으로 평가할 능력을 잃어버렸다는 것이다. 엉성한 연구라도 사람들이 이미 믿고 있는 내용을 뒷받침하는 것이면 결정적인 과학적 증거라 추켜세우지만, 근거가 강력한 연구라도 기존의 결론과 충돌하면 그냥 무시하거나 별것도 아닌 것을 꼬투리잡아 비판한다.

꼬투리를 잡다니 무슨 뜻일까? 내가 하버드 공중보건대학에 다닐 때 정기적으로 주어지는 과제가 있었다. 《미국의학협회 저널》과 《뉴잉글랜드 의학저널》에 최근에 발표된 연구 여섯 편을 가져다가 아주 작정하고 흠을 들춰내는 것이었다. 이것은 학습을 위한 훈련이었다. 연구의 방법론과 한계를 조사해서 우리가 그와 비슷한 연구를 할 때는 어떻게 해야 할지 고민하는 과제였다. 꼬투리는 얼마든지 잡을 수 있었다. 이 연구는 환자의 키와 체중에 대한 정보를 제공하지 않았고, 저 연구는 환자가 약을 충실히 복용했는지 확인하기 위한 소변검사를 시행하지 않았다 등등. 우리는 어떤 식으로든 해당 연구를 비판할 방법을 찾아냈다. 우리 학점이 거기에 달려 있었으니까! 물론 이런 연구 중 상당수는 흥미로운 결과를 담고 있었다. 하지만 작정하고 그 연구를 깎아내리고 싶을 때는 사소한 부분까지 트집 잡아 융단폭격을 하면 된다. 사실 우리는 열다섯 가지 정교한 평가 기준이 담긴 체크리스트를 가지고, 그중 한 부분에서라도 부족한 점이 나올 때까지 샅샅이 검토했다. 물론 세상 그 어떤 논문도 그 열다섯 가지 기준을 모두 충족할 수는 없다. 그런 과제를 통해서 나는 최적의 연구를 설계하는 법을 배웠다. 하지만 내 마음에 들지 않는 연구를 박살 낼 방법도 배웠다는 점이 무서운 부분이었다.

미국국립보건원이 미국 전역의 연구자들 중 누구에게 세금으로 연구비를 지원할지 결정하기 위해 제안서를 평가할 때도 이런 방식이 적용된다. 지나치게 보수적인 원로 교수들은 새로운 연구 제안서가 자기가 수십 년 동안 쌓아올린 연구 결과와 충돌할 수 있다면 온갖 사소한 문제들로 꼬투리를 잡는다. 반면에 자신의 연구에 부합하는 내용이면 바로 그 제안서와 사랑에 빠져 다른 문제점들에 대해서는 그냥 눈감아버린다.

의학 학술지들도 마찬가지다. 나는 다수의 논문을 의학 학술지에 발표해왔고, 그중에는 세계 최고의 권위를 자랑하는 학술지도 있었다. 이런 학술지들의 편집위원으로 활동한 적도 있다. 그래서 논문 출간을 위한 과학적 기준에 대해 잘 안다. 하지만 지난 몇 년 동안 나는 연구 결과 자체가 무의미할 정도로 결함이 많은 연구들이 그저 집단사고의 진술을 뒷받침한다는 이유만으로 명망 있는 의학 학술지에 실려 과학적 증거로 인정받는 것을 보고 충격을 받았다. 반대로 훌륭한 방법론을 따라 건강하게 진행된 연구가 대세와 어긋난다는 이유로 트집을 잡히는 경우도 보았다. 어떤 학술지는 그야말로 부끄러움을 모른다. 의학 학술지 《네이처》는 "널리 받아들여진 공중보건의 권고 사항과 모순되는" 논문을 삭제하는 것이 그들의 정책이라고 공식 웹사이트에서 대놓고 공언하고 있다.

만약 이런 정책이 지방 섭취 논란 당시에도 있었다면 존 유드킨 박사의 논문은 종래의 통념에 도전했다는 이유로 삭제됐을 것이다. 앤셀 키스 박사의 '7개국 연구'를 반박한 연구자들의 논문 역시 마찬가지다.

《뉴잉글랜드 의학저널》의 전직 편집자이자 의사인 마샤 앤젤Marcia Angell은 내 친구에게 매주 학술지에 실을 만한 괜찮은 논문을 구하는 데 아주 애를 먹고 있다며 이렇게 말했다고 한다. "우리도 그런데 다른 학술지는 오죽하겠어요!" 앤젤에 대한 이야기는 조금 뒤에 다시 나올 것이다.

잘 알려진 이런 문제에 대해 연구자들과 얘기해보면, 그들은 학계를 좌지우지하는 소수의 인물에게 찍혀 블랙리스트에 오를까 봐 두려워 무엇이든 공개적으로 말을 꺼내지 못한다고 한다. 연구자들은 미국 국립보건원에서 자신의 제안서를 보고 연구비를 지원해주고, 의학 학술지에서 자신의 논문을 실어주어야만 연구를 이어갈 수 있다. 그래서 막대한 권력을 쥔 의료계의 기득권 집단에 맞서기는 쉽지 않다.

과학적 방법론을 되살리려면 우리가 좋아하지 않는 연구, 좋아하지 않는 사람이 한 연구도 객관적으로 평가할 방법을 찾아야 한다.

커다란 아이러니

나는 병원에서 거의 매일 앤셀 키스 박사가 남긴 유산을 목격한다. 의료진이 환자에게 건강 식단에 대해 얘기할 때도, 수술 전 체중 감량에 대해 상담할 때도, 누군가 구내식당에서 간식이나 저지방 영양바를 먹을 때도 키스 박사가 보인다.

몇 년 전, 우리 병원에서 열린 건강보험 박람회에 들른 적이 있다. 치과 보험이나 퇴직연금 같은 각각의 건강 계획을 안내하는 부스들이 세워져 있었다. 나는 자연스럽게 '영양'이라고 표시가 된 부스로 향했고 그곳에서 두 명의 영양사를 만났다. 그들에게 무슨 서비스를 제공하는지 물었더니, 병원 직원에게는 영양 상담 서비스가 가능하다고 친절하게 안내해주었다. 나는 과체중인 사람이 체중 감량을 시도하는 경우라면 이론적으로 어떤 식단을 권하는지 물어보았다. 일반적으로 콜레스테롤과 지방 함량이 낮은 음식을 권한다는 대답이 돌아왔다.

세상에, 아직도!

나는 미소를 지으며 고맙다고 인사했다. 우리 병원은 U.S. 뉴스 & 월드리포트U.S. News and World Report로부터 22년 연속 1위 병원으로 선정되었다. 우리 병원에서 무언가 민망한 일이 벌어지면 내 멘토 존 캐머런John Cameron 교수는 이렇게 말하곤 했다. "우리가 이런데 2위 병원은 대체 어떨지 궁금하군."

무엇을 해야 할까?

　이 장은 당신에게 무엇을 먹으라고 말하려고 쓴 것이 아니다. 편승효과식 사고가 어떻게 의료계를 지배할 수 있는지 보여주려는 것이다. 고지방식품을 과도하게 섭취할 경우 표준 혈액검사에서 LDL 수치가 변할 수 있다. 상황에 따라서는 고지방 식단, 특히 그것의 과잉섭취를 피하라는 의사의 조언이 적절한 경우도 있을 것이다. 하지만 몇몇 대규모 연구의 결과를 보면, 인구집단 수준에서 식이 콜레스테롤과 포화지방 회피가 수명을 연장한다는 증거는 확인된 바 **없다**.

　현재 관상동맥질환은 전신 염증의 결과로 인식되고 있다. 이 염증은 관상동맥의 내벽에 특정 유형의 지질단백질을 침착시킨다. 지질단백질 A~Lipoprotein A, LPa~와 아포지질단백질 B~Apolipoprotein B, ApoB~는 그 주범에 해당한다. ApoB는 미국보다는 유럽에서 더 엄격하게 관리되고 있지만, 내 의견으로는 미국의 모든 성인이 이 두 가지 수치를 다 관리해야 한다. 다음에 병원에서 혈액검사 오더가 내려오면 이것도 같이 검사해달라고 요청하면 좋을 것이다. 하지만 먼저 병원에서 이것을 해석할 줄 아는지 확인해야 한다. ApoB와 LPa는 아마도 사람의 지질단백질 프로필을 평가할 수 있는 최고의 검사일 것이다. 이것이 HDL과 LDL보다 더 믿을 만하다.

　몇몇 연구에서 스타틴이 사망률을 낮출 수 있다는 결과가 나왔다. 하지만 왜 그럴까? 스타틴이 지질 수치를 낮추기 때문이라고 생각되고 있다. 그것이 사실일지도 모른다. 하지만 실제로 우리는 그것이 지질 수치를 낮추는 효과 덕분인지 항염증 효과 덕분인지 정확히 알지 못한다. 후

자일 가능성이 더 크다. 스타틴이 지질단백질 수치가 정상인 사람의 생존률도 높이는 것으로 나타났기 때문이다.[36] 염증은 정제 탄수화물에 의해 유발된다. 그래서 요즘에는 많은 의사가 환자들에게 심장 건강을 위해 식단에서 정제 탄수화물 섭취를 제한하라고 조언하고 있다.

스타틴과 다른 약물들은 ApoB 수치가 높은 사람의 수명을 연장하는 효과적인 방법일 수 있다. 더 깊이 파고들고 싶은 사람은 장수의학자 피터 아티아의 『질병 해방』을 읽어보길 권한다.

이번 장에서는 일부 의학적 권고안이 어떻게 '군중 심리'에 의해 형성되는지 집중적으로 알아보았다. 의학 분야에는 분명 피터 아티아, 존 유드킨, 조지 만처럼 깊이 뿌리내리고 있는 기존의 가정에 과학적 방법론을 바탕으로 의문을 제기할 수 있는 용감한 의사들이 더 많이 필요하다.

60년짜리 실수

약 60년 동안 미국심장협회는 식이 콜레스테롤과 포화지방 섭취를 줄이면 심장질환을 줄일 수 있다는 통념에 의문을 제기하지 못했다. 요즘에는 미국심장협회도 입장을 바꾸기 시작했다. 미국심장협회의 웹사이트에는 이제 이렇게 적혀 있다. "지방은 나쁜 평판을 받고 있지만, 우리 식단에 필요한 영양소다."[37] 물고기가 자기 몸이 젖어 있음을 깨닫듯, 오랫동안 젖어 있던 자신들의 의학적 고정관념에 문제가 있음을 뒤늦게 인식하게 된 것이다.

하지만 많은 사람이 식사량 조절, 자연식품whole food 섭취, 정제 탄수화물 섭취 제한을 권장하는 대신 여전히 저지방, 저콜레스테롤 식품을 권장하고 있다.

잠시 지금까지의 상황을 살펴보자.

- 주류 의학계는 60년 동안 심장질환의 1차적 원인을 잘못 파악했다.
- 호르몬 대체요법에 대해서 22년 동안 잘못된 정보를 믿었다.
- 항생제의 적절한 사용 기준에 대해서 60년 동안 오판했다.
- 땅콩 알레르기 예방에 대해서 15년 동안 잘못 알았다.
- 오피오이드의 중독성에 대해서 20년 동안 잘못 판단했다.

이것은 주류 의학계가 건강 분야의 주요 사안들에 대해 저지른 중대한 오류들 중에서 일부만 추려낸 것이다. 이런 것은 고대에 저질러진 실수들이 아니라 현대 의학에서 충분히 피할 수 있었던 실수들이다. 절대주의적 태도로 권고안을 내기 **전에** 합리적인 연구를 진행했더라면 충분히 해소할 수 있던 문제들이다. 이런 오류들을 굳이 끄집어내 언급하는 이유는 증거를 바탕으로 이것들을 수정한 내용이 아직도 널리 알려지지 않았기 때문이다. 다음 장들에서는 집단사고의 촉매 역할을 한 의학계의 **문화**와 그런 사고방식을 주입한 가부장주의에 대해 알아보려 한다. 우리가 현재 믿고 따르고 있는 것들 중에서 또 무엇이 잘못됐을 수 있는지도 함께 살펴보겠다.

나는 주류 의학계의 집단사고가 낳은 이런 오류들에 대해 악감정을 가지고 있는 것이 아니다. 내 종교는 용서를 가르치고 있기 때문이다.

이런 것들을 자세하게 다루는 목적은 1) 이런 주제를 다루는 과학적 연구의 범위가 얼마나 넓고 다양한지 사람들에게 보여주고, 2) 시민들 사이의 토론을 장려하고, 3) 과학적 방법론이 의료계에 좀 더 보편적으로 적용될 수 있도록 열린 마음으로 과학적 대화에 임할 것을 촉구하기 위해서다.

궁극적으로 나는 의학의 미래를 낙관한다. 내가 이렇게 낙관적일 수 있는 가장 큰 이유는, 바로 샘 삼촌이 다시 계란을 먹기 시작했기 때문이다.

5장

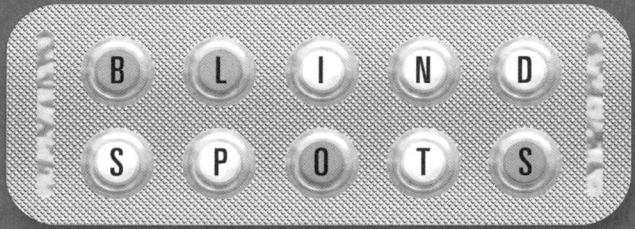

광신
: 우리는 왜 새로운 아이디어에 저항하는가

사실을 제시하면 그릇된 신념을 고칠 수 있으리라고 쉽게 생각하지 말라.

― **헨리 로소브스키** Henry Rosovsky

수십 년 동안 우리 외과의사들은 CAT 스캔에서 맹장염을 확인하자마자 바로 수술에 들어가도록 훈련받았다. 나는 마치 신속하게 군사작전을 수행하듯이 수백 번에 걸쳐 수술팀을 가동해서 환자를 수술실로 옮기고 맹장을 제거했다. 이런 수술을 많이 하다 보면 각각의 기억이 구분되지 않고 하나로 뒤섞인 듯 느껴진다. 어느 날 밤, 나는 응급 맹장 수술을 몇 건 마친 후에 저녁 칵테일 파티에 참석하게 됐다. 그리고 누군가의 호의에 감사 인사를 하다가 나도 모르게 이렇게 덧붙였다. "제가 당신에게 보답할 기회가 생긴다면 기꺼이 무료로 맹장을 떼어드리겠습니다."

그러다 어느 날 이 오랜 질병에 대한 우리의 표준 치료법에 문제를 제기하는 새로운 연구가 등장했다. 이 연구는 수술을 할 필요 없이 짧은 기간의 항생제 투약만으로도 맹장염을 치료할 수 있다고 했다. 이 연구는 잘 설계되어 수행된 것으로 보였고, 결과도 대단히 극적이었다. 나를 비롯해서 모든 외과의사가 수십 년 동안 사용해온 치료 방식을 정면으로 반박하는 연구와 마주하니 충격적이었다.

몇 주 후에 응급실 호출을 받고 가보니 이 새로운 접근방식을 적용해볼 수 있는 완벽한 후보 환자가 도착해 있었다. 맹장염 초기의 젊은 남성이었다.

그가 이렇게 말했다. "제 여동생이 내일 보스턴에서 결혼을 합니다. 결혼식에 꼭 가고 싶습니다."

나는 갈등에 빠졌다. 그는 통증도 거의 없이 편안해 보였다. 지금 당장 수술을 한다면 며칠은 회복을 위해 침대에 누워 있어야 하니 여동생의 결혼식에는 갈 수 없을 것이다. 나는 그에게 새로운 연구 내용을 알려주고 선택권을 주기로 했다. 항생제를 복용할 것이냐, 수술을 받을 것이냐. 나는 마이크로바이옴에 관한 이야기를 비롯해서 항생제의 위험에 대해 설명했다. 하지만 짧은 기간의 항생제 치료로 수술을 피할 수 있다면, 또 수술을 하는 경우 어차피 항생제 치료를 함께 받아야 할 상황이라면, 이것은 내가 지지할 만한 적절한 항생제 사용이었다.

그는 마조히스트가 아니었기 때문에 수술하지 않는 쪽을 택했다(누구라도 그럴 것이다). 그래서 우리는 수술을 하지 않았다. 나는 그에게 항생제를 처방하고 효과가 있는지 지켜보았다.

나는 걱정이 돼서 몇 시간마다 그의 상태를 확인했다. 그러다 어느 순간 응급실 간호사들이 이렇게 말하는 것을 듣게 됐다. "마카리 선생님이 이 환자 한 명 확인하자고 자꾸 들락거리는 이유가 뭐야? 보아하니 여기 있을 필요도 없는 환자 같은데."

12시간도 안 돼서 담당 간호사로부터 전화가 왔다. "이 환자분 통증이 전혀 없어서 퇴원하고 싶다는데요." 나는 그를 보스턴으로 보내주었다. 나중에 들어보니 그는 여동생의 결혼식에서 신나게 춤도 췄다고 한다. 그는 수술을 받을 필요가 없었고, 맹장염에도 다시 걸리지 않았다. 새로운 프로토콜이 효과를 본 것이다.

나의 공공정책 연구자 기질 때문에 나는 이 새로운 연구가 보건의료 시스템에 가져올 엄청난 의미에 대해 생각해보았다. 수술 건수가 줄어드는 데 따르는 비용 절감, 간호사 인력 부족 문제의 완화, 탄소발자국 감소 효과(병원은 폐기물이 제일 많이 나오는 시설 중 하나다) 등. 수술을 받기 위해 입원해서 대기하는 환자의 목록도 짧아질 수 있다. 매년 대략 30만 명이 맹장염으로 병원을 찾는다. 맹장수술은 의료계에서 가장 흔한 수술 중 하나다. 만약 이런 비수술적 접근방식이 널리 채택된다면 건강과 의료비에 막대한 영향을 미칠 것이다.

나는 내 경험을 친구인 한 외과의사와 공유하며 이 새로운 연구에 대해 어떻게 생각하는지 물었다.

"난 안 믿어. 무작위 대조군 시험을 봐야 믿겠어." 그가 말했다.

몇 달 후에 그의 소원이 이루어졌다. 우리가 보는 최고의 외과 학술지에 무작위 대조군 시험이 실렸는데, 똑같은 결과가 나왔다. 맹장염 환자 75퍼센트 정도가 수술이 필요하지 않았다.[1] 나는 친구에게 이 연구 결과를 이메일로 보내고 어떻게 생각하는지 물어봤다.

"무작위 대조군 시험을 두 개 정도는 봐야 하지 않겠어?" 그는 이렇게 대답했다.

그의 반응은 객관적이라기보다는 밥그릇 지키기에 더 가까워 보였다. 발표된 그 연구는 설계도 잘되어 있었고, 1년간의 추적 관찰 결과도 매우 우수했다. 그러다 약 6개월 후에 두 번째 무작위 대조군 시험이 발표됐다. 이 연구는 《미국의학협회 저널》에 발표되었고, 역시나 인상적인 결과를 보여주었다.[2] 나는 다시 친구에게 이것을 이메일로 보냈다. 그후 그와 우연히 마주쳤을 때 직접 물어보았다.

"그래도 나는 세 번째 무작위 대조군 시험을 봐야겠어." 그가 고집했다.

뭐라고? 이 지경이 되니 이것은 과학의 문제가 아니라는 생각이 들었다. 나는 직접 이 새로운 접근방식으로 몇몇 환자를 치료했고, 치료가 성공적이어서 수술할 필요가 없었다고 내 경험을 이야기해주었다. 유럽에서는 이런 프로토콜을 오랫동안 사용하고 있었다는 말도 덧붙였다. 하지만 그는 무관심해 보였다. 오히려 내가 이 말을 할 때 짜증을 내고 불편한 기색이었다.

나는 친구에게 그 연구의 방법론에 무슨 문제라도 있느냐고 물어보았는데, 그는 논문을 제대로 읽지 않은 듯했다. 나는 그의 이런 거부감이 외과의사로 바쁘게 일하는 것이 좋아서인지, 아니면 거의 모든 외과의사가 수술 횟수를 바탕으로 보너스를 받기 때문인지 궁금해졌다(나는 이렇게 다람쥐 쳇바퀴 돌 듯 수술만 하는 시스템이 싫어서 연간 보너스 제도에 참여하지 않는다). 하지만 내가 보기에 내 친구는 돈에 집착하는 타입은 아니었다. 그는 믿음직하고 정직한 사람이었다.

2년 뒤에 세 번째 무작위 대조군 연구가 또 다른 최고 권위 학술지에 발표됐고,[3] 그와 별개로 《미국의학협회 저널》은 수술을 피한 환자들을 5년에 걸쳐 추적한 인상적인 관찰 결과를 발표했다.[4] 다른 연구에서는 아동을 대상으로 동일한 결과를 보고했다.[5,6] 이쯤 되면 사람들을 수술 집단에 무작위로 배정하는 또 다른 비슷한 시험을 진행하는 것이 비윤리적인 행위가 될 지경이었다. 재현 가능한 수많은 연구에서 데이터는 분명한 답을 내놓았다. 이제 이것은 더 이상 논쟁의 여지가 없는 사안이 된 것이다.

나는 다시 친구에게 돌아가 새로 나온 연구들을 모두 보았는지 조심스럽게 물어봤다. 그리고 그것에 대해 어떻게 생각하는지도 물어봤다. 나는 연구를 하나씩 차례로 짚으면서 그 결과를 요약해주었다.

그는 이렇게 대답했다. "마티, 나는 사람들이 그냥 맹장을 떼어내는 게 더 낫다고 생각해." 놀라웠다. 세상 그 어떤 연구 결과도 중요하지 않았다. 그에게 이것은 과학적 관점이 아니라 하나의 신념 체계였다. 그는 자신의 생각을 바꾸려 하지 않았다(지금은 은퇴했다).

그 친구만 이런 것이 아니다. 비수술적 접근방식이 효과가 있음을 보여준 최초의 결정적인 연구 이후 약 10년이 지난 요즘에도 임상에 그것을 적용하는 외과의사는 절반 정도밖에 안 된다. 나머지 절반은 여전히 단순한 맹장염이라도 수술을 하고 있다. 그러니까 요즘 미국에서 맹장염으로 응급실에 갔을 때 수술을 받을지 안 받을지는 그날 당직 의사가 누구냐에 따라 달라진다는 것이다.

인지부조화

사람들은 자신의 신념을 좀처럼 바꾸지 않는다. 고학력이면서 다른 면에서는 친절하고 합리적인 사람이라도 새로운 아이디어에 대해서는 적대적인 반응을 보일 수 있다. 이런 미스터리를 가장 잘 설명한 심리학자는 고故 레온 페스팅거 박사다.

페스팅거 박사는 사람들은 자신의 기존 신념이 새로운 정보와 도순을 일으킬 때 불편함을 느낀다는 이론을 세웠다. 그는 사람들이 새로운 신념을 고려하도록 요청받거나 자기 신념에 어긋나는 무언가를 하도록 요청받으면 정신적 갈등 상태에 놓인다고 보고, 이로 인해 생기는 불편한 마음을 '인지부조화'라고 불렀다.

사람들은 인지부조화를 어떻게 해결할까? 페스팅거 박사는 사람들이 자신의 신념을 살짝 수정해 새로운 정보에 맞추거나, 새로운 정보를 부정함으로써 부조화를 해소하려 한다고 했다. 그는 사람들이 새로운 정보가 사실은 기존의 정보와 전혀 다르지 않다고 스스로를 설득하는 경향이 있음을 알아냈다. 어떤 사람은 기존의 신념을 지키기 위해 자신의 정신을 꽈배기처럼 비틀기까지 했다. 한마디로 인지부조화는 불편하다. 그럼에도 새로운 정보를 받아들이기 위해 힘들어도 기꺼이 자신의 신념에 대한 재평가에 나서는 사람은 극히 드물다.

한 사회적 실험에서 페스팅거 박사와 그의 동료 제임스 칼스미스James Carlsmith 박사는 1시간 동안 지루한 작업을 수행하는 대가로 돈을 지불했다.[7] 한 집단에는 20달러를, 다른 집단에는 1달러를 주었다. 그런데 1달러를 지급받은 참가자들이 이 경험을 더 재미있었다고 평가했다. 왜 그럴까? 자신의 인지부조화를 해소할 방법이 필요했기 때문이다. 지루한 일을 1시간 하는 대가로 1달러를 받는 것은 불합리한 일이다. 이것은 조화롭지 못한 상황을 만들어낸다. 그래서 참가자들은 이것이 재미있는 일이라고 스스로를 설득했다. 이렇게 생각했을 수도 있다. **재미있는 과제라면 1시간에 1달러를 받고 하는 것도 그렇게 불합리한 일은 아니지.**

이 원리는 내 친구가 맹장염의 새로운 치료법에 관한 합리적인 연구 결과를 거부한 이유를 이해하는 데 도움이 됐다. 예를 들어, 자신의 흡연 습관이 건강에 그렇게 나쁘지 않다고 늘 믿어온 사람이 있다고 해보자. 그러다 흡연이 **나쁘다는** 새로운 연구 결과를 보았다. 그럼 이 사람은 그 결과의 타당성과 상관없이 연구를 믿지 않거나, 자신은 그 시험 참가자들과 흡연량이 다르므로 해당되지 않는 이야기라 생각할 수 있다. 아니면 더 나아가 자신은 이제 곧 담배를 끊을 거니까 장기흡연의 영향에 관한 연구 결과는 상관없다고 주장할 수도 있다. 이런 식으로 틀을 새로 짜면 그는 양쪽 생각 모두를 참으로 만들 수 있다. 흡연이 나쁜 것은 사실이지만, 자기에게는 나쁘지 않다는 것이다. 페스팅거 박사에 따르면, 이런 정신적 곡예는 사람들이 자신의 신념을 일관성 있게 유지하기 위해 무의식적으로 취하는 자연스러운 방식이다.

페스팅거 박사의 이론은 인간 심리의 중요한 진실을 보여준다. 우리는 일관성 없는 신념을 싫어하기 때문에 그런 차이를 어떻게든 설명해서 해소하려 한다는 것이다.

노력의 정당화

이 이론은 심리학자 엘리엇 애런슨 Elliot Aronson 박사와 저드슨 밀스 Judson Mills 박사의 실험을 통해 더욱 힘을 얻었다.[8] 이 연구자들은 여성들을 초대해서 성을 주제로 한 토론 그룹에 참여시켰다. 여기에 참여하기 위해서는 먼저 입회 테스트를 통과해야 했다. 여성들은 모두 세 집단으로 나뉘었는데, 참가 당사자들은 이런 세 집단이 존재한다는 사실을 몰랐다. 첫 번째 집단은 어려운 입회 테스트를 거쳤고, 두 번째 집단은 쉬운 테스트를 거쳤으며, 세 번째 집단은 테스트를 아예 받지 않았다. 이렇게 세 집단으로 나눈 후에 연구자들은 이 참가자들에게 벌의 번식 방법에 관한 굉장히 지루한 강연을 듣게 했다. 이 강연은 사람들을 실망시키기 위해 의도적으로 설계된 것이었다.

그 후에 연구자들은 참가자들에게 강연이 얼마나 즐거웠는지 평가해달라고 했다. 놀랍게도 어려운 입회 테스트를 거친 참가자가 제일 재미있었다고 평가했다. 심리학에서는 이것을 '노력 정당화effort justification'의 원리라고 한다. 어려운 테스트를 거쳐 들어간 사람들은 자신의 고된 노력이 목적을 달성했다고 스스로를 설득했다. 그 목적은 바로 재미있는 강연에 참여할 자격을 얻는 것이었다.

삶에서 무언가를 달성하는 것이 불필요한 고통을 유발할 수 있는 이유를 노력 정당화로 설명할 수 있다. 지나치게 어려운 통과의례가 존재하는 이유도 인지부조화를 관리하기 위한 노력 정당화의 원리로 설명할 수 있다. 대학교 남학생 사교 클럽의 신입 못살게 굴기, 학교에서 끝없이 이어지는 시험, 레지던트의 36시간 연속근무 등이 그것이다. **우리가** 과거에 했으니까, **그들도** 반드시 해야 한다는 것이다. 이것은 바로 책임자들의 인지부조화를 줄이는 방법이다.

나는 앞선 세대의 의사들처럼 레지던트로 36시간 연속근무를 하다가, 36시간 연속으로 깨어 있으면 운동기능이 저하되고 판단력이 손상된다는 새로운 연구 결과를 들었다. 그 연구는 연속근무로 인한 피로가 음주 상태와 같다는 것을 보여주었다! 우리 레지던트들이 병원에서 취해 있는 꼴을 보고 싶지는 않으면서, 어째서 우리가 피로한 상태에서 일을 하는 것은 괜찮았던 것일까?

친구들은 어째서 병원이 레지던트들에게 36시간 연속근무를 강요하는지 묻곤 했다. 나는 강해지려면 혹사를 당해야 한다는 의료계의 문화에 세뇌되어 있었다. 실제로 그 말을 곧이곧대로 믿었다. 극단적인 수면박탈로 멍해지는 상태는 일종의 스트레스 테스트였다. 미국 해군 특수부대 네이비씰에서 거의 익사 직전까지 가는 훈련을 받는 것처럼 말이다. 그런 고난이 우리를 강하게 만든다고 생각했다. 이것은 컬트적 사고방식이지만, 이것이 의료계 기득권층이 만들어놓은 외과의사가 되는 유일한 길이었다. 나는 동료 레지던트들이 버티고 버티다 부러지는 모습을 보았다. 어떤 이는 약물 중독에 빠지고, 어떤 이는 연인과의 관계를 끊고, 어떤 이는 심지어 자살을 하기도 했다. 그럼에도 우리는 두 번 이상의 36시간 연속근무가 포함된 주당 120시간 근무가 꼭 필요한 것이라 믿었다. 우리보다 앞서 이런 통과의례를 거쳐 간 선임 외과의사들은 수면박탈이야말로 입원 환자를 입원 기간 내내 놓치지 않고 쫓아갈 수 있는 유일한 방법이라며 이런 관례를 합리화했다.

다행히도 내가 레지던트를 마친 후에 연속근무 시간을 제한하는 법이 시행되었다. 잠을 참아가며 수술하는 것이 과거에는 명예의 훈장으로 여겨졌다. 하지만 이제는 당연히 무모한 일로 간주된다. 오늘날까지도, 주당 120시간 근무를 옹호하는 사람들은 요즘엔 의대생과 레지던트가 일을 너무 편하게 한다고 말하는 경우가 많다.

인지부조화와 노력 정당화로 인간의 행동을 상당 부분 설명할 수 있다. 의학적 고정관념이 끊어지지 않는 이유도 이것으로 설명된다. 이런 개념은 그냥 추상적인 것이 아니다. 오늘날 우리의 행동방식에 엄연히 영향을 미치고 있다. 의료계에서는 지속적으로 새로운 의학적 개입 방법, 약물, 기기, 수술 기법 등을 평가하고 있다. 우리가 새로운 의학연구를 읽고 그에 대해 논의할 때마다 인지부조화가 뚜렷하게 느껴진다. 페스팅거 박사의 연구 결과는 우리가 본능적으로 새로운 정보를 무시하거나 왜곡해서 기존의 신념에 끼워 맞추려는 경향이 있음을 계속해서 상기하게 해준다. 그래서 우리는 이런 경향을 적극적으로 관리하고 바로잡아야 한다.

사람들이 이런 잘못된 사고 패턴을 얼마나 극단적으로 밀어붙이는지 보면 정말 놀라울 따름이다.

예언이 실패할 때

인지부조화 이론을 내놓았을 때만 해도 페스팅거 박사는 이것을 과거의 사건에만 적용했다. 실제 세상에서 이것을 직접 검증해볼 방법은 없었다. 그러다 어느 날 그는 집에 앉아서 신문을 보다가 한 컬트 집단이 그해 말 세상의 종말이 온다고 예언하고 있다는 기사를 읽었다.

이 컬트 집단의 회원들은 클라리온이라는 행성에서 온 외계인들이 지구 위를 날아다니며 지각에 생긴 단층을 보고 있으며, 이 단층이 큰 홍수를 불러올 것이라 믿고 있었다. 메시지는 '자동 글쓰기'를 통해 외계인으로부터 이 집단의 지도자에게 전달된다고 했다. 지도자는 '마틴 여사'로 통하는 시카고 출신의 여성이었다. 그녀는 동지冬至인 1954년 12월 21일에 재앙 같은 홍수가 일어나리라는 메시지를 받았다고 주장했다.⁹ 그녀는 그래도 좋은 소식이 있다면서 외계인들이 그녀와 그녀의 추종자들을 구출하기 위해 집으로 찾아오겠다고 전했다고 했다. 이 집단의 회원들은 그렇게 지구를 떠날 준비를 했는데, 그중에는 의사도 한 명 있었다.

페스팅거 박사는 자신의 가설을 검증하기 위해 이 집단으로 잠입했다. 그는 심리학자 헨리 리켄Henry Riecken 박사, 스탠리 섀크터Stanley Schachter 박사와 함께 UFO와 이 컬트 신념에 진지한 관심이 있는 평범한 사람으로 가장했다. 페스팅거 박사의 이론이 옳다면, 그 정해진 날짜가 지나도 헌신적인 회원들은 예언이 거짓이었다는 사실을 인정하지 않을 것이다. 대신 그들은 더욱 헌신적으로 변할 것이다.

집단 내부로 잠입한 페스팅거 박사와 다른 연구자들은 대단히 높은 수준의 믿음을 가진 추종자들이 많다는 것을 알게 됐다. 이들은 그날을 대비하기 위해 직장을 그만두거나, 학교를 중퇴하거나, 연애 관계를 끝냈다. 대부분의 사람이 12월의 20일의 자정에 우주선이 그들을 데리러 올 것이라고 진심으로 믿고 있었다.

하지만 그 시간이 지났을 때도 헌신적인 회원들은 굴욕을 느끼거나 오류를 인정하지 않았다. 오히려 그들은 더 깊이 파고들었다. 페스팅거 박사가 옳았다. 여기 소개하는 글은 그날 밤 현장의 상황을 묘사한 것으로, 페스팅거 박사와 그의 동료들이 쓴 『예언이 실패할 때When Prophecy Fails』라는 책에서 발췌 요약한 내용이다.¹⁰

- 12월 20일. 자정에 찾아올 우주선을 맞이할 준비를 하면서 컬트 회원들이 지퍼나 브래지어 후크 등 우주선 안에서 녹을 수 있는 모든 금속 물품

을 제거했다.
- 자정. 아무 일도 일어나지 않았다. 집에 도착한 외계인은 없었다.
- 오전 12:05. 여전히 우주선이 도착하지 않았다. 사람들은 인내심 있게 기다리며 집 안에 앉아 있다. 한 회원이 방에 있는 다른 시계가 11시 55분을 가리키고 있음을 알아차렸다. 그 시계는 10분 정도 늦게 맞춰진 것이었지만, 회원들은 아직 자정이 되지 않았다는 것으로 의견을 모았다.[11]
- 오전 12:10. 이제 두 번째 시계도 자정이 되었음을 알리고 있다. 여전히 그들을 우주선에 태울 외계인 대표단은 도착하지 않았다. 지구를 파괴할 대홍수는 오전에 일어날 예정이다.
- 오전 12:30. 누군가 문을 두드린다. 회원들은 자기들을 태우러 온 외계인일지도 모른다고 생각한다. 하지만 알고 보니 문을 두드린 것은 몇몇 아이들이었다.
- 오전 4:00. 회원들은 기대 속에 계속 앉아 있다. 당혹스러워하는 상태에서 자리를 지키고 있다. 그때 지도자인 마틴 여사가 울기 시작한다.
- 오전 4:45. '자동 글쓰기'를 통해 메시지가 직접 마틴 여사에게 전달된다. 지구의 신이 지구를 파괴로부터 구하기로 결심했다고 한다. 마틴 여사에 따르면 그 이유는 "빛을 퍼뜨린 이 작은 모임이 홍수를 막았기 때문"이라고 한다.
- 그날 오후 늦은 시각. 언론에서 연락이 왔다. 집단은 그들과 접촉하며 자신들의 메시지를 세상에 퍼뜨리기 위한 홍보 캠페인을 시작한다.

페스팅거 박사와 그 동료들이 기록한 대화는 인간의 추론에 대해 그 어떤 MRI 이미지보다도 많은 것을 알려준다. 대재앙 예정일 이전에 믿음이 제일 강했던 회원들은 그날 이후 확신이 더욱 강해졌다. 또한 이들은 외부 사람들을 그 집단으로 끌어들이기 위해 더 노력했다.

미지근하게 믿고 있던 사람들은 그날 밤 그 집단을 떠났지만, 연구자들은 무언가 흥미로운 점을 관찰했다. 의사인 한 회원은 자기가 너무 깊이 빠져 있어서 계속 믿지 않을 도리가 없었다고 했다. 예언이 실현되지 않았을 때 그는 이렇게 말했다. "저는 세상을 등졌어요. 이제는 의심할 수 없습니다. 믿는 수밖에 없어요. …… 지난 몇 달 동안 저는 엄청난 고난을 겪었습니다. …… 이제 저에게는 의심할 여유가 없어요." 페스팅거 박사는 헌신적인 신자들은 예언이 틀린 것으로 밝혀진 후에도 믿음을 더욱 강화할 것이라 예측했었다. 그리고 정확히 그런 일이 일어났다.

이 책에서 우리는 의료계가 새로운 정보를 어떻게 받아들이는지 살펴보고 있다. 페스팅거 박사라면 현대 주류 의학계가 뿌리 깊은 고정관념에 매달리는 모습을 보았어도 놀라지 않았을 것이다. 내가 이 책의 주제에 대해서 의료계 동료들과 얘기할 때도 페스팅거 박사의 원리가 작동하는 모습을 목격할 수 있었다. 그렇다고 내 의료계 동료들이 외계인을 찾아 하늘을 뒤지는 세뇌된 컬트 집단 같다는 얘기는 아니다. 하지만 동일한 심리적 경향이 보편적으로 적용되는 듯했다.

예를 들어, 한 의사 친구에게 호르몬 대체요법이 유방암을 유발한다는 명확한 증거가 없다고 말하자, 친구는 이렇게 답했다. "유방암 세포가 표면에 호르몬 수용체를 갖고 있는데 어떻게 그럴 수가 있어?" 내가 관련 연구들에 대해 설명한 후에도 그는 계속해서 반대할 이유를 찾아냈다. "그래도 호르몬 대체요법에 별 이점이 없는 데 왜 굳이 위험을 감수하겠어. 안 그래?" 그의 뇌가 충돌을 해결하려고 애쓰는 모습이 보였다. 그래서 나는 여러 연구를 통해 호르몬 대체요법이 심장마비, 골절, 인지기능 저하를 예방해준다는 것이 입증됐다고 설명했다. 그 대화 후에 친구는 드물지만 호르몬 대체요법이 효과가 있는 경우도 있을 것이라 말했다. 페스팅거 박사가 살아서 지켜봤다면 지적으로 흥미를 느꼈을 만한 전형적인 인지부조화였다. 그와 마찬가지로 똑똑한 사람인데도 항생제가 마이크로바이옴에 해를 입히고 만성질환에 기여할 수 있다는 새로운 과학을 받아들이기 어려워하는 경우가 많다. 한 의사는 이렇게 말했다. "그건 정크푸드 때문이죠." 내가 그 주제와 관련된 대규모 연구를 보여주자 그가 말했다. "좋습니다. 정크푸드하고 마이크로바이옴 때문이에요." 그의 말이 옳을 수도 있지만, 그의 인지부조화를 관찰하는 것이 참 놀라웠다.

땅콩 알레르기 사례에서, 기드온 랙 교수가 생후 3개월에서 6개월 사이의 아기에게 땅콩 제품, 계란, 우유를 일찍 먹이라고 제안했다는 이유만으로 모유 반대자라고 비난받았던 이유도 인지부조화로 설명할 수 있다. 그는 오히려 그 반대였다. 그는 모유 수유의 열렬한 지지자다. 일부 사람들의 견해와 달리 그는 이 양쪽이 양립 불가능한 것이 아니라고 생각했다.

앤셀 키스 박사의 주장에 의문을 제기한 과학자들이 거부당한 이유도, 사람들이 작동방식을 잘 알지도 못하는 특정 다이어트를 고집하는 경향을 보이는 이유도 인지부조화로 설명할 수 있다. 뒤에서는 주요 국가에서 벌어진 건강 관련 논쟁에서 두드러지게 드러났던 인지부조화 사례들을 찾아볼 것이다. 이 책에서 코로나 팬데믹에 대해서는 애기하지 않겠다(이 주제만 나오면 사람들이 하도 당파적으로 변하기 때문이다). 하지만 이 주제에서도 마찬가지로 인지부조화가 고개를 쳐드는 모습을 여러분도 아마 목격했을 것이다.

페스팅거 박사의 이론은 우리 모두에게 중요한 교훈을 상기시켜준다. 끊임없이 열린 마음을 유지하려 노력해야 한다는 것이다. 이미 특정 신념이나 입장에 깊이 빠져든 상태라고 해도 말이다. 여기에는 의식적인 노력이 필요하다.

직장에서 새로운 정보를 평가할 때든, 일상에서 무언가 새로운 것을 학습할 때든, 과학적 진리를 추구할 때든 기억해야 한다. 진보는 새로운 아이디어를 기존의 신념에 끼워 맞춰서 얻는 편안함에서 오는 것이 아니라, 자신의 신념을 느슨하게 유지하면서 필요하면 새로운 정보에 따라 그것을 조정하는 불편을 감수하는 데서 온다는 사실을 말이다.

편견 줄이기

나 자신도 편견에 빠질 수 있다. 그래서 나는 종종 동료들에게 놀림을 당한다. 새로운 연구를 위해 아이디어를 브레인스토밍할 때 내가 제시된 아이디어를 빨라도 너무 빠르게 거부할 때가 있다고 한다. 동료가 아이디어를 공유할 때 나는 이런 식으로 말하는 경우가 있다. "그건 별로 재미없겠어. 그건 하지 말자." 동료들 말로는 내가 그런 말을 자주 쓴다고 한다. 내 기억에는 없지만 동료들은 내 입에서 이런 표현들도 자주 튀어나온다고 전한다. "그러느니 차라리 거리에 널린 돌의 평균 크기를 측정해보는 게 낫지" 또는 "그럴 바에는 차라리 매년 머리 위로 떨어진 코코넛에 맞아 죽는 사람이 얼마나 되는지 연구하는 게 낫겠다" 등등. 그들 말이 옳다. 나는 연구 학생과 펠로우 들이 내 직설적 표현을 좋게 평가한다고 생각하고 싶지만, 사실은 오만하게 보일 수 있다. 나와 함께 연구를 이끄는 공동지도자 케이틀린 힉스Caitlin Hicks 교수와 나는 매주 회의에서 수십 가지 아이디어를 제안받는데, 이 회의는 항상 빡빡하게 일정이 차 있다. 우리가 그다지 추구하고 싶지 않은 아이디어의 한계를 지적할 때 좀 더 친절하게 표현할 수도 있었을 것이다. 이런 피드백을 받고 보니 우리 모두 편견을 가지고 있다는 사실을 다시금 상기할 수 있었다. 내 편견은 연구 아이디어 회의에서 드러나고 있었다.

객관적이고 열린 마음을 가지려 적극적으로 노력하는 사람을 보면 참 인상적이다. 이런 사람들은 쉽게 눈에 띈다. 이런 이들은 다양한 사안에 대해 사람들이 놀랄 만한 입장을 취한다. 이들은 설득력 있는 증거가 없이는 편승 효과식 유행에 올라타지 않는다. 기존의 가정에 의문을 제기하고 흐름을 거스를 용기도 갖고 있다. 예를 들어, 나중에 미국의 대통령이 된 변호사 존 애덤스는 미국혁명을 지지했으면서도 1770년 보스턴 학살 사건에서 영국 병사들의 행위는 정당방위였다고 변호해주었다. 이런 사람들은 정직과 객관성에 헌신한다. 심지어 그러기 위해서 이념적인 반대 진영에 발을 담가야 하는 경우라도 그렇다.

종종 인상적일 정도로 공평함을 보여주는 내 멘토 존 캐머런 교수는 우리 과의 전직 과장님이었다. 그의 공평함은 임상에서 결정을 내릴 때만 발휘된 것이 아니었다. 그는 프로 운동선수가 법적 문제에 휘

말렸다는 소문을 들으면 항상 이렇게 말했다. "팩트가 모두 드러나기 전에는 함부로 판단하지 말자고." 참 놀라운 분이다.

자신의 편견에 끼워 맞추기 위해 정보를 거부하거나, 새로운 틀로 재구성하려는 자연스러운 경향에 저항해야 한다. 그러다 보면 인격적으로도 훌륭한 사람이 된다. 우리 모두는 이런 암묵적 경향을 인식하고, 객관성을 유지하기 위해 적극적으로 노력해야 한다. 사실 이것은 수많은 혁신가와 위대한 리더가 보여주었던 전형적인 특성이다. 과학 분야에서는 이것이 진리의 발견을 가능하게 한다.

6장

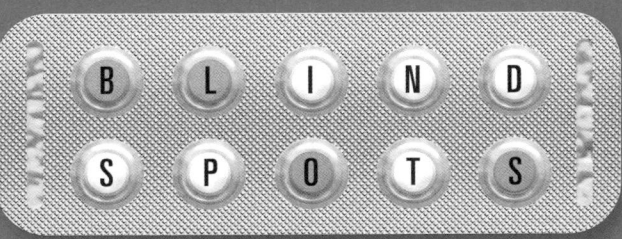

나쁜 피
: 현대 의학은 어떻게 움직이는가

새로운 아이디어가 있는 사람은 그것이 성공할 때까지는 괴짜 취급을 받는다.

— **마크 트웨인** Mark Twain

의대를 갓 졸업한 도널드 러커Donald Rucker는 좋은 일을 해보자고 다음먹고 진료소에 들어섰다. 그의 흰 가운에 아직 남아 있는 접힌 자극과 주머니를 가득 채우고 있는 펜들은 그가 신참 의사임을 보여주는 결정적인 증거였다. 캘리포니아대학교 샌디에이고 캠퍼스에서 일하고 있던 러커는 밝은 눈과 탄탄한 몸을 가진 젊은 남성이었다. 대부분의 신참 의사와 마찬가지로 그도 무언가 의미있는 일을 하고 싶었다.

이곳은 여느 도시의 여느 진료소와는 달랐다. 이곳은 샌디에이고에 있는 '게이 병gay diseases' 진료소였다(맞다. 믿거나 말거나 의사들은 이곳을 그렇게 불렀다). 샌디에이고는 게이 공동체의 규모가 상당히 큰 도시였다.

때는 1981년, 전염병이 빠르게 확산하고 있었다. 그해 여름에 139명의 게이 남성이 일종의 폐렴인 폐포자충pneumocystis이라는 희귀한 감염으로 면역 저하가 보고되었다.[1] 어떤 게이 남성들은 '크립토crypto'를 갖고 있었다. 아니, 이들이 암호화폐 거래자였다는 말이 아니다. 이들은 와포자충cryptosporidium에 감염된 사람들이었다. 와포자충은 물설사와 끊이지 않는 기침을 유발하는 미생물 기생충이다. 이것들은 급성 면역계 손상을 겪는 사람들 사이에서 기회감염으로 발생했다. 곧 이런 일련의 증상들을 통틀어 에이즈AIDS, 즉 후천성면역결핍증이라 부르게 됐다. 대중은 신속한 연구를 통해 이 병이 그렇게 빨리 확산되는 이유가 밝혀지기를 원했다.

어느 날 하루 종일 병원에서 일하고 샌디에이고 발보아 공원에 나가 달리기를 하던 러커는 길 건너 헌혈센터 밖에서 길게 줄지어 선 사람들을 보았다. 가까이 다가가 보니 아는 얼굴이 몇 명 있었다. 그의 환자들이었다. 그가 진료소나 응급실에서 방금 보았던 정맥주사 마약 사용자와 게이 남성 들이었다. 어떤 사람들은 새로운 증상을 보이고 있었다. 또 그들 중에는 심내막염(심장판막에 생긴 감염)이나 간염에 걸렸거나 항문 사마귀를 가지고 있는 사람도 있었다.

러커는 버지니아주 알링턴의 식당에서 나와 만나면서 자기가 보았던 장면을 설명했다. 그 말을 들으며 나는 속으로 이렇게 생각했다. '이런, 안 돼. 이 질병을 일으키는 실체가 무엇이든 그들의 혈액 속에 들어 있던 것이 거의 확실해. 그럼 다른 사람들에게 전염될 가능성이 높아.' 그가 이렇게 덧붙였다. "기초 생물학을 아예 모르는 사람이라면 몰라도, 누가 봐도 명백했어요."

러커는 감염성질환 전문가는 아니었지만 상식은 있었다. 진료소에서 이런 환자들을 진료하면서 동성애 때문에 생긴 항문의 개방창*을 종종 보았다. 이것이 이 새로운 질병의 전파 경로를 암시하고 있었다. 또 다른 중요한 단서는, 게이는 아니지만 바늘을 함께 쓰는 정맥주

• 피부 또는 점막이 찢어져서 바깥으로 벌어져 있는 상처. 이곳을 통해 감염이 쉽게 이루어진다.

사 마약 사용자들도 이 질병에 걸린다는 관찰이었다. 러커는 얼마 지나지 않아 사람면역결핍바이러스human immunodeficiency virus, HIV로 밝혀질 이 치명적인 질병의 원인이 혈액을 통해 전파된다고 추론했다.

러커는 헌혈을 하는 자신의 감염 환자들에 대해 또 한 가지 놀라운 사실을 알게 됐다. 이들은 **자발적으로** 헌혈하는 것이 아니었다. 돈을 받고 헌혈하는 중이었다.

"마티, 당시에 적십자는 헌혈하는 사람한테 돈을 주었어요. 특히 혈장 헌혈을 중심으로 말이죠. 그래야 가난한 사람들이 정기적으로 헌혈할 테니까요. 헌혈하는 사람들 중에는 정맥주사 마약 사용자들도 있었는데, 음식 살 돈을 구하려는 경우도 있고 마약 살 돈을 구하려는 경우도 있었지요." 러커가 말했다. 그의 HIV 환자 중 일부는 몇 달에 한 번씩 혈액량이 정상으로 돌아올 때마다 정기적으로 자신의 바이러스를 혈액 공급망에 보급하고 있었다.

러커의 진료소 환자들은 메트로놈처럼 정기적으로 또박또박 헌혈센터에 나타나 헌혈로 돈을 받아가고 있었다. 얼마 지나지 않아 그는 그중에는 헌혈이 유일한 생계수단인 사람도 있다는 것을 알게 됐다.

러커의 직감이 옳았다. HIV는 헌혈을 통해 급속도로 퍼지고 있었다. 하지만 주류 의학계에서는 거듭해서 그 위험을 과소평가하고, 이 문제를 부인하면서 효과적인 헌혈자 선별검사를 거부했다. 1981년에 러커에게 깨달음의 순간이 찾아온 지 불과 몇 달 만에 스탠퍼드대학교의 과학자들이 혈액을 선별검사하는 기본적인 검사법을 개발했음에도 불구하고, 미국 FDA가 혈액은행에 헌혈 혈액 검사를 의무화하기까지는 **7년이** 더 걸렸다.

미국 전역의 저명한 의사들이 에이즈의 원인이 혈액을 통한 감염이라는 러커의 생각에 동의했다. 1982년 7월 27일에 열린 미국 공중보건국의 혈액은행 관계자 회의에서 일부 의사들이 경고의 목소리를 냈다. 수혈을 자주 받는 혈우병 환자가 감염된 피를 수혈받은 후에 에이즈에 걸리는 사례가 많다는 것이었다.

다른 많은 회의에서도 건강 상태와 위험요인을 바탕으로 하는 선별검사가 이루어지지 않는 문제에 대해 큰 소리로 경고하는 의사들이 많았다. 하지만 비극적이게도 이런 목소리는 무시당했다. 미국의 대다수 혈액은행에서는 아무런 변화도 일어나지 않았다. 산발적으로 아주 느리게 시행되는 몇 가지 일반적인 경고를 제외하면 상식적인 정책들이 전혀 도입되지 않았다.

러커의 깨달음 이후 미국의 모든 헌혈센터에서 헌혈자의 위험요소를 파악하기 위한 구체적인 문진이 실제로 시행되기까지는 무려 9년의 세월이 걸렸다. 그 사이에 대중은 걱정할 필요 없으니 안심하라는 말만 반복적으로 들었다. 수혈은 '안전하다'고 했다.

도덕적 딜레마

어느 날 의사 도널드 러커는 병원에서 딜레마에 직면했다. 위장관 출혈로 적혈구 수치가 낮아진 환자를 만난 것이다. 당시에는 환자에게 다른 대안은 제시하지 않고 그냥 두 단위의 혈액을 수혈하는 것이 표준 절차였다.

하지만 러커는 혈액 공급망의 에이즈 병원체 감염 가능성을 알고 있었기 때문에 그러고 싶지 않았다. 그는 환자에게 수혈 대신 흔히 사용되는 철분제를 처방하고, 혹시 상태가 안 좋아지면 전화를 하라고 말했다. 환자는 몸 상태도 괜찮은 것 같았고, 어서 병원을 떠나고 싶었기 때문에 그런 처방에 고마워했다.

다음 날 아침, 그 환자를 회진하는 동안에 러커는 이 케이스를 선임 주치의들에게 보고했다. 그러자 주치의들이 그를 질책했다. 그 환자처럼 혈액 수치가 낮아진 경우에는 반드시 수혈을 해야 한다는 것이었다. 러커는 공급된 혈액에 감염 위험이 있을지 모른다는 염려를 설명했지만 선임 주치의들은 그 말을 전혀 받아들이지 않았다. 그들은 그의 말을 자르고 호되게 꾸짖으면서 그 환자에 대해 혈액 2단위 긴급 수혈을 지시하라고 했다. 정작 환자 본인은 아무 불평이 없었는데도 말이다. 러커가 환자에게 상황을 전달하려고 돌아가 보니 이미 병실이 비어 있었다. 환자가 선임 주치의들의 권고를 무시하고 스스로 퇴원한 것이었다. 그에게는 전혀 수혈이 필요하지 않았다.

러커가 이 이야기를 할 때 우리는 수혈은 왜 하필 꼭 2단위씩 해야 하는 거냐며 웃었다. 이것은 의료계의 문화가 만들어낸 고집이다! 나를 비롯한 거의 모든 의사가 이런 비논리적인 통념을 교육받았다. 혈액을 한 단위만 수혈하는 의사는 나약한 의사로 여겨졌다. 이 통념에 더해서 우리 모두는 적혈구용적률이 30퍼센트 미만인 환자는 모두 수혈을 받아야 한다고 잘못 배웠다. 알고 보니, 신성시되는 이 30퍼센트라는 수치는 두 명의 의사로부터 비롯된 것이었다. R. C. 애덤스R. C. Adams와 존 S. 룬디John S. Lundy는 1942년에 '30의 규칙the 30 rule'을 제안했다.[2] 이것이 그대로 굳어져 빅풋Bigfoot*보다도 더 큰 전설로 자리 잡았다. (빅풋은 그 존재를 뒷받침하는 증거가 전혀 나오지 않았지만, 모두가 그 존재를 믿는다.)

30퍼센트라는 기준은 거의 한 세기 동안 누구도 문제 삼지 않는 수혈의 기준으로 여겨지게 됐고, 심지어 2012년까지도 합의된 수혈 지침에 명시되어 있었다.[3,4] 나 역시 레지던트 시절에 이 기준을 주입받았다. 어느 레지던트가 적혈구용적률이 29퍼센트인, 즉 마법의 숫자인 30보다 바로 한 칸 아래인 '안정적인' 환자에게 수혈을 하지 않았다고 선임 주치의에게 조롱을 당하는 것도 보았다. 선임 주치의는 레지던트를 교활한 암살자라고 놀리며 '007'이라는 별명을 붙였다.

놀라운 일이다. HIV 바이러스가 득실거리는 혈액을 수혈받은 환자들 중에는 수혈이 필요하지 않은 환자가 많았다. 의사는 2단위 수혈의 전통을 따르기 위해 1단위 수혈만 필요한 환자에게 2단위 수혈을 오더하면서 사실상 HIV 감염의 위험을 두 배로 높이고 있었다. 1995년과 2005년 사이에 발표된 연구를 메타분석한 결과를 보면, 미국에서 이루어지는 수혈 중 최대 40퍼센트는 불필요한 것이었다.[5] 나는 "우리 지역에서 혈액 공급이 심각하게 부족하다"라는 말을 들을 때마다 "우리 지역에서 심각할 정도로 수혈이 남용되고 있다"라고 말하는 게 더 정확하지 않을까 하는 생각을 종종 한다.

러커가 자신의 원칙에 따라 안정된 환자에게 수혈 오더 내리기를 거부하고 몇 달이 지났을 때, 미국 전역의 의사들은 수혈을 통해 에이

---

* 미국, 캐나다의 로키산맥 일대에서 목격된다는 털복숭이 거인.

즈에 감염된 환자들에 대한 미국 질병통제예방센터의 보고서를 읽게 됐다. 가장 끔찍한 케이스는 20개월 된 아기의 감염이었다. 하지만 놀랍게도, 1981년에 혈액 공급의 안정성에 대해 문제를 제기한 뒤 10년 동안 러커는 수혈로 에이즈에 걸릴까 봐 걱정할 필요는 없다고 의료계의 지도자들이 대중을 안심시키는 것을 거듭 목격했다.

절대적인 증거

그 10년 동안 미국의 주류 의학계는 수혈을 통한 HIV 감염은 불가능하거나 극히 드문 일이라고 한목소리로 주장했다.

1983년 1월에 미국 질병통제예방센터가 주최한 패널 토론에서 미국 전역에서 모인 일군의 의사들은 고위험군의 헌혈을 제한할 것을 제안했다. 하지만 주류 의학계는 그러한 의견을 일축했다. 미국 적십자사, 미국혈액은행협회American Association of Blood Banks, 지역혈액센터협의회Council of Community Blood Centers는 공동성명을 통해 의사들의 제안을 거부했다. 그들은 이것이 여전히 입증되지 않았고 결론도 나지 않았으며, "에이즈가 혈액이나 혈액제제를 통해 전염된다는 절대적인 증거는 없다"라고 주장했다.

물론 '절대적인' 증거는 없었는지도 모른다. 하지만 다른 경로로 바이러스에 노출될 일이 없었던 사람이 수혈 후에 에이즈에 걸렸다는 사례 보고는 나와 있었다. 주류 의학계가 약간의 상식만 있었어도 수많은 생명을 구할 수 있었을 것이다.

이 단체들은 이렇게 고집을 부렸다. "헌혈자에게 성적 취향에 대해 직간접적으로 물어보는 것은 부적절하다."[6]

그해 말 앞서 언급한 세 곳의 혈액 단체는 또 다른 공동성명을 통해 수혈로 에이즈에 걸릴 수 있는 가능성을 인정하면서도 그 가능성은 극히 미미하다고 주장했다. 성명의 내용은 이러했다. "이런 우려는 그것을 뒷받침할 만한 팩트가 없다. 지난 3년 동안 축적된 데이터에 따르면 수혈을 받은 사람이 에이즈에 걸릴 가능성은 100만 명당 1건 정도다."[7]

또한 1983년에 미국국립보건원 산하 국립 알레르기 및 감염병 연구소의 내부연구 임상 부국장인 앤서니 파우치 Anthony Fauci 가 끼어들었다. 그는 다른 정부 관료들이 함께 서명한 성명서를 발표했다. "에이즈는 성적으로 전파되며, 혈액이나 혈액제제를 통한 전파는 많지 않다." 그리고 이렇게 결론 내렸다. "수혈을 통해 에이즈에 걸릴 위험은 지극히 낮다."[8]

1983년 8월에 열린 의회 청문회에서 예일대학교 교수이자 예일-뉴헤이븐 병원 혈액은행의 책임자 조셉 보브 Joseph Bove 교수도 증언을 하며 '100만 명당 1건'이라는 추정치를 사용했다. "수혈을 통한 에이즈 전파가 가능하다고 해도 우리가 현재 알고 있는 바에 따르면 그 위험은 지극히 낮습니다. 발생률은 100만 명당 1건 미만일 것입니다."

자신의 주장을 강조하기 위해 보브 교수는 증언에 표를 포함시켰다. 수혈의 위험을 희귀한 사건으로 인해 사망할 수 있는 다른 '수용 가능한' 위험과 비교하는 표였다.[9] 그 내용은 다음과 같다.

- 수혈로 인한 에이즈 감염 – 1 : 1,000,000 (추정)

- 맹장수술로 인한 사망률 - 1 : 5000
- 자동차 경주로 인한 1인당 연간 사망률 - 1 : 10,000
- 지진으로 인한 1인당 연간 사망률(캘리포니아주) - 1 : 588,000

이 표는 수혈을 받다가 에이즈에 걸릴까 봐 걱정하는 것이 얼마나 어리석은 일이냐고 말하는 듯했다. 그보다는 지진으로 죽을 확률이 더 높으니까 말이다!

폭증하는 우려를 잠재우기 위해 뉴욕시의 최고위 공중보건 책임자인 데이비드 액설로드 David Axelrod 는 1983년 6월 21일 성명에서 이렇게 말했다. "우리는 수혈이 위험하지 않다고 믿는다."

액설로드는 내과의사로, 뉴욕시의 보건국장이자 뉴욕주의 에이즈실무위원회 AIDS Task Force 의장이었다. 그는 "우리가 흔히 에이즈라 부르는 것이 실제로 전염 가능한 질병이라는 신뢰할 만한 증거가 없다. 그럼에도 이것이 종종 감염성, 혹은 전염성 질병으로 정의되는 바람에 수혈을 통한 에이즈 전파에 대한 두려움을 높이는 결과를 초래하고 있다."[10]

이 보건국장은 "무지, 공포, 잘못된 정보가 과학을 압도하려 위협하고 있다"라고 선언하며 이렇게 주장했다. "에이즈는 동성애 행위와 정맥주사 마약 사용을 통해서만 전파될 수 있다. …… 다른 위험들은 큰 의미가 없다."

수혈의 안전성에 대해 가장 깊이 우려를 표명한 곳은 혈우병 환자의 지지 단체들이었다. 혈우병은 출혈성질환이기 때문에 중증 환자들은 질병의 관리를 위해 수혈을 받아야 하는 경우가 잦다. 중증 혈우병 환자는 몇 달마다 수혈이 필요할 수도 있기 때문에 혈액 공급망을 통해 HIV에 감염될 위험을 평가하는 데 있어 탄광 속 카나리아 같은 존재로 여겨졌다. 액설로드는 미국 내 약 1만 5000명의 혈우병 환자 중 에이즈에 걸린 사람은 단 14명밖에 없다고 지적했다. 하지만 그의 추산은 매우 부정확했다. 그뿐만 아니라, 놀랍게도 그는 에이즈에 걸린 책임을 그 혈우병 환자들에게 돌리는 듯한 태도를 보였다. 그는 이렇게 추정했다. "혈우병 환자들은 선천적인 결함으로 인해 면역계가 약화된 집단으로 특징지을 수 있다."[11] 미국 질병통제예방센터에서 에이즈로 사망한 헌혈자로부터 수혈을 받은 샌프란시스코의 아기가 사망했다고 발표하고 1년이 지난 시점이었음에도 불구하고 뉴욕 최고위 공중보건 책임자가 이런 말을 한 것이 놀라울 따름이다. 의료 분야의 정치에 휘둘리지 않는 객관적이고 과학적인 사고방식을 가진 사람이었다면 반박이 이루어지기 전까지는 일단 이런 직접적인 상관관계를 인과관계로 가정했을 것이다.

1983년 6월 말까지도 많은 의료 단체에서 수혈을 통한 에이즈 감염의 위험을 가벼이 여기는 성명문을 발표하고 있었다. 그날 뉴욕주의 인간 혈액 및 수혈 서비스 위원회 Council on Human Blood and Transfusion Services는 다음과 같은 결의문을 **만장일치로** 통과시켰다. "현재까지 수집된 데이터를 모두 분석해본 결과 혈액이나 혈액제제를 수혈받은 사람이 후천성면역결핍증, 즉 에이즈에 걸릴 위험은 크지 않은 것으로 입증됐다."

같은 시기 미국 적십자사는 '지정 헌혈 directed donation'을 권장하지 않았다. 지정 헌혈이란 일반 헌혈자 풀에서 혈액을 수혈받을 수 없도록 자기가 사랑하는 특정 환자를 위해 헌혈하는 것이다. 하지만 당시 주류 의학계가 헌혈의 위험에 대해 솔직하지 않았기 때문에 지정 헌혈은 아주 좋은 아이디어였을 것이다.

한 성명에서 미국 적십자사는 이렇게 밝혔다. "이런 지정 헌혈이 지역 혈액은행을 통해 헌혈을 받는 것보다 더 안전하다고 입증할 만한 증거는 없다."

1년 후에 파우치는 미국국립보건원에서 강연하면서 수혈을 통해 에이즈에 걸릴 가능성이 있다고 인정하면서도 그것은 드문 경우라 말했다. 그는 그 가능성이 사무적인 착오로 잘못된 혈액형의 피를 수혈받아 사망할 위험보다도 작다고 말했다. "수혈로 에이즈에 걸릴 가능성은 누군가의 혼동으로 엉뚱한 혈액형을 수혈해서 그 반응으로 사망할 확률보다 낮습니다. 역학적인 관점에서는 이런 가능성에 대해 꼭 인식하고 있어야 하겠지만, 그 위험은 크지 않습니다. 따라서 수혈에 대한 두려움은 부적절합니다."[12]

언론은 보건 당국이 하는 말은 무엇이든 앵무새처럼 따라 했을 뿐, 거기에 의문을 제기하지도 않았고 동의하지 않는 전문가들의 발언을 인용하지도 않았다. 《타임》에서는 1985년 4월에 미국에서 수혈로 에이즈에 걸린 사람이 142명밖에 없다면서, 미국 내 에이즈 환자 9600명에 비하면 이는 극히 일부에 불과하다고 했다.[13] 바꿔 말하면, 아주 작은 비율이니까 그에 대해 걱정할 필요가 없다는 것이다.

그런데 같은 해에 HIV 검사가 도입됐다. 검사를 받는 미국인이 더 많아지면서 기존의 추정치가 비극적일 정도로 잘못된 것이었음이 드러났다. 혈우병 환자 63퍼센트가 HIV에 감염된 것으로 나왔고, 이들은 사실상 거의 모두가 얼마 가지 않아 사망했다.[14] 거기에 더해서 혈우병이 없는 4619명의 사람들도 수혈을 통해 바이러스에 감염됐다. 또 다른 보고서에서는 그 수를 2만 9000명으로 보고했다.[15] 이 두 추정치 모두 실제보다 훨씬 낮게 잡힌 것으로 여겨진다. 수혈을 받은 사람들 중에는 가난하거나, 의료에 대한 접근이 제한되거나, 중독으로 고통받거나, 치료 권고안을 제대로 따르지 않는 등의 이유로 검사를 받지 않은 경우가 많았기 때문이다. 수혈을 통해 HIV에 걸린 사람 중 대략 절반 정도는 6개월 안으로 사망했다. 이는 진단받기도 전에 사망한 사람이 훨씬 많을 수도 있다는 가능성을 암시한다.

그보다 2년 전인 1983년에 미국 적십자사는 대중에게 수혈로 에이즈에 걸릴 위험은 '100만 명당 1건' 수준이라고 말했었다.[16] 하지만 HIV 검사가 보편화되면서 밝혀진 당시의 진짜 위험은 그보다 380배나 높았다.

중증 혈우병 환자들은 거의 한 세대 전체가 목숨을 잃었다. 이것은 제2의 유행병이었다. 《로스앤젤레스 타임스》의 한 기자는 이것을 '혈우병 홀로코스트'라고 불렀다.[17]

혈우병 환자 집단이 받은 피해가 너무 막대해서 한동안은 혈우병이 줄어든 것처럼 보이기도 했다. 도널드 러커는 1980년대 말에서 1990년대까지 혈우병 환자를 좀처럼 찾아보기 힘들었던 것을 기억한다. 의료계가 사실상 중증 혈우병 환자 한 세대를 거의 절멸시킨 셈이다.

의료 가부장주의

도널드 러커가 초기에 관찰한 내용에도 불구하고, 그 후로 오랫동안 주류 의학계가 효과적인 혈액 선별검사를 거부한 이유가 대체 무엇일까?

이미 판단이 끝난 상황이었기 때문이다. 누구든 그 믿음에 반대하는 사람은 배제됐다. 의료 당국이 오만했던 것이 아니냐고 결론 내리기 쉽다. 사실일지도 모른다. 하지만 이들에게는 선한 동기도 있었다. 생명을 구하는 발명품인 헌혈에 대한 지지를 보여주고 싶었던 것이다.

그들은 자기네가 일치된 지지를 보여주지 않는다면 일반대중이 수혈을 받지 **않아서** 죽을 수도 있다고 걱정했다. 조금이라도 논쟁이 생기는 순간 헌혈자도 겁을 먹고 멀어질 수 있다. 헌혈 및 수혈 시스템은 대중의 폭넓은 참여 없이는 유지되기 힘들다. 감히 헌혈과 수혈의 이점에 의문을 제기하는 주장이 있다면, 그것은 혈액은행이라는 제도에 대한 위협으로 간주되었다. 이들에게 최우선순위는 혈액은행에 대한 완전한 신뢰를 유지하는 것이었고, 그러기 위해서는 HIV 감염에 대해 걱정할 필요가 없다고 대중을 안심시켜야 했다.

환자의 권리

이런 집단사고는 현대 의학을 좀먹는 가부장적 태도를 반영하고 있다. 1976년까지 여성이 스스로 임신 테스트를 하는 일에 반대했던 것과 같은 가부장주의다. 의사들은 여성은 스스로 이런 정보를 감당할 수 없다고 주장하면서, 그 검사 결과를 의무기록에 남겨야 한다고 했다. 의사 없이 결과를 확인할 수 있도록 용납하지 않겠다는 것이었다.

그와 비슷하게, HIV 검사법이 개발된 후에 주류 의학계는 자가검사를 막고, 심지어 직접 검사 결과를 확인할 수 없게 했다. 1985년과 2012년 사이에 미국인들은 의사가 알려주지 않으면 HIV 검사 결과를 확인할 수 없었다. 코로나 팬데믹이 벌어지고 몇 달이 지났을 때 내과 전문의이자 의료혁신 전문가인 샨터누 넌디Shantanu Nundy와 나는 《워싱턴 포스트》 기사에서 사람들이 자가진단 키트로 스스로 검사해볼 수 있게 해야 한다고 제안했다. 그러자 주류 의학계의 일부 사람들은 대부분의 사람이 자가검사를 정확하게 할 수 없으며, 검사 결과가 나와도 어떻게 대처해야 하는지 알지 못하기 때문에 지정된 센터에서만 검사가 이루어져야 한다고 주장했다.

미국에서는 환자의 권리 쟁취를 위한 이런 싸움이 매일 펼쳐지고 있다. 심지어 오늘날까지도 장기 이식을 위해 평가를 받는 환자들은 자신이 대기자 명단에서 어디쯤에 있는지 알 수 없다. 때로는 명단에 올라가 있지도 않은데 그 사실을 모르는 경우도 있다. 항공편 좌석 승급을 기다릴 때도 자기 순서가 어디쯤인지 볼 수 있지만, 의료계에는 장기 이식 대기자가 자기 순서를 확인할 수 있는 명단 같은 것이 없다.

의료 가부장주의는 여전히 뿌리 깊이 남아 있다. 근래에 미국의학협회에서는 환자들이 모든 검사 결과에 실시간으로 접근해서 확인할 수 있는 권리에 반대하는 로비를 벌여왔다. 2016년에 미 의회에서 제정한 '21세기 치료법21st Century Cures Act'에서 모든 미국인에게 보장하고 있는 권리임에도 말이다. 2020년 9월 30일에 캘리포니아주에서는 의사가 먼저 결과를 확인하기 전까지는 환자가 검사 결과에 실시간으로 접근하지 못하게 하는 법안을 통과시켰다. 구체적으로 말하면, 이 새로운 법은 검사 결과가 "보건의료 종사자가 수령한 뒤 합리적인 시간 안에 환자에게 통보되어야 한다"라고 명시하고 있다.[18] 이 법안을 주관한 캘리포니아의학협회California Medical Association는 웹사이트에서 이렇게 자랑스럽게 소개하고 있다. "새로운 법은 잠재적으로 삶을 바꾸어놓을 수 있는 검사 결과가 전자통보 방식으로 환자에게 전달되기 전에 의사가 먼저 그 결과를 해석할 수 있는 시간을 벌어준다."[19] 당신이 다음에 검사 결과가 나왔지만 아직 볼 수 없는 상황과 마주한다면 주류 의학계의 강력한 로비스트 때문이라 생각하면 된다.

물론 이런 법안을 만들게 된 동기는 이해한다. 우리 의사들은 자기가 검사 결과를 아직 확인하지 못한 상태에서 환자들로부터 그에 대해 질문하는 전화를 받기가 부담스럽다. 하지만 그렇다고 환자를 일시적으로라도 그 자신의 건강 정보에 접근하지 못하도록 하는 것이 해답이 될 수는 없다.

애국자의 등장

도널드 러커와 다른 의사들이 혈액 공급이 안전하지 않다는 것을 인식한 후로 거의 2년이 지난 1983년 10월에 미국에서 한 영웅이 등장했다. 스탠퍼드 의료센터 혈액은행에서 일하는 열정 넘치는 에드거

잉글먼Edgar Engleman 박사가 사람의 생명을 구하는 발견을 한 것이다. 그는 에이즈에 걸린 사람은 특정 유형의 백혈구들이 비정상적인 비율로 나타난다는 것을 발견했다. (에이즈 환자의 경우 억제 T세포T-suppressor cell에 대한 조력 T세포T-helper cell의 정상 비율이 역전되어 있었다.) 그와 동료들은 신속하게 이 질병을 선별검사할 수 있는 방법을 개발했다. 이 검사법의 비용은 10달러 정도에 불과했고, 결과를 얻기까지 15분밖에 걸리지 않았다. 스탠퍼드에서 경험한 바로는 효과가 있었다. 이것이 사회에 미칠 영향에 흥분한 잉글먼 박사는 캘리포니아대학교 샌프란시스코 캠퍼스에서 임상병리학 의사들을 상대로 발표하기 위해 열심히 준비했다.

하지만 잉글먼 박사가 자신의 새로운 혈액 선별검사 방법을 설명하자, 수백 명의 과학자와 혈액은행 관계자로 이루어진 청중이 갑작스레 적대적인 태도로 돌변했다. 그들은 잉글먼 박사의 제안이 탐탁지 않았다. 새로운 질병인 에이즈를 검사하는 방법이 나왔다는 것은 곧 그 위험의 존재를 인정하는 셈이었다. 대중을 불안하게 만들 수 있다고 생각한 그들은 잉글먼 박사를 완전히 난도질하는 방법을 택했다.

나중에 잉글먼 박사는 이렇게 말했다. "나는 사람들이 환호할 거라 기대하면서 강연을 했습니다. 하지만 정반대 일이 일어났죠. 그들은 잔뜩 겁을 먹고는 이것이 사상 최악의 일인 듯 여겼습니다."

잉글먼 박사의 연구실에 있던 스탠퍼드 병리학과의 레지던트이자 박사후 과정 학생은 이 사건에 대해 마치 총살대 앞으로 걸어가는 기분이었다고 묘사했다.

"혈액은행과 관련된 사람 중 98퍼센트는 방어적인 태도로 똘똘 뭉쳐 질병이 수혈로 퍼진다는 증거는 없으며, 선별검사를 시행하면 혈액 공급 부족 사태를 맞이할 거라 주장했습니다." 그는 스탠퍼드대학교의 역사학자 루샌 리히터Ruthann Richter에게 이렇게 말했다. "그들은 혈액은행이 끔찍하고 무시무시한 치명적 질병과 연관되는 것이 마음에 들지 않았던 거예요."[20]

잉글먼 박사는 스탠퍼드 검사법에 관한 초록을 미국혈액은행협회 학회에 발표용으로 제출했다. 일반적으로 초록은 대부분 받아들여지는 것이 관례였지만, 그의 초록은 통과하지 못했다. 혈액은행 업계에서 문제를 인정하고 싶지 않았던 것이다.

나는 놀라지 않았다. 내 경험상 학회에 따라서 선임저자가 누구냐에 따라 초록 채택 여부가 결정되는 경우가 있다. 권위 있는 남부외과학회Southern Surgical Association 같은 곳에서는 오늘날에도 저자 중 한 명이 먼저 까다로운 가입 절차를 통과해서 회원이 되지 못하면 학회 프로그램에 초록을 싣기 힘들다.

그다음 해에는 정식으로 HIV 선별검사법이 개발됐지만, 잉글먼 박사의 발견 이후로도 몇 년 동안 헌혈받은 혈액에 대한 효과적인 HIV 선별검사는 이루어지지 않았다. 결국 수만 명의 미국인이 수혈을 통해 HIV에 감염됐다. 하지만 스탠퍼드 의료센터 혈액은행에서는 엥겔만 박사와 그의 동료들이 이 선별검사를 실시했다. 스탠퍼드는 미국 혈액은행 중에서 HIV 선별검사를 진행한 최초의 기관이 되었고, 매년 약 2만 명의 헌혈자를 대상으로 혈액을 검사했다.

그 결과, 스탠퍼드는 많은 환자의 HIV 감염을 막았다.

"증거가 없다"라는 말을 주의하라

　스탠퍼드의 의사들이 혈액은행들에 10달러짜리 HIV 선별검사법의 도입을 촉구하는 동안에도 의료계의 지도자들은 여전히 이렇게 주장했다. "HIV가 수혈을 통해 전파될 수 있다는 증거는 없다." 그 결과로 환자들이 수혈의 위험에 대해 물었을 때 수많은 의사들이 앵무새처럼 이 잘못된 지침을 되풀이했다.

　상대의 의견을 묵살하기 위해 '증거가 없다'고 말하는 것은 아주 오래된 수법이다. 이 표현은 오해를 불러일으킬 수 있다. '증거가 없다'는 말이 마치 **상관관계가 존재하지 않는다는 증거를 찾았다**는 의미로 해석되는 경우가 많기 때문이다. 나는 병원에서 이런 식의 짜맞추기를 수도 없이 많이 보았다. 의사들은 이를테면 건강에서 음식이나 비타민이 맡는 역할처럼, 자기가 좋아하지 않거나 이해하지 못하는 개념을 묵살할 때 "그것을 뒷받침할 만한 증거가 없습니다"라는 말을 종종 사용한다.

　과학적 상관관계correlation에 있어서 '증거의 부재'가 곧 '부재의 증거'는 아니다. 해당 주제에 관해 나온 연구 결과가 없다고 해서 그 주제가 진실이 아니라는 의미는 아니다. 그냥 아직 모른다는 의미일 뿐이다. 환자들은 여기에 잘 속는다. 나는 의료계에서 이런 표현이 새로운 개념을 묵살하는 무기로 사용되는 것을 보았다. 증거의 부재는 한마디로 그 문제를 연구하는 데 배정된 연구비가 없어서 생긴 결과일 수도 있다.

연구 결과라는 증거

증거의 부재가 의학 학술지에서 문지기 역할을 할 때가 종종 있다. 이 경우 의학 학술지의 비뚤어진 인센티브가 공공의 이익을 해칠 수도 있다. 《뉴잉글랜드 의학저널》은 수혈로 인한 에이즈 발병 사례에 대한 첫 사례 보고서의 게재를 거부했다.[21] 일부에서는 거부의 이유에 대해 그 사례가 이미 미국 질병통제예방센터에 보고된 바 있고, 《뉴잉글랜드 의학저널》은 항상 최초의 보도자가 되기를 좋아하기 때문이라고 설명하기도 한다.

심지어 학술지가 마땅히 보고해야 할 과학적 발견을 억누르는 일도 있다. 《뉴욕타임스》에서는 에이즈 유행 초기에 "몇몇 대학 연구자들이 새로운 에이즈 유사 바이러스의 존재를 암시하는 단서를 발견하고도, 과학 학술지에 먼저 논문으로 발표하기 위해 보건 당국에 그 사실을 공유하지 않았다"[22]라고 보도했다.

나는 이런 행동이 놀랍지 않다. 개인적으로 250편이 넘는 동료심사 논문을 의학 학술지에 발표한 경험이 있는 사람으로서, 나는 편집자들로부터 학술지의 출판일(보통 논문을 제출하고 몇 달 후) 이전에 결과를 공개하면 의사로서 사형선고를 받게 되리라는 경고를 일상적으로 받았다. 내 논문이 암의 완치법을 담고 있다고 해도 그들은 아마 그렇게 말했을 것이다. 더군다나 글꼴이나 여백을 지키지 않거나, 단어 수만 살짝 초과해도 비슷한 제재를 받는다. 요즘에는 학술지가 온라인에 게시되기 때문에 지면의 제약도 없는데 말이다.

따라서 환자에게 도움이 되는 의학적 돌파구를 발견했다고 해도 연례 의학 학회가 열릴 때까지 기다리거나, 의학 학술지에서 그 내용을 발표할 때까지 몇 달을 기다려야 한다. 이런 절차 때문에 의회에서 활발한 정책 토론이 이루어져야 할 시간을 낭비하며 마비 상태로 있어야 한다.

의사와 대중에게 어떤 정보를 전달할지에 대해 생각이 비슷한 소수의 편집자들끼리 규칙을 만들어 엄격하게 통제하는 경우도 너무 많다. 예를 들어 《뉴잉글랜드 의학저널》은 창간 이후 거의 내내 다양성이 부족한 집단에 의해 통제되어왔다. 이 학술지는 내 의사 경력 대부분의 기간 동안 편집위원회에서 다양성이라고는 찾아보기 힘들었다. 심장병 전문의 레이먼드 기브스Raymond Givens 박사가 스탯Stat 웹사이트에 발표한 분석에 따르면, 2020년에 《뉴잉글랜드 의학저널》의 편집자 51명 중 아프리카계와 히스패닉계는 각각 1명뿐이었다.[23]

《미국의학협회 저널》이나 《뉴잉글랜드 의학저널》에 연구를 발표하면 학자로서의 경력에 날개를 달게 된다. 여기에 논문을 한 번만 발표해도 종신교수 재직권을 얻거나, 학과장이나 학장 자리로 직행할 수 있다. 학계에 몸담은 의사들 대부분은 평생 단 한 번도 이 최고 학술지 두 곳에 논문을 게재하지 못하고 경력을 마친다. 하버드대학교와 존스홉킨스대학교에 있을 때 나는 의사들이 이들 학술지에 실렸던 자기 논문을 멋진 액자에 담아 사무실에 걸어놓는 것을 보았다. 학자들은 이것을 명예의 상징으로 여긴다.

하지만 편집위원회 사람들은 보통 연줄을 통해 임명된다. 《뉴잉글랜드 의학저널》 편집자들 중 상당수가 하버드 의과대학이나 그 계열 병원의 친구, 동창, 연구 동료인 이유는 그 때문이다. 나는 하버드에 재학하는 동안에 이것을 직접 목격했다. 《뉴잉글랜드 의학저널》의 사무실 자체가 하버드대학교 의과대학 도서관 2층에 자리 잡고 있다.

학술지 편집자는 아주 강력한 자리다. 이것이 시간제 업무임에도 대부분의 편집자는 절대 그 자리에서 내려오지 않고 자기 친구들과 함께 무기한으로 임기를 이어간다. 동질적인 의사 집단이 자기들만의 의학 학술지 위원회를 사적으로 구성하는 것이야 그들 마음이라고 해도, 독자들은 그들의 연구 선정 과정이 자기확증적 거품 효과 self-affirming bubble effect*에 영향을 받는다는 사실을 알고 있어야 한다.

아서 애시의 죽음

수혈과 관련해 도널드 러커의 신중한 접근방식을 따랐더라면 아서 애시 Arthur Ashe 는 목숨을 구할 수 있었을 것이다. 당대 최고의 테니스 선수이자 시민권 운동 지도자 중 한 명이었던 애시는 러커 등이 혈액 공급망이 안전하지 않음을 알게 된 지 거의 2년 후인 1983년에 큰 심장 수술을 받았다.

수술 이후 의사들은 테니스계의 아이콘이었던 이 39세 선수에게 수혈을 해서 HIV에 감염시켰다. 남아프리카공화국을 국제 스포츠 대회

---

* 자기가 속한 집단이나 믿음 체계 안에서만 정보를 받아들이고, 그 정보가 기존의 믿음을 다시 강화하는 과정을 통해 외부의 반대 의견이나 증거를 구시하게 되는 현상.

에서 퇴출하자는 요구로 아파르트헤이트$_{apartheid}$* 종식에 결정적인 역할을 했던 애시는 두 번의 심장수술과 시민권 투쟁의 험난한 과정을 이겨냈지만, 결국 1993년에 HIV에 굴복하고 말았다. 그의 공식적인 사망 원인은 폐렴으로 적혔지만, 사실 진짜 원인은 예방 가능했던 의료과실이었다. 오늘날까지도 뉴욕 플러싱에 있는 U.S.오픈 메인스타디움은 이 위대한 선수의 이름을 따서 '아서 애시 스타디움'으로 불린다.

혈액 공급을 통한 HIV 전파에 대한 과학적 무지는 여러 해 동안 이어졌다. 헌혈받은 혈액을 이용하는 일상적인 수술이 고지에 입각한 동의$_{informed\text{-}consent}$** 과정에서 환자에게 설명한 사망 위험보다 훨씬 더 큰 위험에 놓였다. 사람들은 치료를 받으러 병원에 오게 만든 질병 때문이 아니라, 치료 그 자체로 죽어가고 있었다.

다른 국가들은 어떨까?

미국 주류 의학계는 전 세계적으로 막강한 영향력을 갖고 있다. 다른 국가들은 무엇을 해야 할지 모르면 미국을 바라보는 경우가 많다.

미국은 마침내 헌혈받은 혈액에 HIV, 에이즈 검사를 실시하는 쪽으

---

*   1948년부터 1994년까지 남아프리카공화국에서 시행된 공식적인 인종분리 정책.
** 어떤 수술이나 투약을 하기 전에 그에 따르는 위험과 이득, 대안적 방안 등에 관한 적절한 정보를 충분히 고지한 상태에서 환자로부터 동의를 얻는 과정.

로 방침을 바꾸었지만, 다른 국가들은 변화가 더뎠다.

2007년에 독립 단체인 아시아카탈리스트Asia Catalyst에서 발표한 중국 혈액은행의 안전성에 대한 보고서에는 다음과 같이 쓰여 있다. "오늘날 중국의 혈액 공급은 위태로울 정도로 위험하다. 중국 전역의 병원에서 일상적인 수술을 받은 환자들이 수혈 때문에 HIV, 에이즈에 감염된 상태로 퇴원하는 사례가 발생하고 있다."[24]

중국은 빈곤국이 겪고 있는 것과 유사한 또 다른 문제를 안고 있다. 주삿바늘을 재사용하는 의사도 있고, 사용한 주삿바늘을 제대로 소독하지도 않고 헹구기만 해서 되파는 유통업자도 있다. 이런 이유로 중국 전체 인구의 절반 이상이 간염에 감염된 것으로 추정된다.[25]

너무 일찍 터트린 샴페인

HIV 항체를 감지하는 검사법을 이용해서 HIV의 증거를 찾는 혈액검사는 1985년 7월부터 광범위하게 시행됐다. 그로부터 2년 반 뒤인 1988년 1월 5일에 FDA에서는 모든 혈액은행에 항-HIV 항체검사를 의무화했다.[26]

주류 의학계와 언론이 떠들썩하게 발표한 메시지에 따르면 수혈을 통해 에이즈에 걸릴 위험은 이제 과거의 일이 되었다. 의학계는 혈액 공급이 완전히 안전하다고 선언했다. 하지만 그렇지 않았다. 그냥 덜 위험해졌을 뿐이었다. 시행된 검사법은 HIV 감염 혈액을 무려 25단위 중 1개꼴로 놓쳤다.[27] 혈액을 1단위만 주는 의사는 나약하다는 통념 때문에 의사들이 관행적으로 2단위씩 수혈한다는 것을 염두에 두자. (나는 한 젊은 외상 환자에게 무려 48단위를 수혈했던 적도 있다.)

게다가 HIV 검사는 맹점을 갖고 있었다. 우리 몸이 항체를 만들어내기까지는 몇 주가 걸린다. 그 결과, HIV가 잔뜩 들어 있는 혈액 주머니가 검사망을 피해 돌아다녔다. 한 보고서에 따르면, 혈액은행의 보편적인 HIV 검사가 시행된 **이후** 몇 년 동안 대략 500명의 미국인이 수혈을 통해 HIV에 감염되었다.

FDA의 혈액제제자문위원회 Blood Product Advisory Committee 위원으로 활동했던 클레어몬크 매케나 칼리지의 로스 에커트 Ross Eckert 교수는 공급 혈액의 에이즈 선별검사에 대한 주류 의학계의 오만하고 느려터진 반응을 강하게 비판했다. "증거를 보면 전문가들이 위험을 어설프게 관리해서 불필요하게 에이즈를 확산시켰음을 알 수 있다." 그는 여러 발표를 통해 수혈을 통한 감염 위험이 여러 해 동안 지속되었다고 지적했다. 에커트 교수는 선별검사가 시작된 **이후로도** 위험이 완전히 제거되지는 않았다고 적었다. 대신에 그 검사는 "1985년부터 1989년까지 위험을 7100명당 1명꼴 정도로 현저하게 줄였다."[28] 전체 집중치료실 환자 중 절반 정도가 수혈을 받고, 여러 번 수혈을 받는 사람도 많기 때문에 그 위험은 누적된다.[29]

내가 몸담은 곳에서도 그 위험이 낮지 않다. 나는 수술을 하기 전에 환자들에게 전신마취를 하다가 사망할 위험이 대략 10만 명당 1명꼴이라고 말해준다. 어떤 환자는 그 위험에 대해 더 자세히 물어온다. 그럼 우리는 그 위험을 수술에 따르는 잠재적 이점과 비교하며 대화를 나눈다. 이런 것이 제대로 된 고지에 입각한 동의 절차다. 하지만 수혈을 받는 사람 중에는 그에 따르는 위험에 대해 전혀 알지 못하는 사람이 많다. 그들은 정맥주사 걸이대에서 혈액이 방울방울 떨어지는 것을 지켜볼 뿐이다. 수혈에 대한 '서면 동의서'는 2000년이 되어서야 도입됐다.[30]

에커트 교수의 말로는 1983년과 1990년 사이에 개개의 헌혈자에게 성적 지향이나 성적 문란함에 대해 직접적으로 물어보는 경우는 절대 없었다고 한다. FDA는 1983년 3월, 자신이 헌혈에 부적합한 경우 스스로 헌혈하지 않도록 유도하는 '자발적 자기 제외voluntary self-exclusion'를 권고했지만, 사실상 헌혈자에게 팸플릿 한 장과 동의서를 나눠주는 것이 전부였다. 고위험군에 속하는 사람들은 그 팸플릿을 받고도 여전히 헌혈을 했다고 한다. 1988년에 미국 공중보건국은 헌혈자에게 위험 행동을 교육하는 시스템에 '공식적으로 확인된 미비점'이 있음을 발견했다. 1988~1989년에 이루어진 질병통제예방센터의 연구에 따르면 거의 3분의 2에 해당하는 사람이 자신이 고위험 행동을 했다는 사실을 알면서도 헌혈을 한 것으로 나왔다. 이 내용은 에커트 교수가 해당 주제와 관련해서 쓴 법학리뷰 논문에 실려 있다.[31]

수혈은 사람의 목숨을 구한다. 내가 직접 목격한 경우도 있다. 하지만 지금은 다른 작은 위험도 함께 존재한다는 것을 알고 있다. 수혈은 사람의 면역계를 약화시킬 수도 있고, 프리온prion 단백질을 전파할 잠재적 위험도 가지고 있다. 프리온 단백질은 영국에서 크로이츠펠트-야콥병Creutzfeldt-Jakob disease*을 발발시켰던 단백질로, 아직 선별검사가 이

---

* 뇌 조직에 스폰지처럼 구멍이 생기면서 뇌가 파괴되는 질병. 광우병에 걸린 소의 부산물을 섭취한 사람에게 발생한다.

루어지지 않고 있다.[32] 환자에게 수혈에 대해 솔직하게 얘기하려면 수혈의 잠재적 필요성을 따져보고, 안전한 대안에 대해 논의하고, 알려진 위험이 낮다고 설명해야 한다.

"우리는 아직 모릅니다." 이렇게 인정하려면 겸손이 필요하지만, 겸손이야말로 위대한 의사들의 본질적인 자질이 아니던가? 환자에게 솔직해지기 위해서는 겸손이 필요하다. 언제 다른 의사의 도움이 필요한지 아는 데도 겸손이 필요하다. 당신의 머리에 주입된 의학적 통념이 잘못되었을지도 모른다는 것을 받아들이는 데도 겸손이 필요하다. 하지만 과연 강의실에서 겸손을 배울 수 있을까?

희망의 빛줄기

HIV 전염병 유행이 시작되고 첫 10년 대부분의 기간 동안 도널드 러커와 다른 의사들은, 주류 의학계가 데이터를 무시하고 반대 의견을 짓밟는 등 놀라울 정도로 오만한 모습을 보이는 것을 목격했다. 당시 내 아버지는 펜실베이니아주에서 혈우병 환자들을 치료하는 혈액학자였다. 아버지도 러커와 비슷한 상황을 관찰했다. "항상 알려진 위험과 알려지지 않은 위험을 모두 생각해라." 아버지가 HIV 발병에 대해 나와 대화를 나누다가 이렇게 말씀하셨다.

1980년대에 HIV와 간염 바이러스에 모두 오염된 혈액을 수혈받았던 피해자 중에 에릭 위너라는 어린이가 있었다. 혈우병을 안고 태어난 그 아이는 수혈을 받았다가 HIV와 C형 간염에 걸렸다.[33] 검사에서

양성이 나왔을 때 에릭은 그 사실을 많은 사람에게 알리지 않았다. HIV 양성 판정을 받은 사람에 대한 사회적 낙인이 워낙 심했기 때문이다. 에릭은 훌륭한 의사와 형편없는 의사 모두에게 진료를 받았다. 그는 환자의 말을 잘 들어주는 의사가 있는 반면에, 빨리 병실에서 나가고 싶어 안달이 난 의사도 있는 것을 보고 깊은 인상을 받았다. 그는 결국 의대에 들어가 혈액학자 겸 종양학자가 됐다. 자신의 경험에서 영감을 받은 그는 환자에게 무엇을 해야 한다고 말하는 것보다 환자가 원하는 것이 무엇인지 귀 기울여 듣는 것이 더 중요하다고 강조했다. 그는 또한 과학의 원칙을 고수하면서, 의사들이 부지불식간에 환자들에게 찍는 낙인을 없애는 데 앞장섰다.

에릭은 하버드 의과대학 부속 다나-파버 암연구소에서 많은 성과를 낸 의사 겸 과학자가 됐고, 지금은 예일 암센터를 이끌고 있다. 그는 수만 명의 의대생과 의료종사자 들에게 큰 영향을 미쳤다. 2020년에 그는 하버드 의과대학에서 수여하는 '윌리엄 사일런 멘토링 평생 공로상'을 받았다. 2023년에는 세계 최대의 종양학 협회인 미국임상종양학회 American Society of Clinical Oncology의 신임 회장이 되어, 취임 연설에서 환자로서 직접 겪었던 강렬한 경험을 공유했다. 그는 의료 문화 변화에 선한 영향력을 지속적으로 발휘하고 있다.

러커는 탁월한 직관 덕분에 인생에서 큰 성공을 거두었다. 그는 응급 의학 의사로 활동하는 것에 더해서 의료 정보학medical informatics도 공부했다. 그리고 2017년에는 미국 보건복지부 산하 국가보건정보기술조정관실의 실장으로 지명되어, 환자들이 의사의 허락을 구할 필요 **없이** 자신의 전자 의무기록을 디지털로 확인할 수 있게 하는 국가사업을 이끌었다.

7장

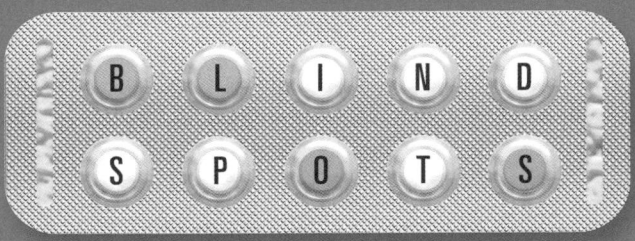

차가운 환영 인사
: 태어나자마자 테이블에 눕혀지는 아기들

한 사회의 진정한 척도는 가장 취약한 구성원을 대하는 방식에서 나타난다.

— **마하트마 간디** Mahatma Ghandhi

나는 전날 밤 한숨도 못 잤다.

산부인과 로테이션 첫날을 맞이한 대부분의 의대생처럼 내 머릿속에는 오직 한 가지 생각밖에 없었다. **아기는 몸이 미끄러우니 제발 떨어뜨리지만 말자!** 학생이라는 신분이 어색하게 느껴졌고, 나는 항상 방해만 되는 존재 같았다. 분만실을 종횡무진 뛰어다니는 산부인과 레지던트를 쫓아다니기가 쉽지 않았다. 나는 맨투맨 수비를 하듯 그에게 바짝 붙어서 다니려 했고, 그러다가 나도 모르게 화장실까지 따라 들어가기도 했다. 민망했다.

그 첫날 오전, 진통 중인 산모의 커지는 신음소리에 이끌려 분만실로 들어갔다. '아기를 떨어뜨리지 말자. 아기를 떨어뜨리지 말자.' 속으로 조용히 중얼거렸다. 드디어 내가 나설 시간이 찾아왔다. 레지던트가 내 손바닥에 가위를 탁 올려놓더니 내 눈을 보며 이렇게 말했다. "탯줄이 보이자마자 잘라!"

나는 정신이 번쩍 들었다. 드디어 내게 오더가 떨어졌다. 나는 기진맥진한 상태에서 출산에 관해 읽었던 모든 내용을 머릿속에서 지우고 가위를 잡고 떨리는 손으로 오직 내가 맡은 이 한 가지 임무에만 집중했다. 때를 기다리며 서 있으니 십대 시절에 펜실베이니아주 댄빌에서 자원 소방관으로 일하던 기억이 떠올랐다. 물을 틀고 진동하기 시작하는 빈 호스를 두 손으로 꼭 붙잡고 있던 그 긴장된 느낌이 기억났다. "나왔다. **잘라!**" 아기의 탯줄이 드러나자 클램프를 채우며 레지던트가 소리쳤다. 나는 곧바로 달려들어 탯줄을 잘랐다. 딱 1.5초 걸렸다. 내가 해냈다.

하지만 축하할 짬도 없이 갑자기 탯줄에서 느껴지던 맥박이 멈춘 것을 알아차렸다. 엄마에게서 아기에게로 흘러들어 가던 혈류가 내가 탯줄을 자르는 순간 끊어진 것이다. 왠지 무언가 살짝 잘못된 듯한 기분이 들었다. 나는 좀 이상하긴 해도 **결국 아기는 엄마와 떨어져야 하는 것이라 생각하며 넘겼다.** 하지만 그다음에 일어난 일은 훨씬 더 부자연스럽게 느껴졌다. 엄마가 태어난 아기를 안으려고 반사적으로 손을 내밀었다. 그런데 레지던트가 아기를 낚아채 데려갔다. 분만실 뒤쪽에서 레지던트가 아기를 **내게** 안겼다. 나는 아기를 절대 떨어뜨리지 않겠다는 일념으로 그 작은 몸을 감싸안았다.

"이제 뭘 해야 하죠?" 내가 물었다.

"아기한테 작업을 해야지." 그가 대답했다.

작업을 한다고? 무슨 의미인지 알 수 없었다.

레지던트는 귀여운 아기를 보며 "세상에 온 것을 환영한다"라고 말하고 테이블 위에 눕혔다. 첫 번째 과제는 아기에게 자극을 가해서 반사 자극성 점수를 측정하는 것이었다. 이것은 지난 60년 동안 일상적으로 시행되어온 아프가 평가 Apgar assessment 중 일부다.[1] 내가 가장 생생하게 기억하는 것은 레지던트가 아기의 항문에 금속 체온계 탐침을 삽입하던 장면이었다. 나는 이 레지던트와 사이좋게 지내고 있었기 때문에 내 생각을 솔직하게 얘기할 수 있었다. "그건 새로 태어난 인간을 환영하는 방법으로 썩 좋아 보이지 않네요."

"체온을 재야 하고…… 직장이 열려 있는지도 확인해야 하니까." 그가 대답했다.

"왜요?" 내가 물었다.

"아기는 체온이 빨리 떨어지니까 아기의 체온을 다시 끌어올리는 동안 의무기록지에 체온을 기록해야 해."

나는 엉덩이에 금속 체온계를 꽂은 채 감자튀김 가열용 램프 아래서 울고 있는 아기를 바라보았다. 무언가 잘못된 것 같았다. (다행히 요즘에는 비침습적인 방법으로 체온을 측정한다.) 아이러니했다. 엄마 품이었다면 아기는 따듯한 체온을 유지할 수 있었다. 엄마는 땀을 흥건히 흘릴 정도로 몸이 뜨거워져 있었으니까 말이다. 내가 상황을 더 악화시킨 것은 아닐까 하는 생각이 들기도 했다(학생 시절에는 이런 궁금증이 자주 들었다). 내가 탯줄을 너무 성급하게 잘라버리는 바람에 엄마의 따듯한 혈액이 아기에게 직접 수혈되는 것을 차단해버린 게 아닐까 싶었다.

흰 가운의 시대

인류의 역사 대부분의 기간 동안 엄마들은 아기를 낳자마자 안아주었다. 탯줄을 바로 자르지 않았기 때문에 아기는 공기호흡으로 전환하는 생의 첫 몇 분 동안 산소가 풍부한 혈액을 엄마로부터 추가로 공급

받을 수 있었다. 그리고 엄마의 품속에서 체온도 따듯하게 유지할 수 있었다. 엄마의 품에서는 아기가 자리를 잡고 모유 수유를 할 가능성도 더 높았다. 그러다 2차 세계대전 이후에 의사들이 특권 계층으로 떠올랐다. 그들은 흰 가운을 입기 시작했고, 사람들을 즉각적으로 완치할 수 있는 항생제를 처방할 권리도 갖게 됐다. 수술은 고통스럽고 야만적인 행위에서 안전하고 통제된 행위로 바뀌었다. 병원은 대중의 마음을 사로잡는 새로운 의학 기술을 갖춘 신성한 공간으로 숭배를 받게 됐다. 랜싯*과 붕대를 사용하던 의사들이 복잡한 인큐베이터와 철제 인공호흡 장치를 쓰는 전문가로 바뀌었다. 그에 따라 의사의 권위는 하늘을 찌를 듯이 높아졌다. 새로운 의료 문화가 등장했다. 의사들은 관찰과 검사를 위해 사람들을 병원에 오랜 기간 마음대로 붙잡아둘 수 있는 자유를 얻었다.

이런 새로운 문화 때문에 우리가 아기를 다루는 방식에 근본적인 변화가 찾아왔다. 1950년대 즈음에는 건강한 모든 아기가 태어나자마자 엄마와 떨어져 7일 동안 병원에 입원했다. 의사들은 회진하기 쉽게 신생아들을 모두 한 병실에 모았다. 부모들은 가끔 수많은 요람 사이에 놓인 자기 아기의 요람을 유리창 너머로 볼 수 있었다. 이렇게 입원해 있는 동안 많은 아기가 분유 수유를 했고, 어떤 곳은 형광등을 24시간 켜두었기 때문에 낮과 밤의 구분이 없는 환경 속에 있어야 했다. 1970년대에는 달을 모두 채우고 나온 건강한 아기의 입원 기간이 3일

---

* 양날의 끝이 뾰족하게 생긴 작은 의료용 칼.

로 줄어들었다. 병원에서 부모가 아기를 안아보고 싶다고 하면 의사들은 건강상의 위험을 경고하면서 허락이 떨어질 때까지 기다리라고 지시했다. 1980년대에 내 여동생이 달을 완전히 채우고 완벽하게 정상인 상태로 태어났던 때가 기억난다. 엄마가 집에 왔을 때 우리는 병원에 있는 새 여동생은 언제 집에 오느냐고 물었다. 의사들은 그다음 날이 되어서야 여동생을 '퇴원'시켜주었다.

달을 채우지 못한 미숙아들은 상황이 훨씬 딱했다.[2] 이런 아기들은 대부분 붕대로 칭칭 감긴 상태로 기도 삽관을 했다. 목구멍을 따라 호흡용 튜브를 삽입해서 인공호흡기에 연결했다는 뜻이다. 100퍼센트 산소를 공급하는 경우가 많았는데 나중에 이것이 시각장애,[3] 심지어 백혈병[4]을 유발한다는 것이 밝혀졌다. 일부 미숙아는 호흡에 문제가 없었는데도 프로토콜에 따라 기도 삽관을 하고 고농도 산소를 공급받았다.

소아과 의사와 산부인과 의사 들은 미숙아가 신경이 제대로 발달하지 않아서 통증을 느끼지 못한다고 배웠다.[5] 그래서 미숙아를 대상으로는 대수술도 마취 없이 이루어졌고, 이런 관행은 1970년대까지 이어졌다. 미숙아는 수술받는 동안에 의학적으로 마비 상태에 들어갔지만, 통증에 관한 조치는 전혀 하지 않았다. 다시 말해, 움직일 수는 없었지만 수술이 진행되는 동안에 의식이 있어서 모든 것을 느낄 수 있었다는 말이다.

이와 마찬가지로 기이하고도 잔인한 또 다른 관행이 있었다. 미숙아에게 음식, 물, 포도당을 전혀 공급하지 않는 것이었다. 이런 관행의 바탕이 된 의학적 통념은 시카고의 마이클 리스 종합병원에서 미국 최초의 미숙아 치료센터를 시작한 줄리어스 헤스Julius Hess에 의해 처음 대중화됐다. 그는 널리 읽힌 자신의 1941년 교과서에 이렇게 적었다. "우리 경험에 따르면, 너무 이른 시기의 수유는 흡인성 폐렴의 원인이 되는 경우가 많으므로 피해야 한다." 대신에 그는 다음과 같이 권했다. "미숙아는 하루 한 번에서 세 번까지 생리식염수를 허벅지에 피하주사로 투여받으면 된다."[6]

바꿔 말하면, 입으로는 아무것도 먹이지 말고 아기의 허벅지에 바늘을 찔러 넣으라는 얘기다. 미숙아를 굶기는 이런 관행이 1960년대 말까지 이어졌다. 그러다 한 소아과 의사가 이런 기존의 통념에 반박하며 미숙아를 굶기면 사망률이 70퍼센트 높아진다는 데이터를 제시했다.[7] 하지만 이 연구는 대체로 무시됐다. 충격적인 일이다. 하지만 병원에서 건강이라는 미명 아래 아기를 굶기는 관행은 수십 년 동안 계속됐다.[8] (여담으로, 2013년 연구에서 저위험군 여성에게 분만 중 "음식과 음료를 제한할 근거가 없음"을 밝혔음에도 불구하고 분만 중인 여성은 먹거나 마시지 못하게 하는 비슷한 통념이 오늘날까지도 남아 있다.)[9] 결국 미숙아에게 수유를 하면 흡인의 위험이 있다는 주장은 잘못된 것으로 밝혀졌다. 요즘은 어떤 상황이라도 미숙아를 격리하고, 굶기고, 식염수를 주사했다가는 바로 기소감이다. 돌이켜보면 이것은 폭행이자 방임의 행위였다.

천사의 손길

나는 오래된 소아학 교과서와 논문을 읽으며 난처한 기분을 느꼈다. 때로는 마치 공포영화를 보면서 눈을 감지 못하게 금지당한 것 같은 기분도 들었다. 또 어떤 때는 선배들에게 경외심이 느껴지기도 했다. 아기를 소중한 한 명의 인간으로 다루며, 그 생명을 구하는 치료법을 발견한 훌륭한 의사들도 있었다. 그런 의사 중 한 명이, 지금은 은퇴했지만 당시에는 임상에 있던 존스홉킨스의 신생아 전문의 메릴리 앨런Marilee Allen이다. 나는 당시 의료계의 문화에 대해 더 알아보고 싶어서 그녀에게 연락했다.

그녀는 이렇게 말했다. "사람들은 아기가 고통을 느끼지 못한다고 생각했어요. 나는 절대 그 말을 믿지 않았죠."

나는 어떤 일을 계기로 당시의 통념에 의문을 품게 되었는지 물었다. 그녀는 이렇게 대답했다. "내게는 **생각하는** 법을 가르쳐주신 훌륭한 스승이 있었죠." 앨런은 신생아는 고통을 말로 표현할 수 없지만, 아기들의 신체 신호를 통해 그들이 느끼는 통증을 볼 수 있다고 설명해주었다. 수술을 하는 동안 아기들은 심박수와 혈압이 치솟았고, 자기를 찌르는 의료 도구를 손으로 치는 경우도 있었다.

포경수술을 할 때 이런 것을 본 기억이 났다. 의대생 시절에 나는 어린 아기를 플라스틱판에 묶어놓고 수술을 하는 모습을 지켜본 적이 있다. 통증을 없애는 조치는 아무것도 없었고, 아기들은 빠져나오려고 온몸을 비틀었다. 한 어린 남자아기는 비명을 지르다가 얼굴이 파랗게 질리기도 했다. 대단히 가학적인 장면이었다. 그 후로 그 어린 사내아이는 기저귀를 갈아줄 때 눈에 띄게 불안해하는 모습을 보였다. 한 아기는 그런 수술로 정신적 충격이 남아 있었는지 하루 동안 모유를 먹지 않았다. 내 레지던트는 그게 흔한 일이라고 말했다.

"기억 못 할 거야."

나는 이렇게 대답했다. "기억을 하고 못 하고가 중요한가요? 아이가 언젠가 배심원단 앞에서 그때의 느낌을 이야기할까 봐 걱정이라도 되세요?" 레지던트는 나의 질문에 기분이 별로 좋아 보이지 않았고, 나를 구내식당으로 보내 의료진이 먹을 밥이나 가져오라고 시켰다. 놀랍게도 그 주 후반에 포경수술을 받은 또 다른 남아는 고통을 전혀 느끼지 않는 것처럼 보였다. 오히려 지켜보는 내가 더 힘들었다.

나는 내가 보았던 일을 앨런에게 이야기했다. "직감이 아주 뛰어나셨네요, 마티." 그녀가 대답했다. 그녀는 항상 어느 정도는 마취제를 써야 한다고 설명했다.

그녀는 신생아 전문의 neonatologist로 생명을 구하며 긴박하게 살아가는 동안에도 가끔 한발 뒤로 물러서서 의료계의 문화가 대체 어떤 일을 하고 있는지 생각해보고는 했다. 아기들을 엄마로부터 떼어내는 게 당연한 일이었고, 하루에 한 번, 두 번, 혹은 세 번씩 발꿈치를 주사로 찔러 혈액을 채취하는 것이 표준의 절차였다. 이런 일을 날마다 반복하다 보니 그녀의 눈에 전체적인 그림이 들어왔다. "이건 정말 가혹한 행위예요. 이런 걸 두고 아이를 보살피는 행동이라고는 못하죠." 그녀가 말했다. 물론 목숨을 구하려면 어쩔 수 없이 이런 형태의 돌봄이 필요한 경우도 있다. 하지만 그녀도 인정하듯이 그녀 세대의 의사들은 아기를 위한 최선이 무엇인지 알지 못하는 경우가 많았다.

나는 무방비 상태의 아이들에 대한 앨런의 열정에 깊은 인상을 받았다. 몇 시간 동안 대화를 이어가던 중에 그녀 자신도 1980년대에 미숙아 아들을 낳았었다는 것을 알게 됐다. 아들이 태어나고 약 24시간

후에 신생아 집중치료실에 누워 있는 아이를 보고 그녀는 눈물을 흘리며 사과했다. 불합리한 눈물이라는 것은 그녀도 잘 알았다. 아이가 미숙아로 태어난 것이 그녀의 잘못은 아니었기 때문이다. 하지만 처음으로 그녀는 엄마와 아이 사이의 강력한 유대감을 느꼈고, 아이의 고통을 느낄 수 있었다. "엄마들은 미숙아를 낳고 나면 죄책감을 느껴요. 우리는 엄마들이 그런 죄책감을 극복할 수 있게 돌봐야 해요." 그녀가 말했다.

존스홉킨스에서 쌓은 그녀의 오랜 경력과 그 분야의 의학적 고정관념에 대해 대화를 나누는 것이 그녀에게는 일종의 치유가 되는 것 같았다. 그러다 그녀가 충격적인 이야기를 들려주었다. 나이가 꽤 있는 다른 신생아 전문의들도 넌지시 언급했던 내용이었다. 아기가 죽은 채로 태어나거나, 살아 있지만 살 수 없을 것으로 생각될 때 의사들은 산모가 아기의 얼굴을 볼 수 없도록 재빨리 데려가버린다고 했다.

"의사들은 엄마가 아기를 보지 못하게 막으려 했어요." 그녀는 이렇게 말하며 설득력 약한 설명을 보탰다. "산모와 의료진이 감정적으로 무너지지 않게 보호하려는 것이었죠." 의사들은 슬픔에 잠긴 엄마가 아기를 봐서 좋을 것이 없다고 생각했다. "우리가 슬픔의 본질을 이해하지 못했던 거죠." 그녀가 덧붙였다. 이것은 일종의 의료 가부장주의였다.

앨런은 미숙아를 살리는 기계적인 노력에만 매달린 나머지 정작 아기에 대한 보살핌은 잊고 있었다는 것에 강한 문제의식을 느꼈다. 이런 문제의식을 통해 그녀는 결국 존스홉킨스에서 태어나는 모든 아기를 보살피는 전담팀을 만드는 프로젝트를 시작하게 됐다. 아기를 안아주고 사랑해주는 팀이었다. 이들은 아기를 안아주기도 하고, 때로는 아기가 작은 손으로 잡을 수 있게 새끼손가락을 내밀기도 했다. 그녀는 이 팀을 둥지nest라는 의미로 NEST팀이라 불렀다. Nurturing Environment Support Team(보살핌 환경 지원팀)의 약자다. 존스홉킨스에서 이 전담팀은 지금도 계속 유지되고 있다. 그녀는 또한 엄마가 아기를 안을 수 있게 해주려고 모든 노력을 다했다. 심지어 아기가 인공호흡기를 착용하고 있는 경우라도 말이다. 이것은 말처럼 쉽지 않은 일이고 항상 가능한 일도 아니었지만, 안전을 위한 예방조치만 가능하다면 이런 접촉은 강력한 치유 효과를 발휘했다.

벽장 속의 아기

의료 가부장주의를 보여주는 한 극단적인 사례가 바로 생과 사의 기로에 있는 미숙아를 벽장 속에 가두어 죽게 만드는 관행이었다. 〈데이트라인Dateline〉 같은 범죄 다큐멘터리에 어쩌다 한 번씩 등장하는 사악한 살인 사건 이야기가 아니다. 이런 관행이 일부 병원에서 수십 년 동안 지속되었다. 사실이다. 의사들이 살아 있는 미숙아(보통 임신주수 27주 미만)를 데려다가 어딘가에 방치해 죽게 만들었다. 어떤 신생아 전문의의 말에 따르면, 이런 관행이 1990년대까지도 이어졌다. 의사는 부모에게 아기가 살아남을 수 없다고 말한 다음, 아기를 뚜껑이 없는 용기에 넣어 벽장에 두었다. 한 신생아 전문의는 벽장을 이용한 이유는 의료진이 아기의 고통스러운 울음소리를 듣지 못하게 하기 위해서라고 설명했다.

대니얼 헤르만Daniel Hermann은 뉴저지주 베드민스터에서 활동하는 의사다. 그는 1968년에 임신주수 28주의 미숙아로 태어났다. 그는 죽게 방치될 아기들 중 한 명이 될 가능성이 높았다. 그의 어머니도 자세한 내용을 속속들이 알지는 못했지만, 헤르만이 아는 바에 따르면 그는 생과 사의 기로에서 태어났다. 처음에는 의료진이 아이를 살릴 생각이 있다면 당연히 해야 하는 소생조치를 하지 않았다. 하지만 시간이 좀 지난 후에도 그가 살아 있을 조짐이 보이자, 의사들은 그를 살리기 위해 전력을 다하기로 결정했다.

의사들은 고농도 산소가 미숙아에게 시각장애를 유발할 수 있다는 증거를 무시하고 그에게 호흡 튜브를 삽입하고 고농도 산소를 투여했다. 헤르만은 살아남아 자라서 존스홉킨스대학교에 입학했고, 결국은 소아과 의사가 됐다. 레지던트 시절에 그의 동료들은 그를 자신이 만난 가장 똑똑하고 따뜻한 의사 중 한 명으로 평가했다. 그의 두꺼운 안경은 그의 출생 이야기가 남긴 흔적이다. 과도한 고농도 산소 때문에 시력에 손상을 입어서 그런 안경이 필요하게 됐다. 헤르만은 네 번의 눈 수술을 받았는데, 그중에는 레지던트가 되기 전에 받았던 백내장 수술도 포함되어 있다. 이제 그는 두 눈 중 하나로 2차원의 세상만 볼 수 있다.

"부모님이 내 이름을 대니얼이라고 지은 이유는 '사자 굴 속의 대니얼'* 이야기 때문이었어요." 그가 미소를 지으며 말했다.

여러 해 동안 헤르만은 자신의 개인적인 이야기를 들려주며, 젊은

---

* 성경에 나오는 이야기로, 사자 굴에 던져진 대니얼(다니엘)이란 인물이 기적적으로 살아남은 사건을 말한다.

의사와 학생 들에게 사람의 생명이 갖는 가치에 대해 가르치고 영감을 불어넣었다. 그에게 영감을 받은 후배 레지던트 중에 인도 출신의 젊은 의사 아르피타 치루볼루Arpitha Chiruvolu가 있었다. 그녀가 신생아 보살핌에 헌신하게 된 것도 헤르만의 가르침 덕분이었다. 그녀는 정교한 현대 의학과 고대의 신생아 보살핌 기술을 접목하는 획기적인 과학연구를 수행했다.

의료화에서 벗어나기

아르피타 치루볼루는 인도 하이데라바드에서 자랐고, 의대도 그곳에서 다녔다. 그녀는 의대생 시절 인도의 신생아 집중치료실에서 로테이션을 돌다가 예후가 지극히 좋지 않은 미숙아를 봤다. 그 엄마는 며칠 동안 아기를 가슴에 안고 노래를 불러주며 가끔씩 약간의 모유를 먹였다. 그러자 놀랍게도 아기는 어떤 신경학적 문제도 없이 정상적으로 성장했다. 이 일이 그녀에게 깊은 인상을 남겼다.

2000년대 초에 미국으로 온 치루볼루는 지나치게 의료화된 출산 과정을 목격하고 충격을 받았다. 당시는 신속하게 탯줄을 자르고, 가열램프를 사용해서 아기의 체온을 유지하고, 분유를 먹이고, 엄마로부터 아기를 격리하는 관행이 표준으로 자리 잡고 있었다. 인도에서는 아기를 위한 병원용 침대가 부족했기 때문에 남편이 산모를 돕도록 교육해서, 엄마가 하루에 적어도 6시간은 피부를 맞대고 아기를 안전하게 안을 수 있게 했다. 인도에서는 초기 모유 수유를 장려하고, 아기와 엄마를 같은 공간에 함께 두어 엄마가 쉽게 요람에 다가가 신생아를 안을 수 있게 해주었다.

대니얼 헤르만에게 영감을 받은 그녀는 베일러 유니버시티 의료센터에서 신생아 전문의가 됐다. 이 책을 쓰기 위해 자료를 조사하는 과정에서 그녀가 이 분야의 진정한 선구자니까 꼭 만나보라고 권하는 이야기를 많이 들었다. 사실 미국 전역의 의사들이 한결같이 텍사스주에 있는 이 의사가 무슨 일을 하고 있는지 확인하고, 그녀의 연구도 읽어보라고 했다. 나는 그녀에게 연락을 취해 텍사스주 맥키니로 직접 찾아가 하루 동안 그녀로부터 배웠다. 그리고 정말 놀라운 것들을 목격했다.

품위 있고 겸손한 치루볼루는 나를 따뜻하게 환영하며 자신의 사무실로 안내했다. 우리는 커피 한 잔을 마시며 인사를 나누었다. 나를 위해 출력해놓은 연구 논문으로 가득한 서류철로 손을 뻗으며, 그녀는 이렇게 설명했다. "신생아 돌봄과 관련해서 현대에 들어 새롭게 발견된 것이 많아요. 그중 가장 중대한 것은 의학적 개입의 수준을 낮출 필요가 있다는 것이죠. 아기가 아기답게 있을 수 있도록 해줘야 해요."

치루볼루의 열정은 인도와 미국 양쪽에서 의료 현장을 직접 관찰했던 데서, 또 1960년대와 1970년대에 당시 관행에 맞섰던 미국 산부인과 의사들의 연구를 읽은 데서 비롯되었다. 그녀는 특히 미국에서 새롭게 등장하고 있는 신생아 돌봄 방식에 관심을 가졌다. 이것은 인도에서 아기 돌봄의 표준방식으로 오래전부터 자리 잡고 있던 것을 흉내 낸 것이다. 이 '새로운' 미국식 접근방식에는 다음과 같은 내용이 포함되어 있다.

- 탯줄 절단 시간 늦추기
- 아기가 엄마와 피부가 맞닿도록 안아주기
- 출생 후 1시간 안으로 모유 수유
- 미숙아에게 개입하기 전에 호흡할 시간 1분 주기
- 항생제를 일상적으로 사용하지 않고 감염 치료를 위해 **선별적**으로 사용하기
- 의학적으로 필요한 경우가 아니면 제왕절개 피하기

하지만 그녀의 텍사스 병원에서 산모와 아기가 이런 최고의 조치를 받을 수 있을지 여부는 당직 의사가 누구인가에 달려 있었다. 그래서 치루볼루는 텍사스주의 비영리 의료시스템인 베이어 스콧 앤 화이트 헬스Baylor Scott and White Health에 보살핌을 표준화하는 프로토콜을 도입했다. 그리고 그 영향을 측정하기 위해 결과 데이터를 수집했다.

자연의 힘

나는 아르피타 치루볼루에게 탯줄을 보자마자 바로 잘라야 했던 의대생 시절의 경험을 들려주었다. 그녀가 고개를 저으며 미소를 지었다. 그녀는 아기가 엄마 뱃속에서 나온 뒤 첫 몇 분 동안 공급되는 피는 그냥 피가 아니라고 설명했다. 그 혈액 안에는 줄기세포, 태아혈색소(산소 전달 증강), 영양분, 면역강화 항체 등이 풍부하게 들어 있다. 그녀의 병원에서 여러 해에 걸쳐 탯줄 절단 시간을 늦추는 것을 표준화한 결과,

아기들이 정맥으로 수액을 맞아야 할 필요가 생기거나 감염에 걸릴 가능성이 낮아지는 것을 확인할 수 있었다.

탯줄 절단 시간을 지연시켜 아기가 엄마로부터 추가로 혈액을 공급받았을 때의 이점은 미숙아에게서 더욱 크게 나타났다. 탯줄 절단 시간을 늦춘 아기는 수혈이 필요해질 가능성이 훨씬 낮았고,[10,11] 인공호흡기가 필요해질 가능성[12]과 혈압을 높이기 위해 혈압상승제를 복용해야 할 가능성, 신생아 집중치료실에 입원할 가능성[13]도 낮았으며, 병원에 입원하는 기간도 짧아졌다. 그녀는 이런 연구 결과들 여러 건을 의학문헌에 발표했다. 또한 그녀의 연구는 제왕절개의 사례에서도 탯줄 절단 지연이 이롭다는 것을 보여주었다.[14] 그녀는 탯줄이 얼마나 소중한지 보여주기 위해 출산 후 탯줄 절단을 60초 늦추면 45초 늦추었을 때보다 더 나은 결과가 나온다는 연구를 발표했는데, 이는 조금이라도 더 지연하는 것이 도움이 됨을 보여준다.[15] 내가 그녀를 만난 이후로도 2분을 기다리는 것이 30초를 기다리는 것보다 더 낫다는 임상연구 결과가 나왔다.[16] 2023년에는 호주의 한 연구에서 탯줄 절단 지연이 미숙아의 사망 위험을 절반으로 낮출 수 있다는 결과가 나왔다.[17,18] 만약 이런 효과가 있는 약이 있다면 모든 산모가 이 약을 복용해야 한다는 얘기가 나왔을 것이다.

치루볼루는 이 중요한 분만의 원칙을 정말 간단하게 실천할 수 있다는 사실에 감탄했다. "이것은 정말 놀라운 개입 방법이에요. 하지만 의사들이 아기를 한시라도 빨리 검사실로 데리고 가고 싶어 하는 바람에 수십 년 동안 무시되어왔습니다. 탯줄 절단 시간을 늦추는 것이 아기에게 좋다는 사실은 오래전부터 알려져 있었어요. 하지만 우리가 일을 빨리 처리하려고 서두르는 바람에 외면했죠. 이런 개입에 돈이 한 푼도 들지 않는다는 것 역시 놀라운 점입니다."

장기적인 이점도 있다. 치루볼루는 잘 알려지지 않은 2022년 연구를 보여주었다. 이 연구에 따르면 탯줄 절단 지연은 아기의 뇌 발달에 도움이 될 수 있다고 한다. 연구자들이 만으로 한 살이 된 아기들을 대상으로 MRI를 촬영해보니 탯줄 절단을 늦추었던 아기들은 운동기능, 시각/공간 인지, 감각 처리와 관련된 중요한 뇌 영역에서 수초_{myelin}* 함량이 더 높은 것으로 나왔다.[19] 놀라운 일이다.

"탯줄 절단 지연이 얼마나 자주 시행되고 있나요?" 내가 치루볼루에게 물었다.

"지난 10년 동안에 변화가 있었습니다. 지금은 미국의 출산 건수 중 대략 90퍼센트 정도에서 시행되고 있지만, 그것을 올바른 방법으로 하는 것 역시 중요합니다." 그녀는 적어도 1분은 기다려주는 것이 좋다고 아니면 탯줄에서 맥박이 멈추거나, 탯줄이 하얗게 변할 때까지 기다리는 것이 좋다고 했다. 그녀는 보통 탯줄이 아직 맥박이 뛰는 동안에는 산모가 가슴에 아기를 안고 있게 한다고 말했다. 동시에 이것이 절대적인 규칙은 아니라는 점을 짚었다. 어떤 아기는 응급소생술이 필요해서 탯줄을 즉시 잘라야 하는 경우도 있기 때문이다.

---

* 신경섬유를 감싸고 있는 지방층으로 전기 신호의 전달 속도를 높이는 역할을 한다.

아주 흔한 문제들

10년 전 나는 조카가 태어나는 모습을 지켜보았다. 의사들은 바로 조카의 탯줄을 자른 다음 그를 집중치료실로 데려가 이틀 동안 머물게 했다. 그동안 내 누이는 아기를 보지 못했다. 내가 조카를 왜 신생아 집중치료실로 데려가는 것이냐고 묻자, 의사들은 아기가 "전환에 어려움이 있어서" 그렇다고 대답했다. 그게 무슨 말이냐고 다시 물었더니 몇 가지 내용을 포함한 의미라고 했다. 심박수가 살짝 높고, 호흡이 조금 불규칙하고, 빌리루빈bilirubin 수치가 조금 높다는 것이었다.

나는 실제 빌리루빈 수치를 확인한 다음, 수치가 높다기보다는 경계선에 걸쳐져 있을 뿐이니 조카가 겪는 '전환의 어려움'을 치료하는 제일 좋은 방법은 엄마의 품에 안겨주는 것이라고 말했다. 내가 보기에 조카가 이런 전환 문제를 겪는 이유는 의사들이 옥시토신oxytocin을 투여해서 분만을 유도했기 때문인 것 같았다. 이 약물이 조카의 심박수를 올렸을 가능성이 높았다.

조카는 모유를 수유하는 데 오랫동안 애를 먹었다. 나는 출산 시 과도한 의료 개입으로 더 심해졌다고 생각한다. 나는 이때 관찰한 내용을 치루볼루에게 얘기했고, 그녀는 출생 직후 며칠 동안 엄마와 떨어져 있던 아기는 실제로 장시간의 분리 때문에 모유 수유에 정착하는 데 어려움을 겪을 수 있다고 했다. 그리고 내 조카에게 일어났던 일이 미국에서는 흔한 것이라고 말했다. "대부분의 아기에게 전환하기 제일 좋은 장소는 피부를 맞댄 엄마의 품입니다." 그녀는 이렇게 말하고, 지난 수십 년 동안 의학기술에 너무 의존해온 결과 이런 중요한 사실이

간과되어왔다고 덧붙였다.

엄마와 아기는 함께

근무하는 병원의 신생아 집중치료실 책임자가 된 아르피타 치루볼루는 신생아를 산모와 분리하는 일상적 관행을 끝내고 싶었다. 그래서 2012년에 새로운 절차를 도입했다. 신생아를 위한 아기 침대를 산모의 병실마다 배치한 것이다(그 바람에 의사들이 회진 돌기가 더 번거로워졌지만, 엄마가 아기를 안고 수유하기는 더 쉬워졌다). 의사 중에는 새로운 방식이 마음에 안 드는 사람도 있었다. 한 의사는 그녀에게 이렇게 불평하기도 했다. "여기가 아프리카인가요?"

이 말에 그녀는 이렇게 대답했다. "아프리카에도 우리가 배울 만한 좋은 것이 있습니다. 배울 게 있으면 배워야죠."

몇 년 후에 그 의사는 치루볼루에게 자기도 새로운 시스템이 마음에 든다고 말했다.

신생아와 엄마 사이의 **유대감**에는 무언가 마법 같은 것이 있다. 치루볼루와 나는 우리가 그것을 완전히 이해하지 못하고 있으며, 의학적으로 측정할 수는 없지만 거기에는 막강한 힘이 있다는 대화를 나누었다.

현대 의학이 피부 접촉의 이점을 재발견하게 된 것은 1970년대에 콜롬비아의 한 마을 간호사가 보고타의 두 소아과 의사에게 제안한 아이디어 덕분이다. 소아과 의사 에드가르 레이Edgar Rey와 엑토르 마르티네스Héctor Martínez는 그 아이디어가 마음에 들었다(인큐베이터가 부족한 상황이라 더욱 그랬다). 그들은 그 아이디어를 미숙아 돌봄에 도입하기 시작했다. 오래지 않아 피부 접촉 기법을 사용했을 때 미숙아의 사망률이 70퍼센트 감소하는 것을 목격했다.[20] 두 사람은 이 기법을 암컷 캥거루에 비유했다. 암컷 캥거루는 작은 새끼를 낳은 다음 배에 있는 주머니에서 키운다. 주머니가 천연의 인큐베이터 역할을 하는 것이다. 이런 단순한 기법이 아기들의 목숨을 구했지만, 이 개념을 모욕으로 받아들이는 의사가 많았다. 의사들은 객관적인 근거도 없이 신랄한 비판을 가하며 두 사람을 깎아내리려 했다. 그중에는 '유대류 엄마라는 미신Myth of the Marsupial Mother'이라는 제목의 《랜싯》 기사도 있었다.[21]

몇 년 후 짐바브웨에서 일하던 스웨덴의 선교사 의사 닐스 버그만Nils Bergman 박사가 다시 한번 의학문헌에서 이런 개념을 제안하려 했다. 그는 당시 현대 의학이 요구했던 것처럼 아기를 태어나자마자 엄마와 떼어놓는 것이 부자연스럽게 느껴졌다. 1994년에 그는 저체중아 치료를 위한 '캥거루 기법'에 대한 논문을 발표했다.[22] 서구 주류 의학계의 의사들은 버그만 박사의 후진적 접근을 비판하며 자신들의 신생아용 인큐베이터와 기술적 우위를 자랑했다. 이 논란은 수십 년 동안 이어졌고, 미국에서 피부 접촉 프로토콜은 거의 채택되지 않았다.

경력 내내 치루볼루는 과학적 데이터, 자신의 임상 관찰, 직관을 통해 피부 접촉 시간의 이로움에 대해 확신하고 있었다. 하지만 이런 프로토콜이 그녀의 병원과 그 계열 병원에서 널리 채택되지는 않았다. 그래서 2015년에 그녀는 안전하게 실행이 가능할 경우 모든 신생아가 산모와 2~12시간 동안 피부 접촉을 하도록 하는 정책을 시행했다. 아빠들에게도 피부를 접촉하며 아기를 안는 법을 가르쳤다. 그 시간은 길수록 더 좋지만 산모가 수면 부족으로 많이 피곤한 경우에는 아기를 안전하게 안을 수 있도록 도와주어야 할 수도 있다고 했다.

그러자 믿기 어려운 결과가 나왔다. 모유 수유가 25퍼센트 증가하고,[23] 아기가 신생아 집중치료실로 향하는 경우가 50퍼센트 감소했으며, 산모의 산후 우울증도 50퍼센트 줄어들었다.[24] 아기를 안는 것이 엄마에게는 최고의 항우울제인지도 모른다. 치루볼루는 오랫동안 피부를 맞대고 안겨 있던 아기는 심박수, 혈압, 심지어 혈당 수치도 더 정상적으로 나왔다는 데이터를 보여주었다.[25, 26]

"잠깐만요." 내가 끼어들었다. 피부 접촉 시간이 아기의 심박수와 혈압을 정상으로 만들어주는 것은 이해할 수 있었다. 하지만 혈당 수치도? 나는 그 메커니즘을 이해할 수 없었다.

"엄마가 아기를 안고 있을 때는 아기의 스트레스 호르몬이 별로 안 올라가요. 스트레스 호르몬(우리가 '코르티코스테로이드'라 부르는 것)은 혈당 수치를 높입니다. 투쟁-도피 스트레스 반응fight-or-flight stress response• 때문이죠." 치루볼루의 설명이었다.

아하! 듣고 보니 이해가 됐다. 내 가엾은 조카가 제일 먼저 생각났다. 조카는 태어나자마자 엄마와 떨어지면서 아마도 스트레스 호르몬이 필요 이상으로 높아졌을 것이다.

치루볼루는 자신의 연구 결과를 발표했고, 전국의 의료 단체들

• 긴급한 위협과 마주했을 때 맞서 싸우거나 도망갈 수 있는 몸 상태를 만들기 위해 활성화되는 생리적 반응. 생존을 위해 진화한 반응이지만 현대에는 이런 반응이 만성화되면서 건강에 부정적인 영향을 미치고 있다.

이 여기에 주목하기 시작했다. 장시간의 피부 접촉이 아기의 혈당 수치 조절에 도움을 준다는 것을 밝힌 그녀의 2017년 연구 결과는 모유수유의학회Academy of Breastfeeding Medicine의 전국 지침에도 포함되었다. 2023년, 세계보건기구는 저체중아 및 미숙아는 출생 직후부터 하루 8~12시간 동안 산모와 피부 접촉을 하도록 권고하는 광범위한 지침을 발표했다.[27] 오늘날까지도 일부 병원에서는 이런 피부 접촉 기법을 '캥거루 돌봄kangaroo care'이라고 부른다.

치루볼루는 아픈 신생아에게 첨단 의료를 제공하는 데 뛰어난 신생아 전문의일 뿐만 아니라, 의료서비스를 좀 더 인간적으로 만들 수 있다고 믿는 사람이기도 하다. 아기가 신생아 집중치료실에 들어가야만 하는 경우, 그녀는 아기를 살리고 장애를 막기 위해 현대 의학의 힘을 총동원한다. 하지만 그런 고급 의료를 제공하느라 바쁜 와중에도 그녀는 엄마가 살을 맞대고 아기를 안을 수 있는 시간을 마련해준다. 심지어 아기가 인공호흡기를 착용하고 있을지라도 말이다.

치루볼루는 이렇게 말했다. "미숙아로 태어나는 것은 질병이 아니에요. 그냥 시간이 좀 일렀던 것뿐입니다. 미숙아들도 모유를 먹고, 엄마와 함께 있을 권리가 있어요."

마이크로바이옴 경보

현대에 들어 대부분의 기간 동안 의사들은 모든 미숙아에게 통상적으로 항생제를 투여했다. 안타깝게도 이런 관행이 오늘날까지도 이어지고 있다. 위스콘신대학교의 신생아 전문의였던(지금은 은퇴한) 프랭크 그리어Frank Greer가 내게 말하기를, 자기가 1970년대에 레지던트로 있을 때는 항생제 과잉 처방이 참 흔했다고 했다. 앞에서도 보았듯이 의사들이 항생제는 부작용이 없다고 생각했기 때문이다. 항생제가 지나치게 남용되다 보니, 그리어가 위장관 감염을 살펴보려고 한 아기의 대변을 검사했을 때 세균이 전혀 없다는 결과가 나오기도 했다. 바꿔 말하면, 미숙아에게 항생제를 하도 많이 써서 무균 대변이 만들어졌다는 것이다.

아르피타 치루볼루도 레지던트 시절에 환자의 대변에 세균이 없다는 결과를 보았던 기억이 있었다. 내가 대화를 나누었던 다른 신생아 전문의들도 마찬가지로 무균 대변을 본 적이 있다고 했다.

나는 치루볼루에게 미숙아에게 정말로 항생제가 필요한 경우가 얼마나 되는지 물어봤다. 그녀는 이렇게 대답했다. "드물어요. 항생제를 투여하려면 합당한 이유가 있어야 해요." 예를 들어, 일부 신생아는 태반의 세균 감염으로 위험해질 수 있다. 이런 경우에는 즉각적으로 항생제 치료를 시작해야 한다. 하지만 모든 미숙아를 대상으로 마구잡이식 항생제 처방을 하면, 마이크로바이옴이 자리를 잡기 시작하는 시점에 변화를 주어 해를 입을 수 있다. 2018년에 《미국의학협회 저널》에 나온 한 연구에 따르면, 감염이 의심되어 정말로 항생제가 필요한 경우는 약 10~20퍼센트에 불과한데도 94퍼센트의 미숙아에게 항생제가 투여되고 있다.[28] 마찬가지로 불편한 사실이 있다. 신생아가 감염이 없음을 보여주는 검사 결과가 나왔을 때도 절반이 넘는 아기들이 또 다시 반 주 이상 추가로 항생제를 계속 투여받았다는 점이다. 마이크로바이옴에 대해 공부한 이후, 항생제 때문에 마이크로바이옴에 영향을 받은 아기들의 수치에 대한 최근 통계를 보았을 때 나는 정말 화가 치솟았다. 우리는 오피오이드 위기 때와 비슷한 불합리한 항생제 처방을 목격했다. 적절성의 위기를 겪고 있는 것이다.

치루볼루는 마이크로바이옴의 중요성을 굳게 믿고 있다. 항생제는 목숨을 구할 수 있지만, 마이크로바이옴도 바꿔놓는다. 그녀가 항생제가 더 이상 필요하지 않다는 검사 결과가 나오자마자 항생제 투여를 중단하라고 가르치는 이유도 이 때문이다. 내 전문 분야에서도 보아온 일이지만, 의사들의 머릿속에서 항생제 투여 중단은 뒷전으로 밀려나는 경우가 많다. 그 바람에 많은 환자가 필요 이상으로 오랫동안 항생제를 투여한다. 그녀가 말했다. "우리는 아기들에게 건강한 마이크로바이옴을 조성해주려고 정말 열심히 노력하고 있어요."

치루볼루의 이러한 철학이 아기들에게 초유를 먹이기 위해 시행한 프로토콜의 바탕이 되었다. 초유는 산모가 처음 분비하는 영양이 풍부한 모유다. 그녀의 병원에서는 생후 첫 '황금 시간대golden hour'*에 도유 수유를 하도록 장려한다. 의학적 이유로 아기가 산모와 떨어져 있어야 하는 경우라면 의료진이 산모에게 초유를 주사기에 담아달라고 요청해서, 신생아 집중치료실에서 마이크로바이옴의 씨앗을 아기에게 심어주는 데 사용한다.

치루볼루는 건강한 신생아는 하루 동안, 미숙아는 일주일 동안 목욕

---

* 신생아의 면역 형성, 애착 형성 등 이점을 극대화할 수 있는 출생 직후 1시간을 의미한다.

을 시키지 않는 관행도 다시 되살렸다. 다소 불결하게 느껴질 수도 있다. 그녀는 어째서 이런 관행을 권장하는 것일까? 신생아는 양수의 단백질층으로 뒤덮여 있는데, 이것은 체온을 유지하는 데 도움을 주고 건강한 마이크로바이옴의 씨앗이 되어줄 세균을 담고 있다. 이런 마이크로바이옴이 건강하게 형성될 수 있도록 일부 병원에서는 이 아이디어에서 한발 더 나아가고 있다. 이들은 제왕절개로 태어나는 신생아의 피부에 엄마의 질액을 발라주는 것이 잠재적으로 이점이 있는지 연구 중이다(엄마가 인체유두종바이러스HPV나 임질 같은 감염이 없다는 전제하에).[29]

의대생 시절에 내 업무 중 하나는 신생아를 씻기는 일이었다. 그래야 차트에 나와 있는 항목을 체크한 다음 엄마에게 반짝이는 신상품 같은 아기를 안겨줄 수 있었기 때문이다. 그 과정에서 내가 아기의 체온을 유지하고 건강한 마이크로바이옴의 형성을 촉진하는 양수 층을 씻어내고 있었을 줄은 꿈에도 몰랐다.

적절성의 측정

일부 병원에서는 이 장에서 소개한 최선의 진료방식이 어떻게 수행되고 있는지 알아보기 위해 데이터를 수집하고 있다. 신생아에게 항생제가 필요한 경우도 있지만, 모두가 그런 것은 아니다. 어떤 아기는 긴급 소생술을 위해 즉시 엄마와 떨어져야 하지만 모두가 그런 것은 아니다. 일부 아기는 제왕절개로 태어날 수밖에 없지만, 모두가 그런 것은 아니다. 개입 비율은 다양하게 나타날 수밖에 없지만 어떤 제한 안에서 이루어져야 한다. 세계보건기구에 따르면 의학적으로 제왕절개가 필요한 경우는 임신 중 대략 10~15퍼센트 정도다. 하지만 미국 병원에서는 그 비율이 두 배에 달한다. 브라질 같은 일부 국가에서는 이 통계치가 50퍼센트를 넘어간다.[30] 다른 많은 국가에서도 개인병원에서의 거의 모든 분만은 제왕절개로 이루어지고 있다. 내가 최근에 이집트에 다녀왔을 때도 비슷한 상황이었다. 환자들은 자연분만이나 제왕절개나 결과에 차이가 없다는 말을 듣는다.

내가 참여했던 의사 컨소시엄은 현재 기준 비율을 정하는 중이다. 기준 비율을 넘어서면 철저한 검토가 필요하다. 그것을 초과하는 의사는 해당 의료 행위에 대해 면밀한 임상 검토가 요구된다고 표시된다. 예를 들어, 이 연합체에서는 저분만 위험에서 제왕절개 기준 비율을 25퍼센트로 설정했다. 연간 제왕절개 비율이 25퍼센트가 넘는 의사는 동료들로부터 개별 제왕절개 사례에 대해 면밀한 검토를 받게 된다. 조산사가 분만을 거드는 동안 대기하고 있다가 필요할 때만 호출되어 제왕절개를 하는 의사는 여기서 예외로 한다. 우리는 제왕절개 비율이 0퍼센트인 의사에서 90퍼센트 이상인 의사까지 확인했다. 그리고 다음과 같은 뉴욕주 산부인과 의사들의 제왕절개 비율 분포를 주지사의 주요 보건 관계자들과 공유했다.[31]

이런 정밀한 데이터를 활용하면 의료의 질을 높이면서 해롭고 비용이 많이 드는 낭비를 줄일 수 있다. 보통 GAM으로 불리는 우리 컨소시엄은 40개 의료 전문 분야에 걸쳐 임상 패턴을 살펴보는 이와 유사한 척도 수백 가지를 만들어냈다(이 사업에 대한 구체적인 내용은 gameasures.com에서 확인할 수 있다).

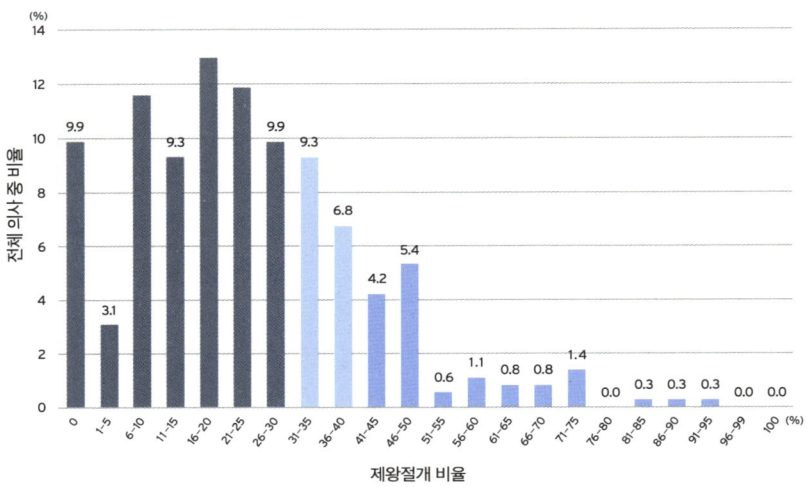

(윌 브룬Will Bruhn, 글로벌 적절성 척도Global Appropriateness Measures, 저위험 분만 시술을 대량으로 하는 뉴욕주 의사 354명에 관한 데이터)

의과대학은 여러 가지 일들을 아주 잘하고 있다. 하지만 의료의 적절성에 대한 교육은 그리 신통치 못하다. 종래의 의료품질 척도는 의사들이 이미 수행한 일을 측정할 뿐, 그 의학적 개입이 정말 필요한 것이었는지는 포착하지 못한다. 그 결과, 우려스러운 진료 패턴이 과도하게 사용되는 영역이 있어도 감지하지 못하고 지나가는 의학 분야의 사각지대가 생긴다.

내 책 『우리가 지불하는 가격The Price We Pay』에서 소개한 적절성 측정의 아이디어가 이제는 보건의료 전반에서 의료의 질을 새로운 차원에서 평가할 수 있는 수단으로 떠오르고 있다. 현재 수백 가지 적절성 척도가 적용되고 있으며, 빅데이터를 이용해서 극단적인 이상치를 보이는 임상 패턴을 선별하고 있다. 이런 정보는 요즘 병원들이 의료품질 개선에 활용하고 있으며, 1차 의료기관들과 환자 관리자들 또한 진료를 적절하게 잘 수행하는 의사에게 환자를 의뢰하기 위해 사용하고 있다. 요즘의 보건의료 분야는 큰 딜레마를 마주하기 시작했다. 이제 탄탄한 척도를 바탕으로 진료의 적절성을 측정할 수 있게 됐으니, 우리에게 그런 데이터를 살펴보아야 할 도덕적 의무가 생긴 것이 아니냐는 얘기다. 나는 그렇다고 생각한다.

단 한 번의 제왕절개도 문제라고?

요즘에 산부인과에 퍼져 있는 흔한 고정관념 중 하나는 한 번 제왕절개를 하면 그 후로는 죽 제왕절개로 아이를 낳아야 한다는 것이다. 이런 생각은 1990년대에 대중화됐다. 여기에는 제왕절개를 했던 사람이 자연분만을 시도하다가 자궁이 파열된 사건을 대문짝만하게 보도했던 신문기사가 큰 영향을 미쳤다. 하지만 이런 사례는 극히 드물다. 경우에 따라서는 이것이 산부인과 의사나 산모가 맘 편하게 제왕졀개를 **선택할** 수 있는 핑곗거리가 되어주기도 했다(산부인과 의사가 자연분만을 위해 대기하면서 밤을 홀딱 새고 쪽잠을 자다 보면 비참해질 수 있다). 2006년에는 한 번 제왕절개를 하면 평생 제왕절개를 해야 한다는 통념이 산부인과뿐만 아니라 대중의 생각도 지배하고 있었다. 그해에 진행된 한 연구에서는 제왕절개 경험이 있는 여성이 자연분만으로 아이를 낳는 경우가 1퍼센트도 안 됐다.[32] 하지만 요즘에는 안전한 상황에서 자연분만을 시도했을 때 찾아오는 이점에 대해 새로이 인식하게 됐다. 사실 내가 아는 한 산부인과 의사는 첫째 아이를 제왕절개로 낳은 여성이 연이어 여덟 명의 아이를 자연분만으로 출산하는 것을 거들었다.

2014년에 《월스트리트저널》에서는 제왕절개 후 자연분만을 원한 산모의 이야기를 보도했다. 그녀가 찾아간 병원에서는 제왕절개 후 자연분만을 하지 않는 것이 원칙이었다. 그 여성은 자신의 상태를 평가해서 자연분만을 시도할 뜻이 있는 다른 병원을 찾아냈고, 아니나 다를까 두 번째 아이를 자연분만으로 성공적으로 출산했다. 이런 이야기가 나오면서 이 원칙에 대한 대중의 회의가 커졌다.

이 문제를 더 잘 이해하고 싶어서 나는 레슬리 핸슨 린드너Leslie Hansen Lindner에게 연락해보았다. 의대생 시절에 산부인과 로테이션을 돌다가 그녀를 처음 만났다. 시간대, 환자의 소득, 의료보험 가입 여부 등에 상관없이 항상 환자를 최우선으로 하는 그녀의 열정이 인상 깊었다. 출산에 관한 한 내가 그녀보다 신뢰할 수 있는 사람은 없다. 나는 그녀가 응급상황에서 의료진을 지휘하고, 환자와 공감하며 위로하고, 챗GPT보다 뛰어난 기억력으로 환자들에게 연구 결과를 인용해 설명하는 모습을 목격했다. 그녀가 자기 분야의 모든 사안에 대해서 객관적으로 모든 선택지를 제시한 다음, 본인이 추천하는 바가 있을 때는 신중하게 자신의 입장을 밝히는 모습을 지켜보며 나는 임상에서 이런 스타일을 본받으려 노력하고 있다. 그녀가 얼마나 날카로운 사람인지 보여주는 예가 있다. 핸슨 린드너는 앞서 2장에서 다루었던 여성 건강 이니셔티브가 호르몬 대체요법이 유방암을 일으킨다는 잘못된 주장을 펼쳤을 때 바로 그 지도자들에게 문제를 제기했다.

핸슨 린드너는 현재 노스캐롤라이나주 샬럿에서 산부인과 의사로 바쁘게 살고 있다. 이곳에서 그녀는 지역 기반 비영리 의료시스템 아트리움 헬스Atrium Health의 산부인과 과장 및 의료품질관리위원회 의장을 맡고 있다. 나는 그녀에게 전화를 걸어 여성이 한 번 제왕절개를 하면 그 후로는 항상 제왕절개를 해야 한다는 것이 사실인지 물어봤다.

"사실이 아니에요, 마티. 저의 제왕절개 후 자연분만 성공률은 80퍼센트예요." 그녀의 대답이다. 그녀의 환자 중 상당수가 고위험군에 속하는데도 이런 성공률이 나온 것이다. 미국에서 여성이 제왕절개 후 자연분만을 시도할 때 그 성공률은 전국적으로 60~80퍼센트에 이른다.[33]

제왕절개 후 자연분만으로 되돌아가려는 움직임은 2006년에 탄력을 받았다. 그해에 미국국립보건원에서 나온 논문은 의사와 대중에게 출산과 관련한 결정을 내릴 때는 자궁 파열에 대한 근시안적인 공포뿐만 아니라 다른 여러 가지 요인을 함께 고려해야 한다는 것을 상기시켰다. 한 산부인과 의사 단체에서 온라인에 제왕절개 후 자연분만 계산기를 만들어서, 한 번 제왕절개를 하면 이후로 계속 제왕절개를 해야 한다는 상식이 사람들이 생각하는 것처럼 과학에 근거한 절대적인 원칙이 아님을 이해할 수 있게 도왔다.[34]

모든 여성에게 유도분만이 필요할까?

"당신이 살펴보아야 할 것이 한 가지 더 있어요." 만남을 마무리하면서 핸슨 린드너가 말했다. "존스홉킨스에 있는 당신의 연구진한테 ARRIVE 시험을 검토해보라고 하세요."

아, 맞다. ARRIVE 시험이 있었다. 유도분만은 기존에는 필요할 때만 가끔씩 사용하던 방법이었는데, 2018년에 발표된 이 획기적인 연구 때문에 직관과 달리 모든 저위험 임신에서 새로운 치료의 표준으로 자리 잡게 됐다.[35]

이 연구는 대략 6000명의 저위험 임신 여성을 임신 38주차가 되었을 때 무작위로 두 집단으로 나누었다. 절반은 39주차에 분만을 유도하는 피토신Pitocin* 등의 약물을 투여했고, 나머지 절반은 오랜 세월 의사들이 해왔던 것처럼 여성이 스스로 분만에 들어갈 때까지 기다리는 방식으로 진행했다(몇 건의 예외는 있었다). 《뉴잉글랜드 의학저널》에 발표된 이 연구는 정례적으로 유도분만을 시행한 경우 합병증을 덜 겪었다고 주장했다. 하지만 이상하게도 이 연구는 상관없는 결과들을 합쳐서 그 우월성을 주장했다. 그 결과들은 자체로 보았을 때도 통계적으로 유의미하지 않은 것들이었다. 그리고 대부분의 산부인과 의사가 안전하다고 생각하는 기준(임신 42주가 지나도록 분만이 늦어지면 해롭다고 알려져 있다)보다 훨씬 길게 분만 지연을 허용함으로써 결과를 왜곡했다. 이 연구

---

* 합성 옥시토신의 제품명.

는 애초에 자연분만을 기다리는 쪽이 불리해지도록 설계된 것 같았다.

나는 그 연구 논문을 복사해서 우리 연구진에게 나눠주고 실험의 방법론에 대해 검토하도록 했다. 회의에 나온 두 명의 통계학자가 곧바로 똑같은 문제를 제기했다. 합병증들을 묶어서 그룹화하는 방식을 짚은 것이다. 드물게 일어나는 사건들을 그룹으로 묶는 것은 잘 알려진 연구 결과 '마사지' 방법이다. 이것은 통계적으로 유의미한 차이를 보이지 않는 연구를 가져다가 유의미한 차이가 보이도록 만드는 방법이다. 우리 연구진은 이 연구가 중대한 한계를 가지고 있다고 결론 내렸다. 그중 일부는 심지어 저자들도 논문에서 인정하고 있는 부분이었다. 우리 연구진은 《뉴잉글랜드 의학저널》에서 이 연구의 게재를 거부했어야 한다고 생각했다.

설계에 결함을 안고 있음에도 불구하고 이 연구는 미국의 진료방식을 변화시켰다. 2018년부터 일부 병원에서는 임신 39주차가 되면 모든 저위험 임신 여성에게 유도분만을 실시하는 것을 정례화했다. 여기에 ARRIVE 시험이 한몫했다. 하지만 핸슨 린드너와 다른 많은 의사들은 자신의 진료방식을 바꾸지 않았다.

2023년에 발표된 후속 연구에서는 ARRIVE 시험이 발표된 이후로 유도분만의 건수가 증가했지만 합병증 발생 비율이 감소하지 않았음을 지적하며, ARRIVE 논문 저자들의 예측을 반박했다.[36] 반복연구를 통해 ARRIVE 연구와 충돌하는 결과가 나온다고 해도, 그것이 《뉴잉글랜드 의학저널》의 연구를 바탕으로 한 현재의 임상 관행이 뒤집히는 첫 사례는 아닐 것이다.

지난 20년 동안 마케나Makena라는 약물은 조산을 막아 미숙아를 예방할 수 있는 최초의 약으로 칭송받았다. 오랜 기간 이 문제를 예방할 수 있는 방법은 전무했다. 이 약은 《뉴잉글랜드 저널》의 한 연구를 바탕으로 2011년에 FDA로부터 신속 승인을 받았으며,[37] 약 25만 명의 여성에게 처방됐다. 그중에는 메디케이드Medicaid* 혜택을 받는 저소득층 여성이 많았다. 하지만 그 후 FDA의 과학자들이 그 연구의 중요한 결함을 지적했고, 2021년에 발표된 더 개선된 연구에서는 그 약이 조산을 막는 데 있어 가짜 약보다 나을 것이 없다는 결론이 나왔다. 한마디로 효과가 없다는 뜻이다. 2년 반 후 FDA는 마케나를 시장에서 철수시켰다(약을 철수시키는 데 2년 반이나 걸린 이유도 이야기하자면 길다. 이것은 FDA의 관료주의를 보여주는 사례다)[38]

내 친구는 출산을 위해 산부인과를 알아보면서, 내가 조언한 대로 후보로 물색 중인 산부인과 의사들에게 정례적으로 모든 저위험 임신 여성에게 임신 39주차에 유도분만을 시행하는지 물어보았다. 한 산부인과 의사는 그렇다고 말하면서, 마치 교리를 외우듯이 ARRIVE 연구 결과를 로봇처럼 인용했다. 다른 산부인과 의사는 ARRIVE 연구에 대해 살짝 우려를 표현하면서 신중하게 대답했다. 나는 친구에게 후자의 의사를 택하라고 조언해주었다.

---

* 저소득층과 그 외 취약계층을 위한 미국의 의료보장제도.

과학적 의문

첨단 의학은 신생아의 생명을 구할 수 있다. 하지만 현대 의학이 신생아를 대상으로 흔히 행하는 처치 중 다수는 과학적 증거에 기반하지 않고 의학적 고정관념에 따른다. 심지어 일부는 과학과 상식에 정면으로 반하는 것도 있다.

의학적 처치가 필요한 신생아에게 실내 공기 대신 100퍼센트 농도의 산소를 투여하던 관행을 예로 들어보자. 이것이 시각장애를 일으킨다는 사실은 1952년에 이미 존스홉킨스의 안과 과장이었던 아날 파츠Arnall Patz 교수에 의해 밝혀졌다. 그는 이 발견으로 대통령자유훈장을 받았다. 그는 산소는 무조건 좋은 것이라는 기존의 통념에 과감하게 의문을 제기했다. 그는 성인에게 좋은 것은 분명 아이에게도 좋을 것이라는 가정에 과학적 의문을 제기했다.

그럼에도 이 해로운 관행은 미국소아과학회의 신생아 소생술 교육 프로그램Neonatal Resuscitation Program을 통해 계속 확산됐다. 2005년에 이르러서야 만삭아에 대한 지침이 변경됐다. 미숙아 관련 지침은 2010년이 되어서야 의사의 재량에 따라 21~100퍼센트의 산소를 투여할 수 있도록 하는 내용으로 변경됐고, 2015년에 미숙아 소생술 시 21~30퍼센트의 산소를 권장하는 내용으로 다시 바뀌었다.

나는 미숙아 때 받은 고산소 치료 때문에 시력이 영구적으로 손상된 의사 대니얼 헤르만에게 그의 생각을 물었다. 1952년에 나온 파츠 교수의 발견을 의료계가 온전히 실행에 옮기는 데 63년이나 걸린 것에 대해 어떻게 생각하느냐고 말이다.

"믿기 어려운 일이죠. 그럼 저도 두 눈으로 볼 수 있었을 텐데……. 고농도 산소가 시력을 손상시킬 수 있다는 사실을 이미 알고 있었던 거잖아요."

양극단을 오가는 진자

분만에 관한 현대 의학의 역사는 진자가 한 극단에서 또 다른 극단으로 어떻게 흔들리는지 보여준다.

수십 년 전에 신생아를 일주일 동안 병원에 입원시켜야 한다고 주장했던 의사들은 포로로 잡은 외계인처럼 아기들을 가두어두려고 작정했던 미친 과학자들이 아니었다. 이들은 그저 출산이 대단히 위험했던 지난 시절에 대응하려 했던 것뿐이다. 신생아 사망률에 대한 공식 집계가 처음 시작된 1915년에 미국에서는 전체 신생아 중 10퍼센트가 사망했다.[39] 산모와 아기가 병원의 통제된 환경 속에 머물도록 요구한 것은 이런 참상에 대응하기 위한 비상조치였다. 이것은 또한 신생아를 연구할 수 있는 기회이기도 했다. 주류 의학계는 아기의 소생술에 대해 배우고, 이를 표준화하기 시작했다. 그리하여 오늘날 신생아 사망률은 당시보다 93퍼센트 낮아졌다.

하지만 그와 동시에 의료계에 큰 맹점도 생겨났다.

우리는 '적절한 진료'라는 진자가 중앙에 얌전히 멈춰 있기를 바라지만, 그런 경우는 드물다. 바꿔 말하자면, 적절한 의료 개입과 인체의 자연적 경과 사이에서 완벽한 균형을 잡기는 대단히 힘들다. 안타깝게도 이 진자는 늘 극단을 오가며 크게 흔들리는 경향이 있다.

수치에 대해 솔직히 말하자면, 과거 세대 의사들이 실수를 많이 저질렀음에도 신생아 사망률은 급격히 감소해왔다. 하지만 이번에는 진자가 과도한 의료화 쪽으로 너무 크게 흔들렸다. 요즘 수천 명의 부모가 과거와 현재의 차갑고 기계적인 의료 관습에 실망해서 현대 의학에 대한 관심을 잃고 등을 돌리고 있다. 이들은 가정분만이나 의료의 개입이 없는 출산을 지나치게 미화하면서 그런 선택에 따라올 실질적인 위험은 무시해버린다. 가정분만이 의료 개입으로부터 더 자유롭고, 모든 것이 잘만 진행된다면 비용도 덜 들기는 한다. 하지만 가정분만은 신생아 사망의 위험을 세 배나 높인다.

이쪽이든 저쪽이든, 어느 한쪽으로 지나치게 치우친 진자는 정답이 될 수 없다. 극단적인 반작용은 삼가야 한다. 의학의 모든 영역에서 우리는 지금 진자가 어느 쪽으로 흔들리고 있는지 스스로에게 물어보아야 한다. 과잉 진료를 피할 수 있을까? 우리가 놓치고 있는 맹점은 무엇일까?

현대 의학이 사람의 목숨을 구하고 있는 것은 분명한 사실이지만, 세상에서 가장 오래된 의료 행위인 분만에서 인간적인 측면을 회복해야 할 필요성도 그만큼 커지고 있다.

8장

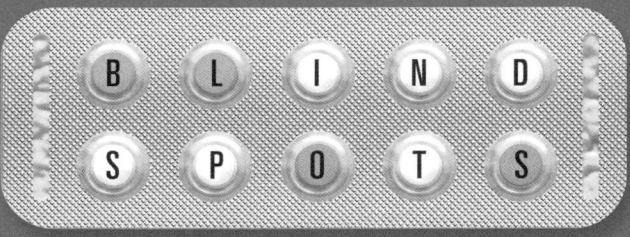

난소암의 진짜 기원
: 확신에 의문을 제기하다

불확실성은 불편한 상태다. 하지만 확신은 부조리한 상태다.

― **볼테르**_{Voltaire}

B는 산부인과 의사로 일하는 30년 내내 여성들에게 난소암에 걸렸다는 나쁜 소식을 전하기가 너무 싫었다. 난소암은 발견 시점에는 이미 치료가 어려운 경우가 많았기 때문에 세상에서 가장 치명적인 산부인과 암이다.[1] 더욱 실망스러운 점은 난소암에 대한 효과적인 선별검사가 나와 있지 않다는 것이다.[2]

B는 공감 능력이 뛰어난 사람이었다. 그는 자기 환자와 정서적으로 깊이 공감하는 성향이었다. 그는 해가 갈수록 난소암에 화가 났고, 그러다 보니 난소 그 자체에도 정말로 화가 날 지경이 됐다! 난소에 진저리가 나 있는 그의 관점에서 보면, 난소가 건강에 좋은 호르몬을 생산하고 말고는 중요하지 않았다. 그의 생각에 난소는 그 안에서 암을 키워 여성들을 공포에 떨게 만드는 아무짝에도 쓸모없는 존재였다. 가끔 수술실에서 배를 가르고 수술을 하다가 난소가 번들거리며 드러나면, 그는 잠시 멈춰서 적을 바라보는 군인의 눈빛으로 그것을 노려보고는 했다.

B는 출산 연령이 지난 모든 여성에게 어떤 이유로든 복부수술을 받을 일이 있으면 난소암 예방을 위해 난소도 함께 제거하는 것이 좋다고 설득하는 것을 자신의 사명으로 알았다. 그렇게 의사로 활동하는 동안

그가 떼어낸 난소는 수천 개나 됐다.

B의 견해는 지난 70년 동안의 일반적인 견해와 크게 다르지 않았다. 존스홉킨스의 산부인과 종양학 수석 전문의인 내 동료 레베카 스톤Rebecca Stone이 말하기를 자기도 경력 대부분의 기간 동안 똑같이 생각했다고 했다. 하지만 한 명의 여성으로서 그녀가 느끼는 감정은 더 복잡했다. 그녀는 성욕에서 체온 조절까지 모든 측면에서 그리도 중요한 기관이 사람의 생명을 그렇게 잔인하게 앗아갈 수 있다는 사실에 슬픔을 느꼈다. 여러 산부인과 외과의사들 역시 같은 얘기를 했다. 미국 전역에서 아무런 문제 없이 완벽하게 정상인 난소가 암 예방이라는 명목 아래 제거되어왔고, 지금도 제거되고 있다.

정상 난소를 제거해서 사람의 목숨을 살리자는 이 십자군 운동은 순조롭게 진행되는 듯했다. 최근에 우리를 겸손하게 만드는 극적인 발견이 이루어지기 전까지만 해도 말이다. 그 발견에 따르면, 난소암은 난소에서 생기는 것이 아니다.

의사들이 엉뚱한 기관을 표적으로 삼고 있었던 것이다.

말도 안 돼! 어느 날 오후에 병원에서 스톤이 이 새로운 연구 결과에 대해 설명하는 것을 듣고 나는 이렇게 생각했다. 심지어 몇 번 그녀의 말을 끊어야 했다. "그러니까 난소암이 난소에서 생기는 것이 아니란 말입니까?"

그렇다고 했다. 새로운 연구에 따르면 가장 흔한 형태의 난소암인 장액성 암은 나팔관에서 기원한다.

"하지만 병 이름이 **난소**암이잖아요. 어떻게 난소암이 난소에서 생기지 않을 수 있죠?" 그녀가 새로운 연구 덕분에 수세기 동안 이어져온 근본 가정에 변화가 찾아오고 있다고 말했다.

나는 깜짝 놀랐다. 이것이 정말 사실일까? 그렇다면 어째서 내가 이것을 이제야 알게 됐지? 그날 늦게 나는 미국 전역의 의사 친구들에게 전화해서 이 충격적인 발견에 대해 들어본 적이 있는지 물어보았다. 대부분 없다고 했다. 나는 이 주제와 관련된 연구들을 모두 찾아서 깊이 파고들어 봐야겠다고 마음먹었다. 먼저 내가 지난 십 년 동안 보았던 것 중 가장 놀랍고, 가장 흥미로운 연구에 뛰어들었다. 이것은 수백만 명의 여성에게 영향을 미칠 커다란 지적 충격이었다.

과학적 용기

1999년에 서던캘리포니아대학교의 병리학자 루이스 뒤보Louis Dubeau 박사는 급진적인 아이디어를 제안하는 논문을 발표했다. 그는 일부 난소암 세포가 난소세포에서 보이는 특징을 갖고 있지 않은 것을 관찰했다.[3] 큰 논란을 일으켰던 그의 논문 제목은 이렇게 묻고 있었다. '왕은 벌거숭이 임금님이었나?' 결과적으로 그 질문의 답은 '그렇다'였다.

2001년에 네덜란드의 한 병리학 연구진은 난소암 고위험군에 속하는 여성들의 난소를 제거해서 조사하다가 당황스러운 점을 발견했다. 전암세포 precancer cell 가 싹트고 있는 것을 찾아냈는데, 그 위치가 난스

• 암세포로 전환되기 전 단계의 세포.

가 아니었던 것이다. 그것은 몇 밀리미터 떨어진 나팔관 안에 들어 있었다. 이 나팔관은 난소와 함께 제거한 것이었다.[4]

하버드 의과대학 부속 다나-파버 암연구소의 병리학자 크리스토퍼 크럼Christopher Crum 교수는 네덜란드 연구진의 이 상식에 어긋나는 발견에 대해 들었다. '그걸 어떻게 믿어.' 처음에는 그도 이렇게 생각했다. 하지만 그의 멘토가 편견 없이 가설을 검증해보라고 권했다. 그래서 그는 더 광범위한 연구를 진행했고, 놀랍게도 장액성 암이 나팔관에서 온다는 것을 발견했다.[5]

구체적으로 말하면, 난관채라는 부위에서 온다. 난관채는 나팔관 끝에 달린 손가락처럼 생긴 돌기로, 난소 위에 걸쳐져 있다. 나는 크럼 교수에게 연락해서 그의 2006년 연구에 대해 대화를 나누었다. 그의 설명에 따르면 처음에는 그의 연구 결과를 받아들이지 않는 과학자가 많았다고 한다. 사실 그의 첫 논문은 게재를 거절당했다. 검토자들이 그 연구 결과에 혼란을 느끼며 너무 억지스러운 아이디어라고 생각했기 때문이다. 한 거절문은 이렇게 적혀 있었다. "저자들이 제안한 이론이 흥미롭기는 하나, 상당한 상상력을 필요로 합니다."

하지만 바로 그것이 크럼 교수가 수행한 연구의 핵심이었다. 이 거절문은 난소암은 난소에서 생기는 것이기 때문에 나팔관에서 왔을 리가 없다며, 이 발견을 전혀 이해하지 못하고 있음을 드러냈다.

크럼 교수는 내게 이렇게 말했다. "난소기원설을 좀처럼 놓지 못하는 동료들이 있지만 열린 마음을 가져야 합니다. 자신의 생각을 진화시키고자 하는 의지가 있어야 해요."

그러다가 2017년에 내 동료인 빅터 벨쿨레스쿠Victor Velculescu 박사가 우아한 연구로 난소기원설 논란을 더 명확하게 정리했다.[6] 존스홉킨스의 병리학 및 종양학 교수인 그는 크럼 교수 밑에서 수련받았던 펜실베이니아대학교의 연구자 로니 드랩킨Ronny Drapkin 박사와 공동연구를 진행했다. 이 두 사람은 난소암에서 보이는 유전적 변화가 그보다 몇 년 전에(어쩌면 훨씬 더 오래전에) 나팔관의 내벽세포들로부터 진화해 나온 것임을 발견했다. 암세포에서 유전적 '서명signature*'을 확인함으로써 이들은 난소암이 나팔관에서 기원했음을 분명하게 밝혀냈다.

새롭게 밝혀진 난소암의 기원

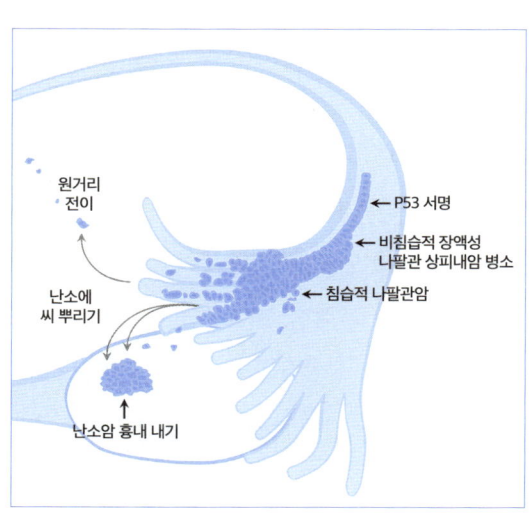

---

* 세포의 기원을 추적할 수 있는 고유한 유전적 패턴.

이런 연구 결과를 바탕으로 현재 대부분의 산부인과 의사들은 가장 흔한 유형의 난소암인 장액성 암이 나팔관의 내벽에서 생기는 것이라 인식하고 있다. 그곳의 세포들이 난소로 퍼지는 것이다. 이것은 이 암이 복강의 빈 공간으로 빠르게 확산되는 이유도 설명해준다.

지난 60~70년 동안 의사들은 난소암 예방이라는 명목 아래 전 세계 여성들로부터 수백만 개의 건강한 난소를 제거해왔다. 하지만 난소암의 진짜 기원이 밝혀지면서 그 예방과 치료에 엄청난 영향을 미쳤다. 사실 이 발견으로 이 분야가 송두리째 뒤집어지고 있다.

난소의 역할

기존에 의사들은 가임기가 지난 여성에게서는 난소가 아무런 기능도 하지 않는다고 생각했다. 하지만 이 생각 역시 오해였다. 난소가 폐경이 올 때까지 높은 수준의 호르몬을 생산한다는 것은 잘 알려져 있다. 하지만 호르몬 생산이 급격히 줄어드는 폐경 이후에도 여성은 여전히 **낮은** 수준의 호르몬을 생산하고, 이것은 심혈관 건강을 비롯해서 다른 건강상의 이득을 준다. 다시 말해, 폐경 이후에도 난소의 역할은 끝나지 않는다.

하지만 이런 사실은 오래된 의학적 통념과 정면으로 부딪친다. 이 통념은 여성의 건강 문제를 전반적으로 과소 평가해온 남성 위주의 전통적 사고방식과 일맥상통한다. 한 학회에서 이런 발견에 대해 함께 대화하던 남성 의사가 이렇게 묻는 것을 보고, 이런 사고방식이 지금도 계속 이어지고 있음을 알 수 있었다. "아이를 다 낳은 여성이 난소를 계속 유지하는 게 뭐가 그렇게 중요한 일이죠?"

나는 대답 대신, 여성 외과의사가 우리 남성들이 아이를 다 낳은 후에 이제는 필요 없는 것이라면서 고환을 떼어버리면 기분이 어떻겠느냐고 물어봤다.

그가 천천히 고개를 끄덕이며 얼굴을 찌푸렸다. 그도 이제 이해가 되는 듯했다.

건강한 난소를 제거하라는 권고가 당시로서는 최선의 과학적 근거에 기반한 선택이었다는 주장도 가능하다. 하지만 정말로 받아들이기 어려운 부분은 따로 있다. 바로, 폐경 후 난소의 역할이 과학적으로 명확히 밝혀진 지 수십 년이 지났음에도 외과의사들이 **여전히** 저위험 여성에게서 건강한 난소를 떼어내고 있다는 점이다.

내 임상에 찾아온 변화

나는 지금까지 존스홉킨스의 암센터를 수천 번 정도 들락거렸을 것이다. 하지만 그날은 유독 내 발걸음에 힘이 실려 있었다. 빅터 벨쿨레스쿠 박사를 만나 그의 2017년 연구에 대해 얘기하러 가는 길이었다.

벨쿨레스쿠 박사의 사무실에서 나는 그 연구에 대해 물었다. 그의 설명을 들어보니 그가 난소암의 기원에 대한 기존의 가정에 의문을 제기하게 된 이유 중 하나는, 이 잔인한 질병에 대해 현대 의학이 아무런 진척도 보이지 못하고 있었기 때문이었다. "수십 년 동안 난소암 치료에는 별다른 변화가 없었어요. 그것은 어쩌면 우리가 이 암의 기원과 관련해 엉뚱한 조직을 연구하고 있었기 때문인지도 모릅니다." 아! 충분히 가능성 있는 얘기였다.

난소암이 나팔관에서 기원한다는 발견은 그저 이론적 돌파구로 끝나는 것이 아니었다. 이 발견으로 찾아온 실질적인 이득도 컸다. 이제 환자가 난소를 제거해야 할 또 다른 이유를 갖고 있지 않는 한 의사들은 나팔관만 제거하고 난소는 그대로 둘 수 있다. 물론 이것도 여성이 아이를 다 낳은 이후에 생각할 수 있는 선택지다. 지금은 저위험 여성의 정상적인 난소를 제거하는 것이 지나친 처치였다는 것을 알고 있다.

이런 새로운 정보를 바탕으로 존스홉킨스 산부인과 외과의 모든 의사는 자궁적출 수술을 할 때 대부분 환자에게 나팔관은 제거하고 다른 특별한 사정이 없다면 난소는 남겨두는 선택지를 제안하고 있다. 마찬가지로 나팔관을 묶는 불임수술을 받으려고 병원을 찾아오는 여성들에게도 나팔관 결찰 대신 나팔관 제거를 권장하고 있다. (이 경우 난소가 온전히 남아 있기 때문에 마음이 바뀌었을 때 시험관 시술을 통한 임신이 가능하다.) 미국산부인과학회American College of Obstetricians and Gynecologists에서 지난 여성이 다른 산부인과 수술을 받을 때, 난소는 보존하고 나팔관만 제거하는 수술을 함께 받도록 권고하는 지침을 발표했다.[7,8] 미래에 난소암이 발생할 위험이 78분의 1 정도인데 나팔관을 제거하면 그 확률을 낮출 수 있기 때문이다.

나팔관은 생식 말고는 다른 기능이나 목적이 없는 몇 안 되는 해부학적 구조물 중 하나다. 그래서 이제 나는 여성 환자에게 담낭 제거 등의 복부수술에 대해 설명할 때 자녀 계획이 마무리된 경우라면 한 가지 상담을 더 추가한다. 환자가 산부인과 의사와 상담하도록 하여, 원래의 수술을 받는 동안에 나팔관 제거 수술을 함께 받을지 결정할 기회를 제공하는 것이다. 벨쿨레스쿠 박사, 산부인과 종양학 전문의 레베카 스톤 등으로부터 나팔관이 난소암의 기원이라는 새로운 연구 결과를 접한 이후로, 나는 단 15분의 추가 수술로 사람의 목숨을 잠재적으로 살릴 수 있다는 사실에 계속 놀라고 있다. 크게 바라보았을 때 나팔관 제거는 유방촬영술과 대장내시경을 **합친** 것보다 적어도 열 배 이상의 강력한 암 예방 효과를 나타낸다.

로니 드랩킨 박사는 난소암의 나팔관 기원을 발견한 것이 다양한 관점 수용의 중요성을 잘 보여주는 사례라 말했다. 그의 암 연구 대부분은 다른 의학 전문 분야, 물리학, 생화학, 유전학 등 서로 다른 배경을 가진 여러 과학자들로부터 아이디어를 구해서 이루어진다. 이렇게 하면 암의 비밀을 파헤칠 신선한 아이디어와 새로운 접근방식을 찾을 수 있다. 그는 이렇게 말했다. "상자 안에 갇혀 있지 마세요. 모두가 똑같은 것만 연구한다면 절대 새로운 것을 발견할 수 없잖아요."

드랩킨 박사는 현재 종양과 연결된 신경에 대해 연구 중이다. 그와 그의 연구진은 이 신경을 활성화하면 종양의 성장을 자극할 수 있음을 알아냈다. 이것이 새로운 암 억제 방법을 제시할 수 있을 것이다.[9,10] 진짜 멋지지 않은가!

진짜 원인 제거의 기회

캐나다와 독일 일부 지역에서는 가임기 이후 여성이 복부수술을 하는 경우 선제적으로 나팔관을 제거하는 것이 표준의 치료법으로 이미 자리 잡았다. 크리스토퍼 크럼 교수와 네덜란드의 병리학자들이 초기 연구 결과를 발표한 이후로 2010년부터 캐나다의 의사들은 새로운 임상 관행을 채용했다. 하지만 미국에서는 이런 관행의 도입이 더딘 편이다.

캐나다의 의사들은 환자의 치료 결과를 면밀히 추적하고, 그로부터 전 세계가 배울 수 있는 교훈을 이끌어내고 있다. 지난해에 브리티시컬럼비아대학교의 의사들은 여성 8만 명에게서 얻은 결과를 발표했는데, 그중 45퍼센트는 나팔관을 제거하는 실험군(난소를 온전히 보존)이고 55퍼센트는 대조군(자궁적출 수술을 받으면서 나팔관과 난소를 모두 온전히 보존)이었다.[11] 이들 중 장액성 암이 생긴 여성은 나팔관을 제거한 경우에는 단 1명이었던 반면, 나팔관을 제거하지 않는 경우에는 19명이었다. 바꿔 말하면 나팔관 제거가 치명적인 난소암 중 가장 흔한 장액성 암의 발생 비율을 93퍼센트 낮춰준 셈이다.

이 연구의 주저자인 질리언 핸리 Gillian Hanley 박사와 대화해보았는데, 그녀는 장액성 난소암이 나팔관에서 기원하는 것은 맞지만, 새로운 연구가 다른 두 아형의 암이 자궁(난소가 아닌)에서 기원할 수 있다는 것을 밝히고 있다고 했다. 나팔관 제거는 이런 암들이 퍼지는 경로를 차단해줄 가능성이 있다.

난소 자체에서 기원하는 종류의 종양도 있는데, 이것들은 일반적으로 덜 흔하고 양성에 가깝다. 그런 이유로 난소는 보존하면서 나팔관을 제거하는 수술이 전체적인 위험을 완전히는 아닐지라도 유의미하게 낮춰줄 것으로 여겨진다. 헨리 박사는 모든 종양 유형에 대해 전체적으로 위험이 80퍼센트 정도 감소할 것으로 기대된다고 말했다.[12,13]

이런 이점에도 불구하고 많은 보건의료 종사자가 새로 나온 이런 최선의 치료법에 대해 모르고 있다. 미국산부인과학회에서는 나팔관 제거가 "난소암의 위험을 크게 줄일 수 있는 기회를 제공한다"라고 말하고 있다. 이들은 또한 난소를 원래 자리에 그대로 보존하면 난소에서 꾸준하게 분비되는 저수준의 호르몬이 여성에게 이점으로 작용할 수 있다는 점도 지적한다.

그럼 산수 계산을 좀 해보자. 미국에서는 매년 40만 명 정도의 여성이 자궁적출 수술을 받으며, 매년 70만 명 정도가 나팔관결찰술을 받는다. 여기에 출산을 마친 나이에 담낭수술이나 대장수술 같은 복부수술을 받는 수백만 명의 여성을 추가해보자. 이런 수술들은 모두 난소암으로 인한 사망을 줄일 큰 기회를 제공한다.

레베카 스톤이 말해준 모델링 데이터에 따르면, 자궁적출 수술을 할 때 난소는 보존하고 나팔관만 같이 제거하거나, 나팔관을 결찰하는 대신 제거하면 매년 2000명 정도의 생명을 구할 수 있다. 거기서 아끼는 비용만 해도 대략 5억 달러 정도가 된다(환자 한 명의 평균 난소암 치료비는 150만 달러다). 게다가 화학요법과 수술이라는 부담도 덜 수 있다. 세 가지 흔한 복부수술을 할 때 나팔관을 함께 제거하는 기회에 대해 살펴본 버지니아대학교의 한 연구는 이런 접근방식이 미국 전체에서 난소암의 발생을 28~38퍼센트 줄일 수 있다고 추정했다.[14] 또 다른 연구

에서는 그 감소율을 35~64퍼센트로 추정했다.[15]

종양학에서 대체 어떤 새로운 암 치료법이 암의 발생률을 3분의 1이나 줄일 수 있을까? 캐나다에서는 산부인과 의사들이 이제 일반 외과의사들을 대상으로 적절한 상황에서 안전하게 나팔관을 제거하는 법을 교육하고 있다. (얼핏 보고 나팔관을 그 근처에 있는 자궁의 원형인대 round ligament와 혼동하는 의사가 얼마나 많은지 알면 깜짝 놀랄 것이다.)

"의학의 역사에서 간단한 수술 하나로 치명적인 암의 발생 위험을 이렇게 크게 줄이거나 심지어 예방할 수 있는 기회가 과연 있었나 싶습니다. 효과적인 선별검사 방법이 등장하리라는 희망도 없는 암을 말이죠. 만약 췌장암에서 이와 동등한 기회가 생긴다면 그것은 정말 성배와 같을 겁니다. 그럼에도 의료계 전반에서 아직도 나팔관절제술을 받아들이지 않고 있다는 점은 시사하는 바가 있어요." 스톤의 말이다. 의학 분야에서 어떤 것은 폭발적인 반응을 얻는 반면, 어떤 것은 무관심의 벽과 마주친다. 스톤과 외상 외과의사 조셉 사크란Joseph Sakran은 현재 우리 병원에서 이런 선택지를 더 많은 여성에게 제공하기 위해 협업을 주도하고 있다. 그 출발점은 의사와 일반대중을 교육하는 일이다.[16] 스톤은 이 문제를 더 깊이 연구하고 그에 관한 인식을 고양하기 위해 의사들의 국제 컨소시엄 이끌고 있다.

이런 메시지를 확산시켜야 할 필요성은 2021년에 더 강화되었다. 영국의 한 연구를 통해 난소암을 효과적으로 선별검사할 방법이 없다는 사실이 재확인된 것이다. 20만 명의 여성을 대상으로 한 이 연구는 첨단 방사선영상촬영과 혈액검사로도 조기 난소암이 있는 여성을 확인하는 데 실패했다.[17]

영구피임을 원하는 부부들

몇몇 산부인과 의사들과 대화를 나눠보니 이 새로운 발견이 가지고 있는 또 다른 함의를 알 수 있었다. 역사적으로 부부가 영구피임을 위해 의사를 찾아오면 양쪽 모두 건강하다는 가정하에 일반적으로 남성에게 정관수술을 권하는 것이 관례였다. 정관수술은 암의 위험을 줄여주지 않는다. 하지만 나팔관 제거는 그런 효과가 있다. 그래서 최근에 발견된 나팔관 제거의 암 발생 위험 감소 효과 때문에 남성이 정관수술을 하는 대신 여성이 나팔관절제술을 하는 쪽으로 추세가 바뀌고 있다. 물론 이것을 권장할 때는 여러 가지 다른 잠재적 요인을 고려할 수 있다. 하지만 적어도 이 발견이 사람들의 의사결정에 영향을 미친 것은 분명하다.

이것이 어디로 이어질까?

지금 이 장을 읽고 있는 당신이 여성이라면 나팔관절제술을 단독으로라도 받아야 하는 것이 아닌지 궁금해할 수도 있을 것이다. 바꿔 말하면, 이렇게 생각할 수도 있다. '그 수술이 효과가 있다면 어째서 다른 수술을 할 일이 생기면 그때 가서 덤으로 받으라고 권하는 것일까?'

아주 좋은 질문이지만 의료계는 아직 여기에 답할 준비가 안 됐다. 이 분야의 리더들은 이 수술이 대단히 효과적인 난소암 예방책이기는 하지만, 아직은 단독수술을 권하지는 않는다고 조심스럽게 말한다. 이런 망설임은 전면적으로 그런 권고를 했을 때 따라오는 거대한 사회적 파장 때문일 수도 있다.

　세상 모든 여성을 대상으로 수술을 권고하는 것은 결코 가벼운 문제가 아니다. 난소암의 나팔관기원설이 제기된 지 25년이라는 시간이 지났음에도 불구하고, 보건의료 체계는 그런 대규모 공중보건 권고안을 뒷받침할 만한 역량이나 품질 관리 능력, 혹은 결정적 근거를 갖추지 못했다. 지금쯤이면 대규모 인구집단을 대상으로 진행한 연구가 나와 있을 것이 아니냐고 생각하겠지만, 현실은 그렇지 못하다. 속도가 느려도 너무 느리다. 캐나다에서 진행 중인 다음 임상시험 결과가 나오면 더 많은 것을 알게 될 것이다.

　모든 의학적 처치에는 위험이 따른다. 이것이 문제다. '처치에 따른 이득이 위험보다 큰가?' 나팔관절제술을 받는 여성은 난소암 발생 위험 1.3퍼센트를 현저하게 더 줄일 수 있지만, 수술 자체로 인해 발생할 수 있는 사망 혹은 장애의 위험 약 0.01~0.001퍼센트(외과의사의 실력이나 다른 통제 불가능한 요인에 따라 다르다)와 경미한 수술 합병증의 위험 약 1퍼센트를 감수해야 한다. 그럴 만한 가치가 있을까? 대규모로 시행했을 때의 효과는 아직 누구도 확실하게 말할 수 없는 입장이다. 그러기 위해서는 더 많은 데이터가 필요하다. 우선 합병증 발생 비율이 외과의사가 누구냐에 따라 크게 달라질 수 있다. 만약 외과의사 100명 중 1명에서 합병증 발생 비율이 아주 높게 나온다면, 이 한 사람 때문에 나팔관절제술 단독수술을 통해 전체 공동체가 얻는 이익이 상쇄되어 버릴 수 있다.

　고려해야 할 다른 요소도 있다. 여성의 암 발생 위험은 연령이나 그 외 다른 요인에 따라 달라지고, 수술에 따라오는 위험 역시 개인마다 달라진다. 난소암으로 진단받는 여성의 평균 연령은 63세다. 따라서 그 나이를 넘어서 예방조치를 취하는 것은 효과가 별로 없을 수 있다. 또한 나이가 많은 여성은 수술에 따르는 위험이 더 크다. 이와 달리 45세 여성의 나팔관을 제거하는 경우에는 위험 감소 효과는 크고 수술 합병증의 위험은 작다. 이득 대비 위험이 가장 적절하게 균형을 이루는 '적정 연령대'를 찾아내는 것이 권고 대상 확대 여부를 판단하는 지침 마련에 도움이 될 것이다.

난소암 발생 위험이 높은 여성에게는 강한 가족력이나 유전자 돌연변이가 있을 수 있다. 이런 사례 중 일부에는 외과의사가 나팔관과 난소의 **동시** 제거를 권장할 수 있다. 상황에 따라서는 난소를 제거하는 것이 적절한 조치가 될 수 있다. 이것은 여성의 나이, 난소암 발생의 위험요인, 호르몬 수치, 호르몬 대체요법, 난소에서 보이는 이상 소견에 대한 잠재적 우려 등에 따라 달라진다. 이런 여성들이 난소를 제거한 후에 호르몬 대체요법을 받으면 기분이 나아지고 장수에 도움이 된다.

산부인과 종양 전문의들과 얘기해보니 그들도 건강한 여성들에게 나팔관을 제거하라고 폭넓게 권장하는 것이 지닌 파급력을 분명하게 이해하고 있었다. 의료계에서 몸에 아무런 이상이 없는 건강한 사람에게 병원으로 와서 수술을 받으라고 권하는 경우는 매우 드물다. 우리는 위험을 훨씬 뛰어넘는 명확한 이득이 있을 때만 수술을 해야 한다.

하지만 모든 실무적 고려 사항을 제쳐놓고 생각하더라도, 나팔관결찰술을 하겠다는 사람에게는 이런 암 예방수술을 강력하게 권장하면서, 그러지 않는 사람에게는 권장하지 않는다는 것이 이상하게 느껴진다.

나는 가족계획을 마무리한 건강한 여성에게 나팔관절제술을 권하는 것은 삼가려 한다. 하지만 내가 영구피임을 고민하는 여성이라면 분명 그에 따르는 이득과 위험을 신중하게 따져볼 것이다. 아직 정확한 수치는 모르지만 대략적으로 보았을 때 약 0.01~0.001퍼센트의 위험을 감수하는 것이 1.3퍼센트의 위험을 감수하는 것보다 훨씬 매력적으로 보인다. 시간이 지나면 다른 요인에도 변화가 생길 수 있다. 난소암 발생 비율은 수치가 오르고 있는 몇 안 되는 암 중 하나다. 향후 20년 동안 난소암으로 인한 사망자 수가 약 50퍼센트 증가할 것으로 전망된다.[18,19]

거의 한 세기에 걸쳐 암 예방이라는 명목 아래 수백만 개의 건강한 난소를 제거한 후에야 의료계는 난소암 중 가장 흔한 형태인 장액성 암이 나팔관에서 기원한다는 것을 발견했다. 이에 따르는 파급 효과가 참으로 엄청나다.

최악의 이름

현대 의학은 여러 가지 면에서 뛰어난 능력을 보여주지만 이름을 짓는 데는 영 신통치 못하다. 심장의 신경 전도로 중에는 '과부제조기 widowmaker'라는 것이 있다. '대변이식 fecal transplant'이 필요한 사람도 있고, '삼중음성 유방암 triple negative breast cancer'이라는 것도 있다. 삼중음성 유방암은 세 가지 주요 호르몬 수용체가 모두 없다는 의미다. 이것은 우리가 의학적 질병과 치료에 붙여준 볼썽사나운 이름 중 일부에 불과하다. 이런 이름이 의료 종사자들에게는 도움이 될지 몰라도 환자들에게는 혼란과 불안을 줄 수 있다.

요즘에 의사들이 '기회적 나팔관절제술 opportunistic salpingectomy'이라는 이름을 지었다는 말을 듣고, 나는 이건 또 뭔가 하는 생각이 들었다. 맞다. 이것은 난소는 보존하면서 나팔관을 제거하는 새로운 접근방식에 붙여준 이름이다. 나팔관절제술은 말 그대로 나팔관을 제거한다는 의미다. 여기까지는 좋다. 하지만 '기회적'이라는 표현은 부정적인 뉘앙스를 풍긴다. 기회감염은 면역 능력이 저하된 사람들을 골라서 퍼지는 감염을 말한다. 이 단어는 타인의 상황을 이용해먹는다는 의미도 담고 있다. 지난 세대에 백인 외과의사들이 동의도 없이 흑인 여성들의 난소를 제거하는 일이 있었고, 이런 일을 겪은 빈곤하거나 소수 인종인 공동체에서는 이것이 부정적인 의미로 받아들여질 수 있다. 내가 이 이름에 대해 어떻게 생각하는지 물어보았더니 의사들은 좋아하고 대중은 싫어했다.

대중 교육의 첫걸음은 수술의 이름을 더 나은 것으로 붙여주는 것이다. 이 수술이 위험을 낮추고 난소를 보존하는 수술임을 적절히 묘사해줄 이름이 필요하다. 바라건대 '기회적 나팔관절제술'이라는 이름을 대체할 다른 용어가 자리 잡혔으면 좋겠다. 하지만 실망스럽게도 이 명칭이 연구문헌에서 점점 더 널리 사용되고 있다. 이름 하나 짓는 일 가지고 내가 왜 이리 호들갑인지 궁금한 사람도 있을 것이다. 아마 다음 내용을 읽어보면 이해가 가지 않을까 싶다.

또한 우리는 암 자체의 이름도 바꿀 필요가 있다. 나팔관에서 기원한 대부분의 아형암은 '나팔관암'이라고 부르는 게 논리적으로도 옳다. 대부분의 경우 '난소암'이라고 부르는 것보다 이것이 더 정확한 이름일 것이다.

부끄러운 의료 가부장주의의 역사

메디케이드는 환자가 수술 30일 전에 문서로 동의한 경우가 아니면 의사가 나팔관을 제거하는 것을 허용하지 않는다. 어째서 수술보다 한참 전에 환자로부터 동의를 얻으라고 강조하는 것일까? 안타깝게도 의사가 환자의 동의도 없이 난소와 나팔관을 제거하던 어두운 역사가 있기 때문이다.

19세기 말과 20세기 초에 벌어졌던 미국의 우생학 운동은 끔찍한 관행을 낳았다. 우생학자들은 가장 '바람직한' 유형의 아이를 낳도록 장려했으며, 이들의 관행 중에는 반항기나 알코올중독처럼 '바람직하지 못한' 형질이 유전되는 것을 막기 위해 남성과 여성에게 불임수술을 하는 것이 포함되어 있었다.[20] 1907년, 인디애나주는 유전학 원리의 바탕 위에서 불임수술을 강제, 혹은 강요하는 정책을 처음으로 실시했다. 1931년에는 30개 주에서 그와 비슷한 법을 제정했다. 매년 수천 명의 여성이 불임시술을 받았고, 대부분은 가난한 유색인종이었다. 1950년대에 들어서 우생학은 잠잠해졌지만, 다른 이름으로 이어졌다. 연방 기금으로 운영되는 프로그램하에서 이루어지는 불임수술을 금지하는 규정은 1979년에야 발효됐다.[21] 이것은 의학의 가부장적 문화에 뿌리를 둔 부끄러운 역사다.

이 부끄러운 관행이 다른 국가에서는 훨씬 최근까지도 계속됐다. 1996년과 2000년 사이에 페루 정부는 의사와 병원에 돈을 지불하면서 27만 명으로 추정되는 원주민 여성을 상대로 강제 불임수술을 시행했다. 그렇다. 이런 일이 무려 1990년대에도 일어났다! 의사들은 여성들을 속여 수술을 받게 한 다음 몰래 난소를 제거하거나 나팔관을 묶어 버렸다. 강제로 붙잡혀 수술을 받는 일도 있었다. 여성이 다른 일반적인 수술을 받으러 갔다가 모르는 사이에 추가로 불임수술을 받는 경우도 있었다. 그 결과, 한 세대의 젊은 여성들이 아이를 가질 수 없게 됐다. 이런 야만적 프로그램은 공중보건 향상을 위한 프로그램이라는 가면 아래 진행됐다. 페루의 의사들은 의사로서의 신성한 신뢰를 저버리고, 자신의 권위를 이용하여 여성들을 착취함으로써 의료적 집단학살에 가담했다.[22, 23]

피해를 입은 여성들 대다수는 아이를 낳지 못했고, 이런 수술을 했던 많은 의사가 여전히 현역으로 활동하고 있다. 이 의사들은 인권침해에 가담했음에도 사과하지 않았고, 처벌을 받은 사람도 없다. 오히려 보상을 받았다. 병원과 의사는 그들이 수행한 불임수술 건수에 따라 정부에서 돈을 받았다.

이런 강제 불임수술 캠페인이 이루어지던 시기에 페루의 대통령은 알베르토 후지모리였다. 하지만 그는 이런 프로그램의 존재를 알지 못했다고 주장했다. 그의 딸인 케이코 후지모리가 2016년에 대선에 출마했을 때 이것은 그녀의 선거 운동에서 중요한 문제가 됐다. 수만 명의 여성들이 시위에 나섰다. 그녀는 자신도 불임수술 캠페인에 대해 알지 못했다면서 피해 여성들에게 배상금을 지불해야 한다고 주장했지만, 국민을 설득하는 데 실패하고 선거에서 패배했다. 한편 인권침해로 25년 형을 선고받고 복역 중이던 후지모리 전 대통령은 몇 년 전에 받았던 사면의 효력이 대법원에 인정되어 2023년 12월 6일에 석방됐다.

이 글을 읽는 당신만큼이나 이 글을 쓰고 있는 나도 참 괴롭다. 우리는 의료 가부장주의가 인류에 대한 범죄로 확대될 가능성을 결코 과소평가해서는 안 된다. 페루는 극도로 가난한 국가다. 적어도 돈을 받고 불임수술에 가담했던 페루의 의사들은 처벌을 받아야 할 것이고, 피해자들에게는 배상이 이루어져야 할 것이다. 우리 의사들은 **항상** 환자의 자율성과 투명성, 그리고 무엇보다 환자에게 해를 끼치지 않는다는 원칙을 반드시 준수해야 한다. 또한 많은 사람이 의료 전문가를 의심의 눈길로 쳐다볼 만한 나름의 이유나 과거의 가족 경험이 있음을 인지하고, 대중과도 현명하게 소통할 수 있어야 한다.

암과의 전투에서 맡은 새로운 임무

미래에는 지금보다 덜 침습적인 나팔관 제거술이나 소작술^{ablation}*이 나올지도 모른다. 정밀한 기술이 등장한다면 의사들이 암이 기원하는, 난소와 제일 가까운 나팔관 끝 부위만 정확히 처리할 수 있게 될 것이다. 웨스트버지니아대학교의 한 연구진은 질을 통해 나팔관을 제

---

* 열, 냉기, 레이저, 전류 등의 에너지를 사용하여 조직을 제거, 파괴하는 처치.

거한다.²⁴ 그렇다. 피부 절개가 필요 없다. 일부 사람들은 이런 접근 방식을 통해 수술을 꺼리는 여성들의 망설임을 줄일 수 있을 것이라고 생각한다.

이 책에서 나는 의학적 조언은 하지 않는다. 하지만 우리 어머니가 지금보다 젊은 나이인데, 좋은 외과의사를 만나 복부에 수술을 할 일이 생겼다면 아마도 이 수술에 대해 의사에게 물어보라고 권했을 것이다. 난소를 보존하면서 나팔관을 제거하는 것은 전 세계적으로 통증과 조기사망을 줄이는 독특한 접근법이 될 수 있다.

암에 대한 접근방식이 어디까지 발전했는지 되돌아보면 나는 의학에 대해 자랑스러움을 느낀다. 과감하게 사고방식을 바꾸고, 새로운 사고방식을 발견하는 의사들의 창의성은 모든 과학자들에게 귀감이 되어야 할 것이다. 나는 의사 B의 무력감과 좌절감에 대한 이야기로 이 장을 시작했었다. 난소암은 아직도 끔찍한 질병이지만 이제 의사들은 더 이상 난소암과 싸우기 위해 일상적으로 건강한 난소를 제거할 필요가 없게 됐다. 우리는 더 정확해질 수 있다. 앞으로 몇 년 안에 나팔관 절제술은 더 널리 권장되는 추가적 수술로 자리 잡게 될지도 모른다. 그때까지는 당신이 먼저 의사에게 이 수술에 관해서 물어봐야 할 수도 있다. 데이터가 쌓여감에 따라 의사들은 가능한 모든 선택지와 함께 그 내용을 대중과 실시간으로 공유할 준비가 되어 있어야 한다.

어쩌면 단 15분짜리 간단한 수술이 난소암 사망률을 극적으로 낮출 수 있을지도 모른다.

9장

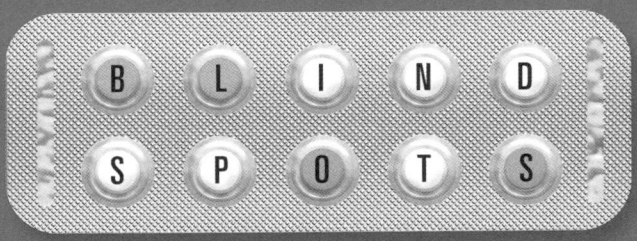

실리콘은 잘못이 없다
: 가슴보형물, 자가면역질환, 오피오이드 위기

물론 인간이 사용하는 가장 강력한 마약은 언어다.

― 러디어드 키플링Rudyard Kipling

가끔씩 나는 예전에 같이 일했던 레지던트에 대해 수술 동료들에게 묻고는 한다. "그 친구는 어떻게 됐지? 요즘 뭐 하고 지낸대?" 그럼 미국 최고의 병원에서 리더 역할을 맡고 있다거나 혁신적인 연구 분야를 개척하고 있다는 답이 종종 돌아온다.

어느 날 수술을 하다가 문득 내가 '조'라고 불렀던 레지던트와 일하던 시절이 생각났다. 우리는 조와 일하는 것을 참 좋아했다. 손재주도 워낙 뛰어났고 연구에도 천재적이었기 때문이다. 우리는 그가 존스홉킨스에서 암 유전학에 대해 연구하는 것을 보며 언젠가는 암을 정복하거나 뭔가 대단한 일을 해낼 것이라고 생각했다. 동료와 나는 조와 함께 일하는 게 얼마나 좋았었는지 이야기하며 추억에 잠겼다.

"조는 어떻게 됐지? 요즘은 뭐 한대?" 내가 물었다.

동료는 이렇게 대답했다. "지금은 한 가지 일로 바빠. 마이애미에서 가슴 성형 한대."

"진짜?" 나는 충격을 받아 그를 바라보았다. 암 분야가 위대한 외과의사 출신 과학자를 잃었다. 우리는 재능 있는 외과의사를 다수 길러냈지만, 그들 중 상당수는 결국 미용 성형에 뛰어드는 경우가 많다.

우리 시대에 들어서 더 잘생겨 보이고 더 예뻐 보이기 위한 성형수술의 수요가 급증했다. 지난 50년 동안 대중이 가장 많이 찾은 성형수술 1위는 가슴 확대 수술이었다. 이 수술은 미국에서만 하루에 거의 1000건 정도가 이루어진다.

30년 넘는 시간 동안 100만 명이 넘는 여성이 실리콘 가슴 보형물 수술을 선택했다.[1] 그들 중 5분의 1은 암 수술 이후에 체형을 회복하기 위한 목적이었다. 하지만 나머지는 단순히 자존감을 높이기 위해, 더 매력적으로 보이려고 선택한 경우가 많다. 이런 수술은 특히 미국의 특정 지역에서 많이 이루어진다. 우리 외과의사들은 종종 마이애미에서 팜 비치까지 이어지는 지역을 '실리콘 해안 Silicone Coast'이라고 부른다. 그리고 로스앤젤레스에서 샌디에이고까지 이어지는 지역을 '실리콘 밸리 Silicone Valley'라고 부른다.

실리콘이 아니라 식염수 등이 들어간 보형물을 시도한 적이 있지만, 그 형태의 부드러움과 자연스러움 때문에 여성들은 실리콘을 훨씬 선호했다.

그러다가 1992년에 실리콘 보형물 사용이 급격히 중단됐다. 보형물의 안전성에 관해 미국 전역에서 논란이 촉발된 것이다. 이것은 과학이면서도 동시에 종교적인 양상을 띠었고, 그 논쟁이 10년 동안 격렬하게 이어지면서 의학계를 영원히 바꾸어놓았다. 언론의 폭발적인 보도와 정부의 개입이 도화선이 되어 사태가 눈덩이처럼 커지면서 대규모 의료소송의 시대가 열렸다. 그리고 그 포화의 연기 뒤에서는 오늘날까지도 미국을 괴롭히고 있는 '오피오이드 위기 opioid epidemic'가 등장하고 있었다.

현대 의학의 이번 장은 한 TV 프로그램에서 시작한다.

코니 청이 지른 산불

뉴스 앵커 코니 청Connie Chung이 실리콘 가슴 보형물을 미국의 무대 중앙에 올려놓았다. 주로 여성인 수백만 명의 미국인이 그녀의 장편 탐사보도를 마치 종교처럼 믿고 시청했다. 그녀는 수많은 결정적인 순간을 보도했지만, '가슴 보형물 질병'에 관한 1990년 12월 10일 방송이 그녀의 가장 인기 있는 보도로 남게 됐다. CBS의 이 생방송을 1300만 명의 미국인이 지켜봤다.[2]

청은 가슴 보형물에 관한 이야기로 프로그램을 시작했다. 이것은 시청률을 끌어올릴 수 있는 자극적인 주제였다. "우리는 유명인 중에 누구는 가슴 보형물을 했고, 누구는 안 했다는 소문을 듣고 살지만 그 위험에 대해서는 아무것도 모르고 있습니다."

이어서 청은 실리콘 보형물로 병에 걸렸다고 주장하는 여러 여성들을 소개했다. 그중 한 여성인 재니스는 절뚝거리며 등장했다. 이 여성은 11년 전에 수술을 받았다. 청이 말했다. "요즘 그녀는 병에 시달리고 있고 거의 걸을 수도 없습니다." 재니스는 이렇게 설명했다. "늘 아프고 항상 피곤해요." 그녀는 몸과 마음을 피폐하게 만드는 증상과 싸우느라 값비싼 약을 복용하고 있었다. 이 장면을 볼 때 나는 개인적으로 그 약 중에 오피오이드가 포함되어 있지 않은지, 그 오피오이드가 그녀의 장애에 기여하고 있지 않은지 궁금했다.

또 다른 여성 주디는 양측 유방절제술 후 실리콘 보형물을 이식했다. 대략 1년 후에 그녀는 독감 같은 증상과 관절통이 생겼고, 계단을 오르내리는 데 어려움을 겪었다. 한 의사가 그녀에게 실리콘과 관련된 병에 걸렸다고 말했다. 청은 병리학자에게 어떻게 실리콘이 면역계를 망가뜨릴 수 있는지 물어보았다. 하지만 실리콘 이동silicone migration이 그런 증상을 일으킬 수 있음을 보여준 과학 연구는 없었다.

청이 소개한 제일 무시무시한 사례는 시빌이었다. 그녀는 다섯 번의 수술을 받았고, 그중에는 실리콘 보형물의 삽입 및 제거와 관련된 수술도 있었던 것으로 보인다. 이 프로그램은 그녀의 변형된 가슴 사진을 보여주었고, 청은 일련의 시술을 받은 결과 그녀의 몸이 심하게 훼손되고 감염되었다고 말했다. 하지만 그녀의 합병증이 실리콘 보형물과 관련이 있는지는 분명치 않았다. 내가 보기에는 실리콘의 문제가 아니라 수술을 잘못해서 생긴 문제 같았다.

이 보도에서 나온 주장을 뒷받침하는 과학적 증거가 있고 없고는 중요하지 않았다. 이런 일방적인 보도는 실리콘 보형물이 여러 가지 건강 문제를 일으키고 있는 것처럼 보이게 만들었다. 시청자들은 저런 문제를 겪은 피해자가 존재한다면, 당장은 증상이 없더라도 똑같은 건강 문제가 실리콘 보형물을 한 수백만 명의 다른 여성의 몸에서 보이지 않게 자라고 있는지도 모른다고 걱정하게 됐다.

실리콘 가슴 보형물을 제조하는 회사에서는 청의 보도에 대응하기 위해 CBS에 돈을 주고 광고를 내보내기로 했다. 이 광고는 해당 보도가 재방송된 이후에 나가도록 일정이 잡혔고, 이 문제를 좀 더 균형 잡힌 시각에서 바라볼 수 있게 제작된 것이었다. 하지만 CBS에서는 방송

직전에 아무런 이유도 설명하지 않고 그 광고를 취소해버렸다.³

실리콘 보형물에 대한 논란은 내가 외과의사가 되기 조금 전에 일어났기 때문에, 나는 그 당시를 직접 경험했던 선배 외과의사들에게 연락해 그들의 생생한 이야기를 들어보았다. 더그 와그너 Doug Wagner는 논란이 일어났던 당시 오하이오주 애크론에서 성형외과 의사로 바쁘게 일하고 있었다. 그는 한 성형외과학회의 회장이었기 때문에 자기네 연례학회에 나를 강연자로 초대했다. 나는 함께 점심식사를 하며 그의 입장을 들어볼 수 있었다.

와그너는 그 광란의 논쟁 때문에 '가슴 보형물 질병'에 대해 불만을 얘기하는 여성이 갑자기 늘었다고 했다. 사실 가슴 보형물 질병은 피로, 불면, 탈모, 위장장애, 브레인포그 등의 모호한 증상으로 이루어진, 명확히 정의되지 않은 증후군이었다. 이 질병이 더 많이 알려질수록 그 증상 목록에 있는 것 중 적어도 하나를 찾아내 자신의 증상으로 여기는 여성이 점점 많아졌다. 여성들은 실리콘 보형물을 제거해달라고 요구하기 시작했고, 때때로 친구들을 설득해서 같은 선택을 하게 만들었다. 이런 식으로 실리콘 보형물 제거가 유행처럼 퍼져나갔다.

와그너가 이렇게 말했다. "많은 여성이 실리콘 보형물을 식염수 보형물로 교체했습니다. 그런데 아이러니하게도 실리콘 보형물이 식염수 보형물보다 누출이 적습니다."

그는 언론이 이 문제로 한창 떠들썩할 때 한 여성이 찾아와 실리콘 보형물을 없애달라고 요청했던 일을 떠올렸다. 그 여성은 자신이 그 한 해 전에 '가슴 보형물 질병'을 앓았다고 했다. 그는 여성이 20년 동안 그 보형물을 삽입한 채 살아왔다는 사실을 지적했다.

"그 전 19년 동안은 왜 그런 증상이 없었을까요?" 그가 말했다. 그가 보기에는 여성이 노화에 따른 정상적인 변화를 이 새로운 질병 탓으로 돌리기 시작한 것 같았다.

와그너는 이렇게 설명했다. "가슴 보형물 질병이 진짜 질병이 맞는지 불분명합니다. 이것을 질병으로 만든 것은 변호사들입니다. 제조사를 상대로 소송이 제기되는 바람에 수술을 하기 전에 환자들에게 '가슴 보형물 질병'에 대해 경고를 해야 한다는 요구 사항이 생겼거든요." 이런 경고가 나오자 결과적으로 그 질병이 정당한 실체가 있는 존재로 둔갑했다.

이 경고는 고지에 입각한 동의의 일부로 자리 잡으면서, 실리콘 보형물 위험과 관련된 대화의 일부로도 자연스럽게 자리를 잡게 됐다. 이것은 변호사가 부추기고, 그래서 의사가 그에 대해 환자들에게 경고할 수밖에 없는 상황이 만들어지면서 몸집이 커진 질병이었다. 그렇게 이 질병은 독자적인 생명력을 얻게 됐다. '가슴 보형물 질병'에 관한 이야기가 늘어나면서 이것이 마치 바이러스처럼 퍼져나갔다. 어딘가 아프기만 하면 이 질병을 탓하는 여성이 점점 더 많아지기 시작했다. 실리콘 보형물을 했든 안 했든 상관없이 100만 명이 넘는 여성 집단에서는 **통상적으로** 그중 4만~5만 명 정도가 결합조직질환connective tissue disease이 생기기 마련이다. 하지만 언론에서 난리를 치는 바람에 이제는 결합조직질환, 만성피로증후군 등 많은 사람이 일반적으로 겪는 여러 가지 건강 문제가 실리콘 보형물을 한 여성에게 생기면, 그것이 위험한 보형물 때문에 일어난 것이라 믿게 됐다. 와그너에 따르면, 이것은 본질적으로 인위적으로 만들어진 전염병이었다. 이 위기는 소셜미디어의 바람을 타고 오늘날까지도 계속 이어지고 있다.

코니 청이 산불을 지른 셈이다.

불안함에 기름을 뿌린 사람

코니 청의 인터뷰는 미국 전역에서 보건 비상사태를 만들어냈다. 보도 며칠 후에 의회에서는 실리콘 가슴 보형물에 대한 청문회를 열었다. 청문회에서 증언한 과학 전문가는 세 명밖에 없었는데, 이들은 실리콘 보형물 제조사를 상대로 소송을 제기한 원고로부터 돈을 받고 고용된 전문가 증인 expert witness 이었다.[4,5] 뉴욕의 테드 와이스 Ted Weiss 하원의원은 당시의 FDA 국장 데이비드 A. 케슬러 David A. Kessler 에게 보낸 편지에서 이렇게 적었다. "실리콘 보형물의 암 유발 위험은 …… FDA에서 보고한 수치보다 100배 더 높을 수도 있습니다." 시민 단체들 역시 실리콘 보형물에 반대하는 입장을 표명했다.[6]

청의 보도가 있고서 13개월 후에 FDA에서 중대한 결정을 내렸다. 존스홉킨스에서 소아과 레지던트를 했었던 케슬러 국장이 실리콘 보형물의 일시적인 사용 중단을 발표했다가, 이어서 금지 명령을 내린 것이다. 1992년 1월 기자회견에서 그는 이렇게 선언했다. "현재 FDA에서는 이 삽입물의 안정성을 보장할 수 없습니다. 보형물에서 누출이 얼마나 자주 일어나는지, 언제 일어나는지 우리는 아직 모릅니다. 그리고 몸속으로 어떤 물질이 유입되는지도 정확히 모릅니다."[7] 그는 이런 경고도 덧붙였다. "보형물이 여성의 암 발생 위험을 높이는지 여부도 현재 알 수 없습니다. 이런 것이 자가면역질환, 결합조직질환과 어떤 관련이 있는지도 아직 알지 못합니다." 이것은 의료기기를 규제하는 국가 최고기관의 책임자로부터 나온 강력한 경고였다. 실리콘 보형물이 자가면역질환을 촉발할 수 있다는 FDA의 우려는 단 세 명의 여성에 관한 의학적 보고서에서 나온 것이었다.[8]

이상하게도 실리콘 가슴 보형물은 여전히 사용이 허가되었지만, 오직 임상시험에 등록된 환자에 한해 암 수술 재건용으로만 사용될 수 있었다. 또한 케슬러는 **식염수** 보형물은 시장에 계속 남을 수 있게 허용했다.

실리콘 보형물에 대한 케슬러의 반대 입장은 부분적으로, 미용 목적만으로 시행되는 가슴 확대 수술에 대한 부정적인 견해에서 비롯된 것으로 보인다. "FDA에서 가슴 확대 수술을 암 치료에 반드시 필요한 요소들과 동일하게 중요히 다루는 것은 말이 안 되는 얘기다."[9] 나중에 그는 《뉴잉글랜드 의학저널》에서 이렇게 말했다.

또한 같은 글에서 증상이 없는 여성이라도 '소리 없는 파열'[10]이 생겼을 수 있다고 경고해 실리콘 보형물을 삽입한 100만 명 이상의 여성들을 더욱 불안하게 만들었다. 그는 보형물을 삽입한 모든 여성은 정기검진을 통해 보형물 파열 같은 문제를 확인해야 한다고 말했다.

이제 여성들을 극심한 걱정으로 내모는 사람이 두 명으로 늘어났다. 한 명은 코니 청이었고, 다른 한 명은 미국 최고 의료 규제 당국의 책임자였다. 그 후로 이런 두려움은 눈덩이처럼 불어나 거대한 눈사태를 만들어냈다.

언론이 이런 우려에 기름을 부었다. 《로스앤젤레스 타임스》는 이렇게 보도했다. "실리콘 보형물은 여성에서, 또 심지어 일부 아동에서 심각한 건강 문제를 일으킬 수 있다."[11] 다른 언론 매체들도 똑같은 공포를 보도하며 정부에서 발표하는 안전상의 우려 표명을 무비판적으로 앵무새처럼 반복했다.

언론과 정부는 거의 서로 입을 맞춘 듯이 미국 전역에 공포의 광풍을 일으켰다. 수천 명의 여성이 실리콘 가슴 보형물 제거 수술을 받으려고 줄을 섰다. 존스홉킨스에서 은퇴한 한 성형외과 의사가 내게 말하기를, 원래 가슴이 작았던 젊은 여성 중에는 보형물 제거 수술 때문에 양측 유방절제술을 받은 것처럼 감정적으로 큰 어려움을 겪는 사람들이 있었다고 했다. "마티, 그것이 그 여성들의 자존감을 얼마나 크게 떨어트렸는지 상상도 못 할 겁니다."

가슴 보형물 제거에 대한 수요가 너무 높아지자 미국 회계감사원에서는 의회에 서한을 보내, 메디케이드 및 기타 연방 자금 지원 보험 프로그램을 동원해서 이 수술을 보장해주어야 한다고 했다.[12] 일부 여성은 실리콘 보형물을 식염수 보형물로 교체했다. 여성들은 늘 식염수보다는 실리콘의 외관과 촉감을 더 좋아했지만, 케슬러는 식염수 보형물보다 실리콘 보형물을 **선호하는** 여성은 소수라고 주장했다.[13]

의사들의 반발

FDA의 케슬러 국장은 널리 존경받는 사람이었다. 그런데 곧 또 한 명의 저명한 미국 의사가 이 문제를 두고 목소리를 높였다. 나중에 《뉴잉글랜드 의학저널》의 수석 편집자가 된 마샤 앤젤이 케슬러 국장의 불길한 경고와 규제조치에 문제를 제기했다. 그녀는 실리콘 보형물이 30년 동안 사용되어오면서 부작용은 최소 수준에 머물렀고, 그 사용자들은 폭넓은 만족도를 보였다고 주장하며 FDA의 금지조치를 비판했다.[14] 그녀는 또한 케슬러의 금지조치가 "보형물을 삽입하고 살고 있는 100만 명의 여성들 사이에서 실제 위험에 비해 과도한 두려움을 불러일으켰다"라고 지적했다. 그녀는 미용 목적 보형물에 대해 분명 편견을 가지고 있는 것으로 보이는 케슬러가 "이득이 없는 수술이니, 그에 따르는 위험도 없어야 한다는 식으로 보형물에 충족 불가능할 정도의 높은 기준을 요구하고 있다"라고 주장했다.

미국성형외과학회American Society of Plastic Surgeons의 저명한 지도자들도 여기에 동의했다. 이들은 케슬러의 발표에 문제를 제기하며, 공개 시장에서 실리콘 보형물을 철수시켜야 할 만큼 충분한 데이터가 나와 있지 않다고 했다.

의사들은 기존의 데이터와 30년 동안 100만 명 넘는 여성들에게 사용된 경험이 그 보형물의 안정성을 증명한다고 지적했다. 초기 버전 보형물의 누출 위험이 약간 높다는 점은 그들도 인정했지만, 당시에 사용되고 있던 내구성 개선 버전은 강력한 안전성이 입증되었다고 주장했다. 이 금지조치에 당황한 일부 의사는 FDA가 분명 어떤 비공개 데이터를 갖고 있을 것이라고 생각했다. 그렇지 않고서는 케슬러가 그런 극단적 조치를 밀어붙이는 게 말이 안 됐기 때문이다.

당시 미국성형외과학회 회장으로 있던 노먼 콜Norman Cole은 《뉴욕타임스》에서 이렇게 말했다. "저희 입장에서는 이 조치가 대단히 당혹스럽습니다. 이 조치는 환자들에게 이 보형물이 무언가 잘못됐다는 대단히 부정적인 메시지를 전달하고 있습니다. …… 만약 중요한 새로운 과학적 데이터가 있다면 그것이 무엇인지 알고 싶습니다. 저희에게는 그런 데이터가 없거든요."

캘리포니아주의 저명한 의사 미첼 카를란Mitchell Karlan은 케슬러의 판단에 반대하며 한 기자에게 이렇게 말했다. "여성들 사이에서 걷잡을 수 없는 히스테리가 일어날 겁니다. 우리에겐 이미 데이터와 의사들의 경험이 있습니다."

케슬러는 미용 목적의 실리콘 보형물을 금지한 후에도 자신의 주장을 고수했다. 다음 해에 케슬러는 이번에는 《미국의학협회 저널》에 자신의 입장을 옹호하는 글을 게재했고, 논쟁은 오랫동안 뜨겁게 이어졌다.[15]

거대한 맹점

케슬러가 FDA 국장을 맡은 기간 동안 실리콘 가슴 보형물 문제는 규제와 관련해서 유난히 많은 관심을 받았다. 그와 반대로 MS 콘틴MS Contin에 대한 관심은 거의 없다시피 했다. MS 콘틴은 당시에 판매량이 증가하기 시작한 장기지속형 오피오이드 제제다. 규제 당국에서는 케슬러가 실리콘 보형물을 금지하기 불과 4년 전에 MS 콘틴을 안전하고 효과적인 약이라 생각해서 광범위한 사용을 승인한 상태였다. 케슬러는 실리콘 가슴 보형물에 대해서는 장기적인 연구를 요구했지만, 오피오이드 제품에 관해서는 그런 요구를 하지 않았다.

케슬러가 실리콘 보형물을 금지하고 1년이 지났을 때 그의 FDA 당국에서는 퍼듀 파마Purdue Pharma에서 제출한 옥시콘틴OxyContin 승인 신청서를 검토하기 시작했다. 그리고 "남용 가능성이 **적을 것**"이라는 믿음을 바탕으로 그다음 해에 대단히 중독성이 강한 이 약을 승인했다.[16] 이 승인은 골관절염 환자를 대상으로 이루어진 14일간의 임상시험을 근거로 이루어졌다. FDA 측에서는 약물 의존성 같은 부작용을 감시하려는 어떤 노력도 기울이지 않았다.

FDA의 웹사이트는 1995년 12월에 이루어졌던 이 약물의 승인에 대해 이렇게 설명한다. "FDA는 서방형 제제*인 옥시콘틴이 남용 가능성이 **적을** 것으로 믿었다."[17] 하지만 이런 의견은 어떤 정당한 데이터를 근거로 나온 것이 아니었다. 그저 퍼듀 파마 측의 주장에 불과한 것이었다. 하지만 케슬러의 FDA는 그 주장을 그대로 받아들였다.

의사이자 FDA의 신약 부문 책임자였던 자넷 우드콕Janet Woodcock은 당시 옥시콘틴을 승인해준 분과를 감독했다. 퍼듀 파마에서는 또 다른 연구를 진행해서 그 결과를 FDA에 제출하겠다고 약속했지만, 그 약속은 결코 지켜지지 않았다.[18] 그 후로 23년 동안 우드콕은 약속 불이행에 대해 아무런 책임도 묻지 않았다.

당시 옥시콘틴이 만성 통증 치료에 안전하고 효과적이라는 증거는 존재하지 않았으며, 지금도 마찬가지다. 간단히 말하면, 만성 환자 치

---

* 복용 후 혈중 약물 농도가 일정하게 유지되도록 약물이 서서히 방출되게 설계된 의약품 제형.

료에 사용해도 좋다는 옥시콘틴의 승인 라벨은 과학적으로 결함이 있다는 말이다.

아이러니하게도, 실리콘 가슴 보형물을 제거하는 수술을 받은 일부 여성은 과도한 용량의 오피오이드를 처방받았다. 우리 모두가 그런 처방을 했다. 이것은 외과 레지던트 시절 머릿속에 주입된 집단사고 때문이었다. 이런 의학적 믿음을 뒷받침하는 근거는 "옥시콘틴은 중독이 드물다"라고 주장한《뉴잉글랜드 의학저널》의 1980년 기고문이었다.[19] 이것은 자주 인용되던 기고문이다. 실리콘 보형물 때문에 사망했다는 여성 중 일부는 '실리콘 보형물 질병'이 아니라 그것 때문에 투여한 오피오이드 때문에 죽었을 가능성이 있다.

실리콘 보형물에 대한 논쟁은 수년간 이어졌지만 오피오이드에 대한 논쟁은 거의 없다시피 했다. 오피오이드가 중독을 일으킬 수 있다고 걱정하는 의사들도 있었지만, 이런 걱정은 기득권에 대한 저항으로 여겨졌다. 미국통증협회American Pain Society와 그 외 다른 단체들은 잘못된 통념을 반복적으로 퍼뜨렸다. 퍼듀 파마 영업사원들은 옥시콘틴이 중독성이 덜하다는 주장에 회의적이었던 의사들에게 접근했다. 이들은 FDA의 승인 라벨을 인용하며 약물의 이점을 설득하는 데 성공하는 경우가 많았다. 케슬러의 임기 내내 그와 FDA는 오피오이드의 약물 의존성에 대한 장기연구를 전혀 요구하지 않았다. 그의 임기는 1997년까지 이어졌다. 이는 지난 반세기를 통틀어 가장 긴 임기였다.

역시 아이러니하게도, 옥시콘틴은 단 14일간의 임상시험을 근거로 FDA에서 장기 사용을 승인받은 반면, 실리콘 보형물은 장기연구 결과 데이터를 FDA에 제출하지 않았다는 이유로 사실상 시장에서 퇴출당했다.

 의료계가 고개를 숙이게 된 계기는 2017년에 나온 민망할 정도로 간단한 연구였다. 약국 조제기록을 들여다본 미시건대학교의 연구자들이 수술 후에 오피오이드를 처방받은 환자 16명 중 1명이 3~6개월 후에도 여전히 오피오이드를 복용하고 있음을 발견한 것이다.[20] 일부 의사들은 오피오이드가 중독성이 있음을 오래전부터 알고 있었다.[21] 하지만 이 미시건대학교 연구는 작은 외과시술조차 중독의 시발점이 될 수 있다는 사실을 구체적으로 보여주었다. 이것이 의료계에 경종을 울렸다. 이 연구는 대단히 단순한 연구였음에도 명백한 결과를 보여주었다. 이 연구를 오피오이드 유행이 시작되기 전에 손쉽게 진행할 수도 있었다고 생각하면 안타까워서 화가 날 지경이다.

돈벌이에 뛰어든 변호사들

 실리콘 보형물 논쟁은 미국에서 집단 의료소송이라는 새로운 현상을 탄생시켰다. 변호사들은 이 혼란이 만들어낸 틈을 놓치지 않고 파고들었다. 이들은 실리콘 보형물이 자신의 삶을 망쳤다고 믿는 여성들의 확신을 부추겼다. 이들은 1984년의 판례를 기반으로 소송전의 범위를 넓혀갔다. 당시 판례에 따르면, 법원은 실리콘 보형물 때문에 자가면역질환이 생겼다고 주장한 마리아 스턴Maria Stern의 소송에 대해 실리콘 보형물 제조사인 다우코닝Dow Corning에 징벌적 손해배상금 150만 달러를 지불하라고 명령했다.

코니 청이 탐사보도를 내보내기 전까지만 해도 스턴 사건은 별로 주목을 받지 못하고 있었다.[22] 그러다 이 제조사를 상대로 법정 소송이 물밀듯 밀려들었고, 회사는 10년 동안 이 파도에 휘말리게 됐다.

FDA의 금지조치가 소송전문 변호사들에게 추가적인 무기를 제공해주었다.

케슬러 국장의 금지조치가 시행되고 2년 후에 휴스턴의 한 배심원단은 비정형 루푸스, 신경장애, 실리콘으로 유도된 자가면역질환 문제로 고통받고 있다고 주장한 세 명의 여성에게 2790만 달러를 지급하라는 평결을 내렸다. 그해 말 즈음에는 실리콘 보형물 제조사를 상대로 제기된 소송 건수가 1만 9000건을 넘어섰다.

1995년 즈음에는 44만 명의 여성이 집단 의료소송에 참여했다. 결국 다우코닝은 이후에 32억 달러(한화 약 4조 5000억 원)에 달하는 배상금을 지급하기로 합의했다.[23] 이는 당시 기준으로 역대 최대 규모의 의료피해 배상 합의였다.

원고 측 변호인이었던 스탠리 체즐리 Stanley Chesley 와 존 오퀸 John O'Quinn 은 이 소송을 발판으로 거대한 제국을 구축했다. 이들은 훗날 집단 의료소송의 개척자로 알려지게 된다.

"일단 소송전문 변호사들이 개입하자, 이 사태는 알아서 굴러가기 시작했습니다." 당시 임상 진료를 하던 존스홉킨스 소속 성형외과의사 빌 크라울리 Bill Crawley 는 이렇게 말했다.

이 모든 소동에도 불구하고 실리콘 가슴 보형물이 여성에게 루푸스, 암, 기타 질병을 일으킨다는 증거는 끝내 제시되지 않았다.

인간이 만든 유행병

오피오이드 위기는 그 심각성이 축소된 반면, 가슴 보형물 질병 확산의 심각성은 과장됐다. 하지만 얼마 지나지 않아 실리콘 보형물이 자가면역질환이나 기타 질병을 일으킨다는 주장을 반박하는 연구들이 나오기 시작했다. 1994년에 메이오 클리닉이 《뉴잉글랜드 의학저널》에 발표한 대규모 연구는 다음과 같은 결론을 내렸다. "가슴 보형물과 결합조직질환 및 기타 질환 사이에서 아무런 상관관계도 찾지 못했다."[24] 다음 해에 미국류머티즘학회 American College of Rheumatology도 실리콘 가슴 보형물과 결합조직질환 사이에서 인과관계를 보여주는 설득력 있는 증거를 찾지 못했다고 발표했다. 미국신경학회 American College of Neurology 또한 비슷한 발표를 내놓았다. 유방암 위험이 높아진다는 주장도 몇몇 연구에서 근거 없음이 입증됐다. 그러다 뜻밖의 반전이 일어났다. 《국립암연구소 저널》에 실린 한 리뷰 논문에서 다음과 같은 내용을 밝힌 것이다. "기존의 연구들은 오히려 보형물 수술을 한 여성은 유방암 위험이 낮아질 수 있다는 가능성을 시사하고 있다."[25]

데이터는 외과의사들 사이에서 오랫동안 오가던 말을 분명하게 확인해주고 있었다. 즉, 실리콘 보형물은 국소적인 부작용의 위험이 낮고, 자가면역질환, 암, 기타 만성질환을 일으키지 않는다.

케슬러 FDA 국장의 금지조치가 시행된 지 4년째 되던 해에 《뉴잉글랜드 의학저널》에서 그와 논쟁을 벌인 적이 있었던 마샤 앤젤은 『법정에 선 과학 Science on Trial』이라는 제목의 책을 출간했다. 이 책은 FDA의 금지조치에 과학적 장점이 결여되어 있음을 대중에게 환기시키는 동시에, 아무런 과학적 근거 없이 판단을 내린 사법부를 혹독히 비판하고 있다.

"언론과 법정에서 쏟아져나오는 수많은 일화적 이야기와 거의 입증된 바 없는 가슴 보형물의 위험 사이에는 명확한 불일치가 존재한다."

앤젤은 또한 FDA가 공포심을 조장하고 있다고 비판하면서 케슬러의 판단에 성차별적 요소가 작용하고 있을 가능성을 지적했다. 그녀는 이런 이중 잣대가 적용된 이유 중 하나는 실리콘 보형물에 따라오는 이점이 FDA에서 감독하는 일반적인 약물만큼 구체적으로 드러나지 않기 때문이라 설명했다. 약물은 보통 환자의 증상을 개선하거나, 질병을 완치 혹은 완화해주는 등 측정 가능한 변화를 만들어낸다. 반면에 실리콘 보형물은 특히 암이나 기타 질병으로 인해 유방절제술을 받아야 했던 여성이 자존감과 자신감을 얻기 위해 이용하는 경우가 많다. 여기까지가 앤젤의 주장이었다.

앤젤과 다른 이들은 매년 수십만 명의 미국인을 사망으로 이끄는 알코올과 담배 같은 물질은 널리 유통되고 있는 반면, 여성의 정신건강 증진을 위해 사용되는 기기는 제시된 근거도 거의 없이 제거당하고 말았다고 지적했다. 케슬러를 지지하는 사람들은 그가 기존의 그 누구보다도 담배산업에 강력하게 대처했다고 주장했다(케슬러는 HIV 약물을 비교적 신속하게 승인한 공로도 인정받고 있다). 앤젤은 주요 환자권익 옹호자 겸 FDA 정책 비판자로 활동을 이어갔다. 그녀는 이렇게 FDA의 실리콘 보형물 금지조치에 문제를 제기하는 등 환자권익을 위해 노력했고, 그로써 2001년 《타임》 선정 '미국에서 가장 영향력 있는 인물 25인'에 이름을 올리기도 했다.[26]

밴더빌트대학교의 윌리엄 듀폰트William Dupont 박사도 케슬러의 실리콘 보형물과의 전쟁에 대해 비판했다. 그는 케슬러의 판단이 다른 의료기기에도 일관되게 적용된다면 우리 사회에 중대한 영향을 미치게 될 것이라 경고했다. 그는 미용을 목적으로 사용하는 콘택트렌즈도 심각한 부작용을 나타낼 수 있다고 지적하면서 이렇게 물었다. "그렇다면 FDA가 이 관행은 계속 용인해도 괜찮은가?" 이에 케슬러는 실리콘 보형물과 콘택트렌즈를 비교하는 것은 불공평하며, 그 당시 콘택트렌즈가 안전하고 효과적이라는 자료가 이미 나와 있었다고 응수했다.[27]

나는 케슬러에게 연락해서 이 논란에 대한 그의 생각을 물었다. 대화에 앞서 그는 2023년 기사를 이메일로 내게 보내왔다. 이 기사는 희귀한 유형의 림프종이 특정 질감으로 가공된 실리콘 보형물과 연관이 있음을 시사하고 있었다.[28] 그는 어려운 결정이었지만 자신의 결정을 여전히 고수한다고 말했고, 보형물 제조업체들은 금지조치가 이루어지기 전에 안전 관련 데이터를 제출할 시간이 충분했지만 그렇게 하지 않았다고 지적했다. 그는 또한 그 금지조치는 더 많은 정보를 얻기 위해 설계된 것이었고, 법률적으로도 문제가 없다고 말했다.

전쟁이 끝난 뒤

1996년에는 연방 법원으로 올라오는 실리콘 보형물 소송 건수가 많아졌다. 이때가 미국에서 벌어진 실리콘 보형물 전쟁의 정점이었다. 샘 포인터Sam C. Pointer 판사가 이 사건의 책임을 맡아 과학적 근거를 밝히기로 결정했다. 그는 국가 과학 패널을 지정해서 그들로 하여금 최고의 의학연구들을 검토하여 보고서를 작성하도록 지시했다. 2년 후, 이 패널은 실리콘 가슴 보형물이 질병을 일으킨다는 사실을 입증하는 과학적 증거가 없다는 결론을 내렸다. 포인터 판사가 과학 패널을 구성한 것을 계기로 법정은 새로운 과학적 기준을 한층 더 전문적으로 도입하게 되었다. 이것은 '도버트 기준Daubert standard*'을 구현한 한 사례로, 그 후로 전문가 증인이 제공하는 증언의 질이 더욱 향상됐다.[29]

다음 해인 1999년에 의학연구소Institute of Medicine(나중에 국립의학아카데미National Academy of Medicine로 이름이 바뀜)에서 13명의 독립 과학자가 작성한 400페이지짜리 보고서를 발표했다.[30] 이 보고서는 실리콘 보형물이 유방 경화나 흉터 같은 소소한 문제는 일부 일으킬 수 있지만, 자가면역질환 등의 주요 질병은 유발하지 않는다고 결론지었다.

이렇게 수십억 달러짜리 실리콘 전쟁이 마무리됐다.

대가를 치른 사람들

1998년에 《뉴욕타임스》에서 데이비드 A. 케슬러는 이렇게 인정했다. "실리콘 가슴 보형물이 전신질환을 일으킨다는 증거는 없습니다."[31] 하지만 그때 제조회사 다우코닝은 이미 미국 파산법 제11장에

---

* 미국 법원에서 전문가 증언이나 과학적 증거의 적격성을 판단하는 기준.

의한 파산 보호 신청에 들어간 상태였다.

케슬러의 금지조치 이후로 다른 어떤 회사도 위험을 무릅쓰고 실리콘 가슴 보형물을 시장에 내놓으려 하지 않았다. 하지만 결국 한 회사에서 과감하게 보형물을 다시 시장에 선보였다. 2006년에 FDA에서는 14년 묵은 금지조치를 해제하고 실리콘 보형물을 처음으로 승인했다. 실리콘 보형물은 부드럽고 자연스러운 촉감 덕분에 다시 한번 여성들이 제일 선호하는 보형물로 자리 잡게 됐다. 다만 당시 FDA는 22세 미만 여성에게는 미용 목적의 보형물 삽입을 허용하지 않았다. 얼마 지나지 않아 FDA는 기업에 대한 보복조치로 악명을 떨치게 됐는데, 한 제품 관련 행동을 처벌하기 위해 그 기업의 다른 제품을 시장에서 철수시키는 식이었다. 2010년에 FDA는 기기 승인에 대해 안전의 우려를 제기한 내부 과학자들을 감시하기 시작했고, 내부고발자 네 명이 해고됐다.[32] FDA는 노트북의 스크린샷을 5초마다 촬영하는 스파이웨어를 이용해 그들의 개인 이메일에 접근했다.

가슴 보형물 소송의 원고 측 변호사 중 한 명이었던 스탠리 체즐리는 화재, 비행기 추락, 의료과실 등으로 피해를 입은 사람들을 대리하면서 '재난의 대가'라는 별명으로 불리게 됐다. 그는 변호사 수임료를 과도하게 부풀리고 의뢰인을 속인 뒤에 그 사실을 은폐하기 위해 거짓말을 한 혐의로 변호사 자격을 박탈당하면서 불명예 속에 경력을 마감했다.[33]

'불법행위의 왕'으로 불렸던 또 다른 원고 측 변호사 존 오퀸은 7개의 창고에 200대가 넘는 자동차를 소유하게 됐다.[34] 나중에 그는 가슴 보형물 소송 고객에게 과다 청구한 4100만 달러를 반환하라는 명령을 받았다.³⁵ 그는 2009년에 자동차 사고로 사망했다. 안전 소홀 문제로 발생한 피해를 추궁하는 것을 업으로 삼았던 그가 당시에 안전벨트를 착용하지 않고 있었다는 것은 크나큰 아이러니였다.³⁶

케슬러의 FDA에서 옥시콘틴을 승인한 이후로 오피오이드 유행병으로 사망한 미국인의 수가 100만 명이 넘을 것으로 여겨진다. 만성 통증에 효과가 있다는 데이터가 전무한 상황에서 옥시콘틴을 만성 통증 치료제로 승인한 FDA 분과를 이끌었던 자넷 우드콕은 이후에 2021년부터 2022년까지 FDA의 국장 대행으로 일했다. 그녀가 이런 고위직에 오르기 전에 28개의 공중보건 단체와 오피오이드 위기 관련 단체로 구성된 연합체는 백악관에 그녀가 FDA를 이끄는 것을 **막아달라**고 요청하는 편지를 보냈다. 그 편지는 이렇게 적고 있다. "우드콕은 미국 역사상 최악의 규제기관 실패에 책임이 있는 인물입니다."³⁷

케슬러는 FDA를 떠난 후에 예일대학교 의과대학의 학장이 됐다. 5년 후에는 캘리포니아대학교 샌프란시스코 캠퍼스 의과대학의 학장이 됐다. 2021년, 백악관은 그를 코로나 대응 수석 과학자문으로 임명했고, 그는 2023년까지 이 직위를 유지했다.

실리콘 가슴 보형물 전쟁은 막대한 비용을 초래했고, 그 과정에서 수많은 부수적인 피해가 발생했다. 의학 학술지들은 시간만 잡아먹는 논쟁을 위한 논쟁의 장으로 변질됐고, 여성들은 시시때때로 급변하는 정보로 혼란에 빠져들었으며, 그 바람에 수없이 많은 수술을 받게 됐다. 그리고 미국 법원은 수십억 달러에 달하는 소송 사건으로 포화됐다.

지금은 미국 여성 중 3퍼센트가 가슴 보형물을 사용하고 있고, 실리콘이 다시 한번 가슴 보형물 수술의 표준으로 자리 잡았다.

10장

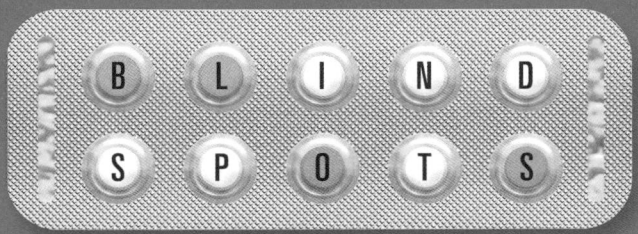

의료계 집단사고의 역사
: 실수 연발 코미디의 행진

과학이 좋은 점이 있다면, 당신이 믿든 안 믿든 진리라는 것이다.

─닐 디그래스 타이슨 Neil deGrasse Tyson

수련의 시절 나는 위궤양을 치료하는 복잡한 수술 방법을 몇 가지 암기해야 했다. 그중에는 잔인해 보이는 것도 있었다. 한 수술은 장과 뇌를 연결하는, 인체에서 가장 긴 양방향 신경인 미주신경을 절단하고 환자의 장을 새로 연결하는 방법이었다. 당시에 궤양은 사람들이 병원에 입원하는 흔한 이유 중 하나였다. 환자들이 궤양의 원인을 물어보면 의사들은 딱 한마디로 대답했다. "스트레스입니다."

하지만 "우리도 모릅니다"라고 말했어야 했다.

1980년대 초에 호주의 생리학자 배리 마셜Barry Marshall은 궤양성질환의 원인을 연구하고 있었다. 그는 기존의 통념과는 다른 비전통적인 아이디어에 흥미를 느꼈다. 지난 100년에 걸쳐 발표된 연구들에서 제기되었던 아이디어였다. 이 연구들에서는 궤양이 스트레스가 아니라 나선형 세균 때문에 생긴다고 추측했다. 그는 존 리쿠디스John Lykcudis라는 그리스 의사의 사례에 대해서 읽었다. 리쿠디스는 1960년대에 항생제로 1만 명의 궤양 환자를 치료하는 데 성공했지만, 의학적으로 용인된 치료가 아니었다는 이유로 면허를 박탈당했다.[1]

마셜은 이 문제를 파고들면 들수록 기존의 통념에 도전해보자는 용기가 커졌다. 그는 궤양이 세균에 의해 생기며, 항생제로 단기간에 치료가 가능하다는 가설을 검증해보고 싶었다. 하지만 그는 강력한 반대에 부딪혔다. 그는 자신의 관점을 설명해보려고 몇 차례 시도했지만 조롱과 비웃음을 받아야 했다.

그래서 마셜은 혼자의 힘으로 이 가설을 추구해나갔다. 그는 일련의 궤양 환자를 대상으로 공식적인 연구를 진행했다. 심지어 자기 자신에게도 실험을 해보았다! 그는 균을 마셔서 스스로 병을 얻은 다음 자기 위를 생검해서 인과관계를 입증해 보였다. 이어서 단기간의 항생제 치료로 병을 완치했다. 그는 효과적인 여러 실험을 통해 위궤양이 그가 분리해낸 특정 세균, 즉 헬리코박터 파일로리 *Helicobacter pylori*에 의해 생긴다는 것을 입증했다. 이것은 의학에서 가장 위대한 돌파구 중 하나였다.

마셜과 그의 동료인 병리학자 로빈 워런 Robin Warren은 한 의학 학회에서 폭탄 같은 이 연구 결과를 발표할 수 있도록 해달라고 요청했지만, 돌아온 반응은 다음과 같았다.

> 1983년 3월 17일
>
> 친애하는 마셜 선생님께,
>
> 귀하의 연구가 학회 발표에 채택되지 못한 점을 유감스럽게 생각합니다. 접수된 초록의 수가 계속 늘고 있으며 **이번 학회에는 67편이 제출되었는데, 그중 저희가 받을 수 있는 것은 56편밖에 안 됩니다.**

이들의 발견이 56위 안에도 들지 못한 것이다! 그렇다면 접수가 거부된 나머지 10개의 초록은 과연 어떤 주제였는지 궁금해진다.

마셜과 워런은 자신들의 치료법을 의료계에 알리기 위해 쉼 없이 노력해야 했다. 1990년대 초반이 되자 마침내 거의 모든 의사가 이들의 주장을 받아들였다. 도저히 부정할 수 없는 데이터였기 때문이다. 이 두 사람의 용기와 끈기 덕분에 수많은 사람이 목숨을 구했고 이들의 발견은 의학계의 위대한 돌파구 중 하나로 칭송받고 있다. 2005년에 이 두 사람은 노벨 생리의학상을 받았다.

집단사고는 의사라는 직업 자체만큼이나 오래됐다. 이것은 인간 조건의 일부다. 의학계의 집단사고에 대해 조사하면서, 종래의 사고방식에 도전했다는 이유로 소외당했던 혁신가들의 이야기를 역사 전반에서 발견할 수 있었다. 나는 수백 년 전에 활약했던 선구적 과학자부터 mRNA 백신을 발명한 의사에 이르기까지 여러 이야기를 읽었다.

나는 수집한 자료들을 정리해서 존스홉킨스의 의학사학과가 자리 잡고 있는 역사적인 웰치 도서관으로 갔다. 그곳에서 나는 제러미 그린Jeremy Greene 박사와 메리 피셀Mary Fissell 박사 같은 놀라운 학자들을 만났다. 이들은 다채로운 이야기와 흥미로운 통찰로 나를 대접해주었다. 우리는 의료계 엘리트들이 자신의 의학적 믿음에 문제를 제기하는 용감한 사람들을 억압하고 방해하여 통제하는 동일한 패턴을 나타내는 것을 보며 함께 놀랐다.

중세 시대 이야기에서 시작해서 현대의 mRNA 백신 개발 이야기로 마무리되는 이 이야기들은 비슷한 주제를 강조하듯 보여주고 있다. 새로운 개념을 거부하는 다수의 저항이 강력하기 그지없다는 것이다. 때로는 그 저항이 너무 비극적이어서 오히려 우스꽝스럽기까지 하다. 마치 실수 연발 코미디 같다. 그리고 그 모든 과정에서 레온 페스팅거 박사의 인지부조화 개념이 두드러지게 드러난다.

제거 문화의 초기 희생자

중세의 의사들은 몸이 음식을 혈액으로 바꾸고, 혈액은 그냥 몸속에 고여 있는 것이라 생각했다. (이른 아침 강의 시간에 앞줄에서 졸고 있는 내 학생들도 아마 그렇게 생각할 것이다.) 그들은 혈액이 순환하지 않는다고 믿었다. 혈액은 단지 먹은 음식이 전환되면서 새로이 대체될 뿐이었다. 누구나 느끼는 두근거리는 심장은 열의 원천으로 여겨졌다.

그러다 16세기에 스페인의 신학자 미카엘 세르베투스Michael Servetus가 대담하게도 다른 주장을 펼쳤다. 세르베투스는 논란을 겁내는 사람이 아니었다. 『기독교의 회복The Restoration of Christianity』이라는 책에서 그는 교회를 비판했다. 하지만 몸에 대한 우리의 이해를 바꾸어놓은 것은 그의 신학 논문에 들어 있던 뜬금없는 부록이었다. 이 부록에서 그는 인체의 순환계에 대해 정확하게 묘사했다. 내 생각에 그는 자신의 이론을 소개할 수만 있다면 그것을 어디든 싣고 싶었던 것 같다.

이것은 세르베투스의 입장에서는 '좋은 소식이자 나쁜 소식' 같은 상황이었다.

좋은 소식은? 그의 순환 이론이 결국 옳다고 밝혀진 것이다.

나쁜 소식은 그의 신학적 신념 때문에 그가 곤경에 처한 것이었다. 존 칼뱅은 그를 이단으로 체포해서 화형에 처했다. 학계에서는 흔히들

"발표하거나, 아니면 망하거나publish or perish"* 라고 말한다. 안타깝게도 세르베투스는 발표를 해서 망한 케이스였다.

괴짜 천재

윌리엄 하비William Harvey는 세르베투스가 화형당하고 25년 후에 태어났다. 세르베투스가 괴짜 이단자로 여겨졌기 때문에 그의 순환 이론을 진지하게 받아들이는 사람은 거의 없었다. 하지만 하비는 그를 무시하지 않았다. 그는 순환 이론에 대해 객관적으로 검토했다. 세르베투스의 비극적인 최후를 보았기 때문에 좀 더 데이터에 기반한 접근방식을 선택했다.

하비는 영국의 신동이었다. 16세에 캠브리지대학교에서 장학금을 받으며 의학을 공부했고, 그곳에서 주로 아리스토텔레스 연구에 집중했다.[2] 또한 이탈리아의 유명한 해부학자 아래서 배우며 유럽 의사들 사이에서 떠오르는 인물이 됐다.[3] 하비는 30세가 되기 전에 왕립의학회Royal College of Physicians에 입회했고, 나중에는 제임스 1세와 찰스 1세의 주치의가 됐다. 아주 멋져 보이겠지만, 내가 장담하는데 VIP 환자는 정말 골치 아픈 존재가 될 수 있다.

하비는 심장과 순환계에 대해 더 많은 것을 알기 위해 동물과 사람

---

* 학계에서 지속적으로 연구 결과를 발표하지 않으면 경력을 유지하거나 성공할 수 없는 상황을 나타내는 표현.

을 부검했다. 그리고 50세가 된 1628년에 평생의 연구를 집대성한 결과물을 발표했다.[4] 그는 심장이 한 번 수축할 때마다 상당한 양의 혈액을 펌프질하며, 그 양이 몸의 조직이 직접 흡수하기에는 너무 많다고 주장했다. 그렇다면 혈액이 어딘가로 가야만 했다! 그는 혈액이 몸을 관통하여 움직이면서 원 같은 패턴을 따라 심장으로 다시 돌아오며, 여기서 심장은 엔진의 역할을 한다는 이론을 주장했다. 그는 그 작동 방식을 보여주는 수학 계산도 발표했다.

당연히 올바른 설명임에도 불구하고 하비는 비판을 받았다. 그의 발견을 터무니없다고 생각하는 이가 많았다. 그는 당시 자신의 임상진료가 큰 타격을 받았으며(그의 표현으로는 "폭삭 망했다"), 의사들이 자신의 의견에 반대했다고 말했다.[5] 더 나아가 그는 '괴짜crack-brained'라는 말까지 들었다. 중세 시대 언어에 무지한 나로서는 그 의미를 정확히 알 수 없지만 칭찬이 아니란 것쯤은 짐작할 수 있다.

어떤 역사가는 하비의 순환계 설명을 역사상 가장 위대한 의학적 발견이라 평가하기도 한다.[6]

어쨌든 무엇보다 다행스러운 점은 그가 화형을 당하지 않았다는 것이다.

레몬을 먹으시오

요즘에는 비행이 그다지 재미있는 일이 아니다. 특히 그 틈에 낮잠이나 좀 자볼까 하고 눈을 붙이는데 기장이 스피커로 갑자기 말을 해서 잠을 깨울 때는 더욱 그렇다. 더 끔찍한 것은 그렇게 귀한 낮잠을 방해하면서 하는 말이 고작 비행기가 고도 9500미터 상공에 도달했다는 알림이라는 점이다. "나무를 스치며 날아도 상관없으니 그저 목적지에만 제대로 데려다주세요." 이렇게 말하고 싶어질 때도 있다. 하지만 비행기의 안내 방송에 짜증이 나고, 혼자서 신나게 떠드는 카드 광고에 인내심이 한계에 다다를 것 같을 때는 잠시 멈춰서 역사적 관점에서 지금의 상황을 바라보는 것이 도움이 된다. 오랜 세월 동안 배를 타고 대서양을 가로지르는 것은 요즘의 비행보다 훨씬 더 힘든 여정이었다. 때로는 선원들조차 자기가 어느 땅에 상륙할지 알 수 없는 경우도 있었다. 비행기가 난기류에 조금만 흔들려도 무서운가? 그럼 6미터 높이의 파도가 넘실대는 폭풍우, 해적, 선상 반란, 혹은 바다에서 길을 잃는 상황 같은 것을 상상해보라. 아, 배에 득실거리는 쥐도 잊지 말자. 배에는 항상 쥐들이 살고 있다. 비행기 기내식으로 나오는 간식이 좀 오래된 것 같기도 하지만, 그래도 목숨을 운에 맡기고 망망대해로 나서느니 냉난방이 조절되는 편안한 비행기 안에서 영화를 보며 6시간 만에 대서양을 건너가는 편이 훨씬 낫다.

하지만 놀라운 사실이 있다. 바다를 건널 때 가장 큰 위험은 폭풍이나 해적, 조난이 아니었다는 점이다. 바다 위에서 수백만 명의 목숨을 앗아간 위협은 따로 있었다. 바로 비타민 C 결핍이다.

비타민 C가 부족할 때 생기는 고통스러운 질병인 괴혈병은 1492년 콜럼버스의 항해 이후로 1800년대까지 약 200만 명의 뱃사람을 죽음으로 이끌었다. 당시에는 괴혈병에 대해 알지 못했기 때문에 선원의 절반을 괴혈병으로 잃기도 했다.

괴혈병을 묘사한 글을 보면 공포영화의 한 장면처럼 보인다. 특히나 해군 선원들이 심하게 당했다. 1700년대 초 영국 해군의 조지 앤슨George Anson 제독은 이 질병을 이렇게 묘사했다. "곰팡이가 무성하게 피어난 것 같은 살점 …… 썩어 들어가는 잇몸."[7] 아마도 출혈이 일어나는 잇몸과 괴혈병에서 나타나는 피부 병소를 묘사하는 말일 것이다. 한 항해에서 그는 2000명 중 1300명의 선원을 괴혈병으로 잃기도 했다.

우리가 국내선 항공기를 타다가 코감기를 옮는 것과는 차원이 다른 이야기다.

괴혈병에 걸렸다가 회복된 한 영국 뱃사람의 일기를 과학사연구소Science History Institute에서 보고했는데,[8] 마치 좀비가 등장하는 미국 드라마 〈워킹 데드〉의 한 장면을 보는 것 같다.

> 그것 때문에 잇몸이 모두 썩어서 시커멓게 썩은 피가 흘러나왔다. 내 허벅지와 종아리는 괴저로 검게 변했고, 고약한 냄새가 나는 이 검은 피를 빼기 위해 매일 칼로 살을 찔러야 했다. 내 잇몸에도 칼을 대야 했다. 검푸르게 변한 잇몸이 치아를 덮으며 자라났기 때문이다. …… 죽은 살점을 도려내서 많은 양의 검은 피를 흘리고 나면 오줌으로 입과 치아를 헹구고 아주 세게 문질렀다. …… 정말 안타까웠던 것은 음식을 먹을 수 없었다는 점이다. 음식을 씹기보다는 그냥 삼키고 싶을 정도였다. …… 우리 중 많은 이들이 매일 이 병으로 죽어갔고, 날마다 한 번에 서너 구씩 시신을 바다로 던지는 것이 보였다.

군주들의 압제를 피해 아메리카 대륙으로 항해하던 사람들은 괴혈병의 위험을 감수할 수밖에 없었다(어쩌면 왕의 압제 아래 사는 것이 차라리 나왔을지도 모른다).

세상은 이 질병 때문에 당황했고, 세계 교역, 탐험(즉 제국주의), 심지어 노예무역까지 위축됐다.[9] 사람이 바다에만 나가면 어째서 이런 끔찍하고 기이한 증상이 생기는지, 어떤 의사도 그 이유를 알아낼 수 없었다. 바다 공기 탓이라 하는 사람도 있었고, 해상에서는 운동이 부족해서 그렇다는 사람도 있었다. 이 질병의 치료법으로 사과주를 마시자는 이론, 식초를 마시자는 이론, 심지어 바닷물을 마시자는(윽!) 이론까지 나와 서로 경쟁했다.

그러다 호기심 많은 제임스 린드James Lind가 등장했는데, 그는 과학적 방법론을 적용하는 재주가 있는 사람이었다.[10] 그는 1738년에 '외과의 조수'로 영국 해군에 입대했지만, 이는 사실상 어느 정도 의학 훈련을 받고서 배의 수석 외과의와 함께 일하는 선원이었다.[11] 그리고 '수석 외과의'라고 하면 뭔가 그럴듯하게 들리지만 대부분 사지절단술이나 발치를 주로 하는 의사였다.

린드는 많은 선원이 괴혈병으로 죽는 모습을 지켜봤고, 이 병을 치료하는 법에 관한 소문도 들었다.[12] 그는 1747년에 대조군 임상시험을 해보기로 결심했다. 그래서 솔즈베리호를 타고 항해하던 중에 괴혈병에 걸린 선원 12명을 모았다. 그다음 그들을 두 사람씩 묶어 나눈 다음, 여섯 집단을 각각 다른 방법으로 14일간 치료해보았다. 그가 임상시험에 적용한 여섯 가지 치료법은 다음과 같다.

1. 사과주 1.1리터 마시기(그렇게 나쁜 것 같지는 않다).
2. 알코올과 황산을 섞은 혼합물 마시기(황산은 톡 쏘는 입가심용이다).

3. 세끼 식사하기 전마다 식초 한 모금 마시기(트림 유발 레시피 같다).

4. 반 파인트(약 285mL)의 바닷물 마시기(역겹다).

5. 마늘, 겨자씨, 말린 무 씨앗으로 만든 약용 반죽 바르기(거부할 수 없이 매력적인 듯하다).

6. 매일 오렌지 2개와 레몬 1개씩 먹기(뜬금없어 보인다).

마치 프랑켄슈타인 박사가 설계한 임상시험처럼 보인다.

보급품 부족으로 오렌지와 레몬 집단은 14일의 시험 기간 중 6일만 참가할 수 있었다. 하지만 다행히도 그 6일이면 충분했다. 그는 이 시험 결과를 발표한 책에서 이렇게 적었다. "오렌지와 레몬을 사용했을 때 제일 빠르고 뚜렷한 개선 효과가 나타났다."

『괴혈병 논문Treatise of the Scurvy』이라는 제목이 붙은 이 책은 1753년에 출간됐지만 안타깝게도 거의 무시당했다. 그 결과, 전 세계적인 유행병을 완치할 수 있는 치료법이 거의 사용되지 못하고 말았다. 일부 역사가는 린드가 자신의 연구 결과를 그리 적극적으로 알리지 않았을 것이라 추정한다. 그가 책을 처음 출간하고 40년이 넘게 지나서야 영국 해군에서는 배에 레몬즙을 싣고 다니기 시작했다.

농부의 말에 귀를 기울이다

18세기 유럽의 천연두 사망자는 약 40만 명으로 추정된다.[13] 천연두는 코로나바이러스감염증-19Covid-19보다 훨씬 치명적이었다.

발병 후 첫 3년 동안 코로나의 치명률은 0.1퍼센트였던 반면, 천연두는 20~50퍼센트였다. 천연두는 살아남은 이후에도 실명 같은 심각한 후유증을 안고 살아야 하는 경우가 있었다. 정말 잔인한 병이었다. 천연두는 전 세계적으로 제국주의를 부추기는 역할도 했는데, 아메리카 원주민처럼 천연두에 취약한 인구집단이 면역이 있는 유럽 정착민에게서 천연두를 옮아 섬멸되었기 때문이다.[14]

유럽의 보건 당국은 이 질병의 전파를 막을 방법을 찾지 못해 머리만 긁적이고 있었지만, 시골 농부들은 나름의 해답을 갖고 있었다. 농부들은 천연두보다 훨씬 약한 질병인 우두에 감염된 사람들이 천연두에 걸리지 않는다는 것을 알고 있었다. 특히 소를 데리고 일을 하다가 거의 모두 우두에 감염됐던 경험이 있는 우유 짜는 여성들 중에는 천연두에 걸리는 사람이 없었다. 이런 관찰을 바탕으로 농부들은 우두 감염이 천연두에 대해 교차면역을 제공하는 것이라 생각했다.[15]

그럼 고상한 의사들이 이 배운 것 없는 농부들의 얘기에 귀를 기울였을까? 물론 그러지 않았다. 엘리트 의사들은 농부들이 무식하다며 콧방귀를 뀌었다.

하지만 시골에서 자란 의사 에드워드 제너 Edward Jenner는 그들의 주장을 진지하게 받아들였다. 그는 농부들을 조롱하는 대신 그들의 아이디어를 열린 마음으로 받아들여 연구했다. 그리고 20년에 걸쳐 우두, 천연두에 대한 정보와 사람들이 교차면역을 획득하는 방식에 대한 정보를 수집했다.

1796년에 제너는 새러 넬메스라는 우유 짜는 여성의 우두 물집을 긁어서 살아 있는 우두 입자를 채취했다. 그리고 당시 여덟 살이었던,

자기네 정원사의 아들의 팔을 긁어서 상처를 낸 다음, 넬메스의 우두 물집에서 나온 피부 입자를 문질렀다. 소년은 가벼운 우두 감염 증상을 보였다. 몇 주 후에 소년이 회복되자 제너는 그 아이를 다시 우두에 노출시켰다(요즘 의학에서 말하는 '도전시험 challenge trial'이다). 이번에는 아무런 증상이 나타나지 않았다. 이는 첫 번째 노출이 면역력을 제공해 주었음을 암시했다.

이로써 제너는 최초의 예방접종을 수행한 것이다.[16]

그는 또한 자신이 채취한 우두 입자가 무서운 천연두에 대해 면역을 제공한다는 사실을 관찰했다.

그는 자신의 연구 결과를 영국에서 과학 및 의학 분야에서 최고 권위를 가진 기관인 왕립학회 Royal Society에 보고했다. 그는 그보다 거의 10년 전에 뻐꾸기의 번식 방법에 관한 논란 많은 연구로 왕립학회에 들어갔었는데, 이 연구는 처음에는 조롱받았지만 수십 년 후에는 사실로 받아들여졌다.[17] 제너가 세계 최초의 백신을 만들 용기를 얻을 수 있었던 것은 이런 경험 덕분이었는지도 모른다. 결국 이것은 천연두 박멸로 이어지는 수세기에 걸친 노력의 출발점이 되었다.

왕립학회는 새로운 아이디어를 열린 마음을 가지고 객관적으로 대하는 전통을 갖고 있었다. 하지만 당시 권력을 잡고 있던 사람들은 제너의 연구를 부정하며 이렇게 경고했다. "명성을 소중히 여기는 자라면 이런 터무니없는 아이디어를 세상에 알리지 않는 것이 낫다."

그럼에도 제너는 단념하지 않았다. 그는 사람들에게 백신을 접종하며 20년 넘게 수행했던 연구의 결과를 집대성하는 책을 출간했다.[18] 그는 우두에 노출되었던 23명의 사례를 소개하며, 그들이 어떻게 우두와 천연두에 면역이 생겼는지를 자세히 기술했다. 역사상 가장 큰 글로벌 전염병 중 하나에 대한 완치법을 설명한 것이다. 하지만 왕립학회와 당대의 의학계 지도자들은 그를 이단아 취급하며 거부했다.

단념할 생각이 없었던 제너는 더 대규모로 인체시험을 수행해서 자신의 백신이 옳다는 것을 증명하기 위해 런던으로 갔다. '백신vaccine'이라는 이름을 만든 것도 그였다. 영어 'vaccine'은 소를 의미하는 라틴어 'vacca'에서 유래했다. (의대에 다닐 때 라틴어를 배우면 도움이 된다고 해서 4년이나 라틴어를 배웠다. 그런데 도움이 안 됐다. 여기서 라틴어 어원에 대해 굳이 언급하는 이유는 그 노력이 헛짓이 아니었다고 노력 정당화를 하기 위해서다.) 제너는 사람들에게 백신을 맞으라고 설득하는 데 어려움을 겪었다. 어느 때는 석 달 동안 한 명의 시험 참가자도 구할 수 없었다.

하지만 차츰 환자들의 결과가 백신의 효과를 말해주기 시작했다.

제너는 백신 샘플을 자신이 신뢰하는 다른 의사들에게 보냈다. 의사이자 하버드 의과대학의 공동창립자인 벤자민 워터하우스Benjamin Waterhouse 교수는 제너의 샘플을 받아다가 자기 아내와 아이들에게 접종했다. 제너는 미국의 존 애덤스 대통령하고도 어찌어찌 아는 사이여서 그에게 대규모 백신 프로그램을 고려해달라고 요청했다.[19] 하지만 애덤스 대통령은 알 수 없는 이유로 그의 요청에 응답하지 않았다. 그와 동시에 세계 최초의 백신 반대자anti-vaxxer들이 등장하기 시작했고, 그중에는 회의적인 의료계 엘리트들도 있었다.

이후에 워터하우스 교수는 부통령이었던 토머스 제퍼슨에게 자신의 주장을 전달했다. 제퍼슨은 백신을 지지하며 이렇게 썼다. "인류를 사랑하는 모든 이는 기쁜 마음으로 이 발견을 바라보아야 할 것입니다."

대통령이 된 제퍼슨은 결국 국립백신연구소National Vaccine Institute를 만들어 제너의 천연두 백신을 대량으로 접종할 수 있는 무대를 마련했다. 그리하여 1900년대 초에 천연두는 미국과 유럽에서 거의 사라졌다.

1980년에 세계보건기구에서는 천연두의 근절을 선언했다.[20] 오늘날까지도 제너는 면역학의 아버지로 여겨진다. 연구자들은 그의 발견을 바탕으로 나중에는 홍역, 흑사병bubonic plague, 그 외 기타 감염성질환을 통제해나갔다. 있을 법하지 않은 이 발견은 농부의 말에 귀를 기울인 제너의 겸손이 만들어낸 결과였다. 농부들은 학식이 없는 사람들이었지만, 그들의 추측은 옳았다.

두 진료소 이야기

1846년에 헝가리 의사 이그나츠 제멜바이스Ignaz Semmelweis는 비엔나 종합병원에서 수석 레지던트로 일하고 있었다.[21] 이 병원은 서로 가까이 붙어 있는 두 개의 산부인과 진료소를 부속 시설로 두고 있었는데, 그 진료소들은 의대생들의 수련을 위해 임신 여성이 동의하면 의대생들로부터 무료로 진료를 받게 해주었다.[22] 두 진료소는 동일한 지역주민을 대상으로 진료를 했고, 하루씩 번갈아 가며 환자를 받았다. 그런데 놀랍게도 첫 번째 진료소는 환자 중 10퍼센트 정도가 산욕열이라는 생식기 감염으로 사망해서 악명이 높았고, 두 번째 진료소는 사망률이 4퍼센트 미만이었다.

여성들은 첫 번째 진료소의 악명을 익히 알고 있어서 그곳에 가기를 두려워했다. 너무 겁이 나서 병동에 들어가지 않고 길거리에서 아이를 낳는 경우도 있었다. 더욱 이상한 점은 길거리에서 아이를 낳은 여성이 그 위험한 진료소에서 아이를 낳은 여성보다 오히려 사망률이 낮았다는 점이다.

위험한 진료소의 사망률이 높은 이유에 대해 연구하고 있던 제멜바이스는 한 의사 친구가 비극적인 죽음을 맞이했다는 이야기를 듣고 귀가 번쩍 뜨였다.[23] 친구는 부검을 진행하다가 실수로 칼에 찔렸고, 그것이 치명적인 감염으로 이어져 목숨을 잃었다. 진료소에서 수많은 임산부를 죽음으로 이끌던 그 감염이었다.

제멜바이스는 여기서 중요한 연관성을 발견했다. 친구는 시신을 다루다가 사망했다. 위험한 진료소의 여성들은 시신도 함께 다루는 의사에게 진찰을 받았는데, 이들은 시신을 다룬 후 환자를 진찰하기 전에 손을 씻지 않았다. 그와 대조적으로 사망률이 낮은 쪽 진료소의 의사들은 시신과 젊은 산모를 함께 다루고 진찰하는 일이 없었다.

당시 과학자들 사이에서는 '세균'이라는 개념이 보편적으로 받아들여지지 않았다. 제멜바이스 시대의 의사들은 질병이 썩어가는 살이나 다른 유기물에서 발생하는 일종의 '나쁜 공기' 때문에 생기는 것이라 추측했다.[24] 상한 음식이나 물과 직접 접촉한 적이 없다면 병에 걸릴 일이 없다는 것이 그들의 생각이었다. 그런 논리라면 의사들이 이 환자를 보다 저 환자를 볼 때에도 손을 씻어야 할 이유가 없었다. 죽은 사람에게서 나온 물질이 손에 남아 있다가 다음 환자에게로 옮겨갈 수 있다는 생각은 그들의 입장에서는 터무니없는 것이었다.

제멜바이스는 세균을 발견하지는 않았지만 '시체 물질cadaverous

material'이 감염을 일으킬 수 있다는 가설을 세웠다. 그는 의사들에게 다음 환자로 넘어갈 때 염소화석회(오늘날 표백제와 살균제에 들어가는 성분)를 이용해 손과 기구를 씻을 것을 요구했다. 그리고 그의 이 새로운 프로토콜로 문제가 해결됐다! 위험한 진료소의 사망률이 90퍼센트나 줄어든 것이다. 1847년의 어느 한 시점에는 두 달 동안 단 한 건의 사망자도 없었다.

여기까지 오면 제멜바이스가 동료들 사이에서 사람의 생명을 구한 영웅으로 칭송받았으리라고 생각할 것이다. 하지만 그의 이론은 당시에 뿌리 깊이 박혀 있던 의학적 신념에 정면으로 위배되는 것이었다. 고상한 의사들은 자신의 더러운 손이 여성들을 죽음으로 이끌고 있다는 그의 주장을 모욕으로 받아들였다.[25]

제멜바이스는 자신의 고향인 부다페스트에서 산부인과 병동을 책임지게 되자 손 씻기 프로토콜을 시행했다. 비엔나 종합병원과 마찬가지로 그의 진료소도 치명적인 감염이 득실거리고 있었다. 하지만 엄격한 손 씻기 정책 덕분에 그가 책임자로 있던 5년 동안 산욕열로 사망하는 환자는 1퍼센트 미만이었다.[26] 이것은 놀라운 성과였다. 그가 안전한 출산 진료의 새로운 시대를 열어젖힌 것이다.

하지만 동료 의사들은 여전히 그를 받아들이지 않았다. 1861년에 그는 자신의 역작인 『산욕열의 원인, 개념 및 예방법 The Etiology, Concept and Prophylaxis of Childbed Fever』이라는 책을 출간했는데, 의료계가 자신의 이론에 반발하고 있음을 강조하며 거기에 이렇게 적었다. "대부분의 의학 강의실에서는 여전히 전염성 산욕열에 대한 내 이론에 반대하는 목소리가 울려 퍼지고 있다. 출판된 의학문헌에서도 내 가르침은 무시되거나 공격을 당하고 있다."

나중에 제멜바이스는 심각한 우울증과 인지기능 저하로 고통받았다. 그는 산욕열에 대한 집착에 빠져 그것 말고 다른 이야기는 할 수 없게 됐다. 1865년에 그는 정신병원에 입원했고, 결국 그곳에서 사망했다. 그 시설에서 경비에게 구타당해 손에 상처를 입었고, 그 상처의 감염 때문에 죽은 것으로 추측되고 있으니 참으로 잔인한 아이러니다.

잠깐. 정신병원에 입원해서 경비에게 구타까지 당했다고? 이제 온라인 악플러들이 내 기사 아래 댓글창에서 나를 욕하는 정도는 웃어넘길 수 있을 것 같다.

대학교에서 해고당한 노벨상 수상자

코로나 팬데믹이 발생했을 때 연구자들은 mRNA 기술을 이용해서 신속하게 백신을 개발했고, 이제 이 기술은 다른 질병과의 싸움에서도 시험되고 있다. 하지만 이 기술이 코로나 팬데믹이 시작되기 오래전에 펜실베이니아대학교의 카탈린 카리코 Katalin Karikó 박사에 의해 개발되었다는 사실을 아는 사람은 별로 없다. 그녀의 발견을 통해 코로나 스파이크 단백질 Covid spike protein 을 만드는 유전자 코드를 mRNA에 삽입할 수 있었다. 이는 유전자 코드를 설정해서 체내에서 어떤 단백질이라도 만들게 할 수 있는 기술이다.

처음에 카리코 박사는 이 연구 때문에 비판을 받았다. 사실 반대가 너무 심해서 mRNA 연구가 거의 이루어지지 않을 뻔했다.

《월스트리트저널》의 보도에 따르면, 펜실베이니아대학교는 그녀의 사무실을 캠퍼스 외곽으로 옮기고 급여를 삭감했으며, 그녀는 많은 교수로부터 멸시를 받았다.[27] 나중에 그녀가 말하기를, 이 연구를 진행하는 바람에 직접으로도 큰 대가를 치렀다고 했다. 그녀는 CNBC에 이렇게 말했다. "저는 네 번이나 강등당했습니다."[28]

하지만 카리코 박사는 계속 고집스럽게 밀어붙였다.

2023년에 발표한 회고록에서 그녀는, 펜실베이니아대학교 유전자 치료 프로그램의 유명 책임자를 자신의 초기 반대자 중 한 명으로 꼽았다. 그는 그녀에게 동료들과 헝가리어로 말하지 말라고 요구하면서, 그녀의 mRNA 프로젝트에 보조금 지원을 거부했다고 한다. 그녀는 mRNA 백신 연구를 고집했다는 이유로 상관으로부터 '까탈스러운' 고용인 취급을 받았다.[29] 그녀는 연구를 진행할 기본적인 실험실 물품도 지원받지 못하고, 승진에서 제외되면서 어려운 처지에 놓이게 되었다고 말했다.

카리코 박사는 자신의 연구를 의학 학술지에 발표하고 보조금을 지원받는 데도 어려움을 겪었다. 동료들은 그녀의 아이디어가 너무 급진적이라 여겼고, 그녀는 펜실베이니아대학교에서 높은 자리에 있어 보지도 못했다.[30] 그녀는 그 상황을 "보조금도 자금 지원도 없고, 공식 권한을 가진 그 누구로부터도 존중받지 못하는 상황"이었다고 묘사했다.

하지만 뉴욕 레녹스 힐 종합병원의 신경외과 과장 데이비드 랭어 David Langer는 그녀를 믿어주었다. 그는 펜실베이니아대학교 신경외과 과장에게 카리코 박사가 mRNA 백신 개념을 발전시키는 데 필요한 자원을 제공해주라고 독려했다. 또한 카리코 박사는 드루 와이스먼 Drew

Weissman이라는 훌륭한 협력자를 만났고, 와이스먼 박사는 그녀의 자금 조달을 도왔다. 일부에서는 이것이 코로나 백신을 탄생시킨 결정적인 한 수였다고 믿는다. 와이스먼 박사는 카리코 박사가 기관에서 밀려난 이후에도 연구를 계속 이어갔다.

랭어 교수는 이렇게 말했다. "농구선수 마이클 조던은 두 팀에서 외면당했지만 역사상 가장 위대한 농구선수가 됐고, 미식축구 선수 톰 브래디는 드래프트 순번이 199번이었습니다. 바로 눈앞에 있다고 해도 그 사람의 가치와 성공 가능성이 항상 잘 드러나지는 않죠."[31]

카리코 박사와 와이스먼 박사가 2023년에 노벨상을 수상한 **후에야** 펜실베이니아대학교에서는 축하의 말을 하며 공을 가로챘다(펜실베이니아대학교는 카리코 박사의 연구를 특허내서 엄청난 돈을 벌고 있었다). 그들은 갑자기 카리코 박사가 자랑스럽다고 했다. 펜실베이니아대학교의 학장은 그녀를 "과학적 영감과 결단력의 모범을 보여준 뛰어난 연구자"라 불렀다.[32]

하지만 펜실베이니아대학교는 그들이 카리코 박사를 모든 단계에서 소외시켰다는 사실에는 입을 닫았다. 그들에게는 자랑보다는 사과가 더 적절했을 것이다. 사과를 했다면 겸손도 함께 보여줄 수 있었을 것이다. 그런 겸손이야말로 오늘날 기관들에 대한 대중의 신뢰를 회복하는 데 너무나도 필요한 미덕이다.

겸손이 주는 영감

모든 과학자는 이런 혁신가들이 걸어야 했던 험난한 여정을 기억해야 한다. 이들은 전염병을 종식시키고 의료를 발전시켜준 영감의 원천이었다. 하지만 기득권층은 새로운 개념에 저항하며 낡은 수법을 동원해 새로운 개념을 소외시키는 경우가 많다. 새로운 개념을 믿는 사람들을 마땅히 '흥미로운' 인물로 불러야 함에도 '논란이 있는' 인물로 낙인찍는 것이다(개인적으로 나와 반대 개념을 갖고 있는 사람에게 경멸적인 낙인을 찍기보다는 '흥미로운' 인물이라 부르는 것을 더 좋아한다).

권력의 자리에 오른 사람들은 어떤 개념을 중심으로 자신의 경력을 구축해서 그 자리에 오른 경우가 많다. 그래서 그들은 더 나은 개념이 등장하더라도, 이해관계 때문에 자신의 개념이 얼마나 중요한 것인지 사람들에게 끊임없이 다시 상기시키려 한다. 수세기 동안 지식 엘리트층은 자신의 개념과는 다른 새로운 개념의 등장을 경계했으며, 이런 사례들은 레온 페스팅거 박사의 인지부조화 원리를 실증적으로 입증해주고 있다. 실제로 과거에나 지금에나 새로운 개념과 새로이 밝혀지는 사실은 기존의 신념을 고수할 때 찾아오는 정신적 평화를 위협한다.

많은 위대한 과학자들은 사람들에게 자신의 개념을 믿게 하는 것이 생각보다 훨씬 어렵다는 사실을 알게 됐다. 그들은 '구현의 과학 implementation science,' 즉 사람들에게 새로운 것을 받아들이도록 설득하는 것이 '발견의 과학 discovery science'보다 어렵다는 것을 배웠다.

훌륭한 지도자는 자신이 과거에 이룬 업적이 언젠가는 새로운 업적으로 대체되리라는 것을 잘 알고 있다. 그들은 이런 필연적인 진보에 맞서 싸우기보다는 그것을 받아들인다. 심지어 다른 이들에게 도전을 장려하기까지 한다. 훌륭한 지도자에게는 자기인식과 겸손이 필요하다. 이는 현대 의학에 많이 부족한 품성이다. 이런 고귀한 품성을 가진 지도자는 다른 이들에게 힘과 영감을 불어넣는다. 사람들도 이런 품성을 보여주는 지도자를 존경한다. 사람들은 이런 지도자에게 더욱 호감을 느끼고, 그들과 함께 일하고 싶은 마음이 생긴다. 혁신가가 자신의 개념을 발전시키려면 훌륭한 지도자가 되어야 한다.

이 장에서 소개한 혁신가들은 공격받고, 제거당하고, 강등당하고, 비난받고, 자금 지원을 박탈당하고, 무시당하고, 심지어 화형까지 당했다! 당신이 혁신가라면 기득권층에서 당신의 개념을 환영하지 않더라도 놀라지 않기 바란다. 사실 환영하지 않을 가능성이 더 높다.

이 위대한 혁신가들은 포기하지 않았다. 그들은 끝까지 버티면서 커다란 장벽을 극복하고, 결국에는 세상을 바꾸었다. 그들은 긍정적인 변화를 이끌어내고자 하는 모든 이에게 영감의 원천이 되어준다. 우리는 계속해서 밀어붙이며 노력하고, 긍정적인 태도를 유지하고, 새로운 개념이 등장했을 때 거기에 공정하게 귀를 기울일 필요가 있다. 비록 그것이 마음에 안 든다 해도 말이다.

11장

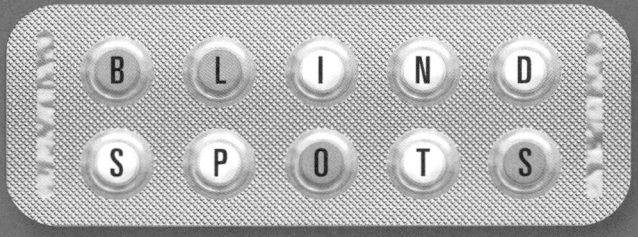

복종의 문화
: 건설적 토론을 위한 투쟁

나는 당신의 말에 동의하지 않는다. 하지만 당신의 말할 권리를 위해서라면 목숨을 바쳐 싸울 것이다.

— 에블린 비어트리스 홀 Evelyn Beatrice Hall

이 책을 집필하는 중에 존스홉킨스 산부인과에서 의료인들을 대상으로 강의를 해달라는 요청을 해왔다. 큰 영광이었다. 하지만 의과대학 측에서 참석자들이 보수교육continuing medical education* 학점을 신청할 수 있도록 요청한 표준 서류를 작성하다가 이상한 항목을 발견했다.

> 제가 임상의학과 관련된 권고안을 제시하는 경우, 그 권고안은 환자 진료의 적응증과 금기증을 적절히 정당화할 수 있다고 의료계에서 인정하는 증거에 기반할 것입니다. 또한 여기에 인용되는 모든 과학 연구는 일반적으로 인정되는 기준에 부합할 것입니다.

☐ 예   ☑ 아니요

물론 나는 '아니요'에 체크했다. 내 연구는 과학적 방법론을 동원해

---

* 의료 전문가들이 면허 유지나 자격 갱신을 위해 지속적으로 수행해야 하는 교육 활동.

서 의학계에 존재하는 기존의 가정에 의문을 제기하는 경우가 많기 때문이다. 과학적 방법론이란 가설을 수립하고, 그것을 검증하고, 그 결과를 열린 마음으로 해석하는 일련의 과정을 말한다.

그런데 '아니요'라는 내 대답이 분명 누군가의 심기를 불편하게 만들었던 것 같다. 그것 때문에 혼란에 빠진 사람들이 이메일로 문의를 해왔다. 당황한 의학 교육 담당부서에서는 주최 측에 이런 메시지를 보냈다. "마카리 선생님께 이 대답이 무슨 의미인지 설명해달라고 요청해주시겠어요? 혹시 서류를 작성하다가 실수하신 거 아닐까요?"

아니, 그것은 전혀 실수가 아니었다.

나는 그냥 기계적으로 '예'라는 답에 체크해서 형식적으로 서류 양식을 채우기보다는 정직하게 대답하려 했을 뿐이다. 결국 나는 아무런 문제 없이 강연을 했고, 산부인과 과장은 내 강연이 자기가 참석해본 보수교육 중에서 최고였다고 했다. 하지만 그 형식적인 서류 하나 때문에 우리가 대세에 순응하라는 은근한 압력을 얼마나 자주 받고 있는지 다시 한번 생각하게 됐다.

순순히 따르거나 아니면……

전통적인 사고방식에 순응하라는 압력이 지금처럼 강했던 적은 없다. 이런 압력은 때로는 미묘하고, 때로는 노골적이다. 내가 이 책에서 소개하는 불운한 일들이 계속 이어지는 이유도 이것으로 설명할 수 있을 것이다.

예를 들어 과학자들은 보조금을 지원받아야만 연구를 할 수 있다. 그런데 미국국립보건원의 보조금 신청서를 검토하는 주체는 선임 과학자들이다. 이들은 해당 분야에서 현역으로 뛰고 있는 선수들이고, 자신의 오래된 개념을 지지하는 제안서를 선호하는 경향이 있다. 수십 년 동안 암, 만성질환, 생의학 분야에서 발전이 정체된 이유가 이것 때문이라 주장하는 비평가들도 있다. 이를테면 암 연구의 투자 대비 성과는 놀랄 정도로 낮다. 미국국립보건원에서는 암 연구에 약 80억 달러의 세금을 지원했다. 하지만 그중에 인상적인 결과를 내놓은 것은 드물다. 예를 들어, 대형 암 학회에서 최고로 선정된 한 연구는 기존의 화학요법 약물이 치료 불가능한 특정 유형의 뇌종양 환자들의 생존 기간을 몇 달 정도 연장할 수는 있었지만 아무도 완치시키지는 못했다는 것을 보여주었다. 최고의 연구라는 것이 고작 이 정도다.

이 분야에 오래 몸담은 나이든 과학자들은 새로운 연구 자금을 할당할 때 전통적인 개념을 선호하는 경향이 있다. 정부의 연구 보조금은 큼직한 아이디어보다는 점진적으로 이루어지는 소규모 연구에 배정되는 경우가 많다. 현재의 시스템을 비판하는 사람 중에는 미국국립보건원에서 어떤 아이디어에 자금을 지원할지 무작위로 결정하거나, 한 명의 심사위원만 점수를 높게 준 지원서에 자금을 배정한다면 과학이 크게 발전할 것이라고 주장하는 이도 있다. 또한 천재 연구자들을 데려다가 여기 1000만 달러가 있으니 제일 유망하다고 생각하는 것을 아무거나 연구해보라고 한다면(그리고 현 국립보건원의 보조금 지원 규칙과 달리, 연구를 하다가 방향을 여러 번 바꾸어도 상관없다고 한다면) 더 많은 질병을 완치할 수 있을 것이라는 이도 있다.

기득권층이 학계의 흐름을 통제하는 것과 비슷한 역학이 의학 학술지와 의학 학회에서도 작동하고 있다. 학술지의 경우 우리 연구자들은 자신의 연구와 논평을 편집자들에게 제출한다. 이 편집자들이 의료계 전체가 읽을 내용을 결정하는 문지기 역할을 한다. 의료계의 소통 채널을 이들이 장악하고 있는 것이다. 대개 사고방식이 비슷한 동료들끼리 구성되는 경향이 있는 편집위원회는 엄청난 권력을 쥐고 있다. 이들 중 많은 이가 절대로 그 권력을 내려놓지 않으며, 유럽의 군주들처럼 평생 그 직을 유지한다. 편집위원회 자리는 학문적으로 승진할 때 활용되는 자격 증명서 역할을 하기 때문에 권력이 더 큰 권력을 낳는다.

일부 편집위원회와 의학 학회에서 지도부 자리를 신선한 인물로 채우기 위해 노력하고 있지만, 새로운 인물을 받아들이기보다는 되도록 기존의 사람으로 다시 채우려고 하는 경우가 많다. 이것이 인간의 본성이다. 레온 페스팅거 박사의 인지부조화 이론을 적용하면, 중앙집권화된 권력을 쥐고 있는 사람은 일반적으로 자신과 반대되는 관점을 좋아하지 않는다.

2023년, 미국에서 가장 영향력이 큰 몇몇 의학 학회에서 의학계의 반대 목소리를 잠재우기 위해 스스로 정부의 검열조치를 지지하는 전례 없는 일을 벌인 적이 있다. 미국소아과학회, 미국의학협회 등의 여러 의학 단체에서 정부를 대신해 미국 연방대법원에 법정의견서를 제출하여 건강 정보에 대한 정부의 검열을 지지하고 나섰는데, 검열 대상에는 의사가 표명하는 의견도 포함되어 있었다.[1] 이 법정의견서에서는 정부가 건강과 관련된 잘못된 정보와 싸우는 데 '중대한 공익 목적

compelling interest*을 갖고 있다고 주장했다. 위험한 선례를 남길 수도 있는 내용이었다. 이런 근거에 따르면, 예를 들어 저위험군 40세 여성에게 유방촬영술을 권장하지 않는 의사는 정부의 명령에 따라 검열을 받을 수 있다.

이것은 많은 의사의 간담을 서늘하게 만들었다.

비평가들은 의사의 발언, 즉 주류 의학계에서 좋아하지 않는 발언을 검열할 수 있는 권한을 정부에 부여하는 것은 미국 수정 헌법 제1조를 위배할 뿐 아니라, 환자에게 최선의 이익이 돌아가도록 믿는 바는 무엇이든 말할 수 있다는 의사의 전통적 자유도 침해한다고 주장한다. 우리 의사들은 연대를 위해 모두 앵무새처럼 같은 말만 되풀이하는 정당의 충성 지지자들과는 달랐으며, 앞으로도 항상 달라야 한다. 수세기 동안 하버드대학교 캠퍼스의 직인과 정문에 새겨져 있는 모토는 검열을 뜻하는 '칸첼루스Cancellus**'가 아니라 진리를 뜻하는 '베리타스Veritas'였다.

표현의 자유를 위한 의사들의 싸움은 주정부 단위에서도 펼쳐지고 있다. 2022년에 캘리포니아주는 건강 관련 특정 권고안에 대해 캘리포니아의료위원회California Medical Board의 의견에 동의하지 않는 의사의 면허를 박탈할 수 있게 하는 법안을 통과시켰다. 하지만 이 법안은 캘리포니아대학교 샌프란시스코 캠퍼스, 스탠퍼드대학교 등의 기관에서

- * 정부가 개인의 기본권 제한을 정당화하려 할 때 필요한 매우 높은 수준의 공익적 이유.
- ** 고대 그리스도교 교회당에서 성직자와 일반 신도 사이를 가로막았던 칸막이로 차단, 제한 등을 상징한다.

강하게 반발하며 소송을 제기하는 바람에 폐지됐다.[2]

대체 무슨 일이 벌어지고 있는 것일까?

의사가 즈州 보건국이나 미국소아과학회의 권고안에 반대할 자유를 허용하지 않겠다고?

만약 그 권고안이 하버드대학교의 다나-파버 암연구소의 연구를 바탕으로 나온 것이라면? 2024년 초에 다나-파버 암연구소와 브리검여성병원은 데이터의 일관성 결여나 조작을 이유로 논문 6편을 철회하고, 31편을 정정해야 했다.[3] 지금은 폐기된 2022년 캘리포니아주 법안이 실효 중이었다면, 이 사기성 연구를 바탕으로 나온 권고안을 믿지 않는 캘리포니아주 의사는 면허를 박탈당할 수도 있었다.

의사는 보복의 우려 없이 자신의 의견을 자유롭게 표현할 수 있어야 한다. 결함이 있는 연구도 존재하기 때문이다.

다나-파버 암연구소의 경우 기관의 최고경영책임자를 비롯해서 29명의 연구자가 연루되었다. 연루된 과학자들 중 일부는 그 와중에도 뻔뻔하기 짝이 없었다. 수사 과정에서 한 연구자는 "더 나은 버전의 포토샵을 구할 수 있었다면 이미지를 더 설득력 있게 조작할 수 있었을 것이라며 아쉬움을 표현했다."[4]

역시 2024년 초, 브리검여성병원의 한 연구자가 21편의 논문에서 데이터를 조작하고 이미지를 표절한 사실이 밝혀졌다. 이 사람은 직급이 낮은 아무 연구자가 아니라 무려 이 병원 신경외과의 연구부서 부책임자다.[5] 사실 7년 전에도 이 병원은 미국국립보건원의 지원금을 수주하기 위해 조작된 허위 정보를 사용한 것이 사법부에 발각되어 1000만 달러의 배상을 명령받은 바 있다.[6]

이것은 하버드대학교에서 나온 몇몇 연구에 국한된 문제가 아니다. 2023년 한 해 동안 1만 건 이상의 의학 학술지 논문이 철회되면서 신기록을 세웠다.[7] 마찬가지로 그해에 스탠퍼드대학교의 학장이 데이터 조작 의혹으로 자리에서 물러났고, 웨일코넬 의과대학의 학장도 본인의 연구 3편과 관련해서 비슷한 의혹을 받고 자리에서 물러났다.[8] 그중 하나는 웨일코넬 의과대학과 브리검여성병원이 공동으로 진행해서, 178회나 인용되었던 논문이었다.

이 모든 철회 사례들이 공공의 영역에서 발표된 논문에서 발견된 것이다. 그렇다면 연구자들이 무대 뒤편에서 데이터를 수집하고 표로 정리하는 과정에서는 얼마나 많은 오류와 조작이 일어날지 생각해보라. 이것이 다나-파버 암연구소에 대해 폭로한 32세의 분자생물학자 겸 과학저널리스트 숄토 데이비드 Sholto David가 강조한 핵심 메시지 중 하나다. 그는 이렇게 적었다. "누구나 들여다볼 수 있다면 미가공 데이터에서 얼마나 많은 오류가 발견될지 생각해보세요!"[9]

실제로 들여다보는 사람이 있다. 최근에 의학 학술지 《애너스티지아 Anaesthesia》의 편집자인 존 칼라일 John Carlisle이 500건의 임상시험을 조사해보았는데, 그중 무려 44퍼센트가 잘못된 데이터를 담고 있었다.[10]

맙소사.

마취과 의사인 칼라일는 똑똑한 방법으로 분석을 진행했다. 그는 논문을 제출하는 연구자들에게 환자의 데이터도 함께 제출할 것을 요구했다. 그리고 환자 데이터를 논문에 나오는 데이터와 비교하며 일치하지 않는 부분을 찾았다. 그가 발견한 내용은 놀라운 것이었다. 나는 자신의 데이터를 조작하는 연구자가 많다는 얘기는 들었지만(보통 아랫사람에게 특정한 결과가 나오도록 수치를 조작하라고 요구한다), 그의 연구는 오류의 가능성이 있으므로 단 하나의 연구에 너무 의존하면 안 된다는 사실을 떠올리게 했다. 그 잘못된 연구 하나가 의료계 전체를 이상한 나라의 앨리스의 토끼굴로 끌고 들어갈 수도 있다.

나만 이렇게 느낀 것이 아니었다. 칼라일의 연구는 많은 사람에게 경각심을 불러일으켰고, 의학 학술지에 발표되는 내용의 도덕성에 대한 맹목적인 믿음에 균열을 일으켰다.[11] 주류에 동의하지 않는 의사의 목소리를 침묵시키는 것은 과학계의 중요한 견제장치를 없애는 일이다. 우리에게 필요한 것은 더 많은 배제가 아니라 더 많은 토론이다.

엉터리 데이터

정부는 2022년부터 인플루엔자 바이러스로 인한 합병증과 입원을 줄여준다는 약속을 믿고 수십억 달러를 들여 타미플루Tamiflu를 비축해 왔다.[12] 그런데 옥스퍼드대학교의 감염병학자 톰 제퍼슨Tom Jefferson이 놀라운 것을 발견했다. 그는 광범위한 과학 리뷰로 크게 인정받는 전문가 집단인 코크란 연합Cochrane Collaboration을 대신해서 타미플루에 관한 증거를 검토해보았다.[13] 그는 타미플루 초기 임상시험에서 환자 참가자들을 대상으로 임상기록들을 검토했다. 환자 수준의 보고서는 약을 복용한 각각의 시험 참가자에게 무슨 일이 일어났는지를 직접 보여주고 있지만, 임상시험 결과를 발표할 때 보통 이런 부분은 절대 공개하지 않는다. 하지만 이 경우 제조사인 로슈Roche는 해당 정보를 공개하라는 강한 대중의 압박을 받아 어쩔 수 없이 공개하게 됐다. 제퍼슨의 연구 결과는 세상을 뒤흔들었다. 그는 타미플루가 독감에 별로 효과가 없다는 사실을 발견했다. 정부에서 이 약을 비축한 근거가 바로 그 효과 때문이었는데 말이다. 사실 타미플루는 거의 효과가 없었다.

알고 보니 타미플루에 관한 초기연구의 공동저자들조차 환자 수준의 보고서를 보지 못한 것으로 드러났다. 그래서 세계 의학계가 환자 수준의 보고서에 실제로 담겨 있는 내용을 살짝 들여다볼 수 있었던 한 번의 기회만으로 그 시험의 결론이 바뀌게 됐다. 나는 임상시험에서 환자 수준의 데이터가 보통 공개되지 않는다는 사실을 알고 놀랐다. 환자 수준의 보고서가 일상적으로 공개됐을 때 우리가 알게 될 것이 무엇일지 상상해보라.[14] 또 얼마나 많은 시험에서 다른 결과가 나올지 상상해보라.

미생물학자이자 마이크로바이옴 전문가인 엘리자베스 빅Elisabeth Bik 박사도 비슷한 조사를 진행해보았다. 그녀는 학술지 논문에서 조작된 사진, 특히 유전자 검사 결과가 조작된 것으로 보이는 사진이 눈에 들어오기 시작했다. 그녀는 수치의 불일치, 조작된 이미지, 도저히 나올 수 없는 결과가 들어 있지 않은지 확인하기 위해 과학 논문들을 선별 검사했다. 이렇게 2만 편의 연구 논문을 분석한 결과, 25편 중 1편꼴로 조작된 사진을 찾아냈다.[15] 이런 연구들 중에는 연구자들이 미국국립보건원이 세금으로 지원하는 대규모 보조금을 받아가기 위해 이용한 것도 있었다.

공개된 연구에서도 엉터리 데이터가 이렇게 많다면, 연구를 조작하는 방법이 얼마나 다양할지 상상해보라. 이제 빅 박사는 AI 소프트웨어를 이용해서 조작된 이미지들을 추가로 식별해내고 있다. 하지만 AI를 이용한 오류 단속이 궁극적인 해법이 될 수는 없다. 우리에게는 재현연구를 통해 그 결과를 확인하는 데 연구 자금을 지원하는 시스템이 필요하다.

조작된 데이터에 대한 폭로를 보며 우리는 동료심사peer review* 과정의 단점을 생각해보아야 한다. 동료심사는 한 층이 덧대어진 검토 과정일 뿐, 해당 연구가 신뢰할 만한지 아닌지 가려주는 최종 승인 절차가 아니다.

"학술지, 과학자, 대학, 연방기관에서는 동료심사를 어떤 금과옥조나 굿하우스키핑Good Housekeeping 인증** 정도로 생각해주기를 원하지만, 동료심사는 결코 그랬던 적이 없습니다." 감시 블로그 '리트랙션 워치Retraction Watch'의 공동설립자 이반 오란스키Ivan Oransky의 말이다.[16]

오란스키의 말이 옳다. 동료심사가 상세하게 진행되어 진정으로 독립적인 평가 내용을 보여줄 때도 있지만, 대부분은 온라인 뉴스 기사 아래 달린 댓글창과 별로 다를 바 없다. 어쩌면 댓글창이 더 나을지도 모른다. 댓글은 글 쓴 사람이 익명 처리되지는 않으니까 말이다. 대부분의 동료심사자는 익명으로 유지된다. 의학 학술지들은 동료심사자들의 이름을 연구 저자들에게 비밀로 부치는 이상한 관행을 가지고 있

---

* 학술연구 논문이나 제안서 등을 출판 혹은 승인하기 전에 해당 분야의 전문가, 즉 동료들이 정확성, 타당성, 독창성, 중요성 등을 평가하는 과정이다.
** 라이프스타일 미디어 기업 굿하우스키핑의 품질 보증 마크로, 산하 기술연구소의 철저한 성능 검증을 거친 제품에 부여된다.

다. 만약 그들이 정실인사 문제를 해결하는 데 진심이라면 이런 관행을 뒤집어엎어야 한다. 또한 심사자들은 해당 연구의 저자가 누구인지 모르는 상태에서 심사를 진행해야 할 것이다. 그러면 그 연구의 가치를 정치적 편향 없이 객관적으로 평가하는 데 도움이 될 것이다. 몇몇 의학 학술지에서는 최근에 이런 방식을 적용하기 시작했다.

나는 '당신이 아는 사람이 누구냐'에 따라 발표 여부가 좌우된다는 것도 알게 됐다. 몇몇 편집자나 전문가 집단 지도자 들이 내게 자기네 학술지나 학회에 논문을 제출하라면서, 자기가 채택되게 해주겠다고 말하는 경우가 있었다. 이런 방식으로 연구의 발전을 기대하기는 힘들다. 막후에서 이런 관행이 벌어지면 새로운 아이디어가 밀려나게 된다. 막대한 사회적 투자에도 불구하고 연구가 발전 없이 정체되어 보이는 이유도 이것으로 설명 가능할 때가 있다.

의학 학술지의 주된 역할은 의사들이 읽을 연구를 필터링하는 것이다. 이 문지기 역할이 얼마나 막강한 권력인지, 학술지 측에서 객관성을 상실할 경우 이것이 얼마나 위험한 무기가 될 수 있는지 상상할 수 있을 것이다. 개인적으로 나는 《워싱턴포스트》 같은 신문사가 정치 후보를 '지지'하는 것을 늘 이상하게 여겨왔다. 그래서 의학 학술지가 그렇게 하는 것이 훨씬 더 충격적으로 다가왔다. 208년의 역사 동안 《뉴잉글랜드 의학저널》은 확고하게 비당파적인 태도를 보여왔었다.[17] 하지만 2020년 대통령 선거가 있기 4주 전에 갑자기 상황이 바뀌었다. 이 의학 학술지가 사실상 특정 후보를 지지한 것이다.[18] 날카로운 어조의 기사에 34명의 편집자 전원이 서명했다. 과학 학술지 《네이처》도 같은 행동을 했다.[19] 여기서 문제가 되는 것은 누구를 선택했느냐가 아니라, 정치에 개입했다는 점이다. 이 일은 '보건 정보를 제공하는 가장 큰 수도꼭지를 통제하는 사람이 누구냐'를 두고 많은 의사가 우려할 수밖에 없는 새로운 선례를 남겼다.

의학 학술지는 정치적으로 그 누구도 지지하지 않았던 오랜 전통으로 돌아가야 할 것이다.

입 틀어막기

2022년, 내 친구이자 전직 볼티모어 보건국장이었던 리애나 웬Leana Wen이 미국공중보건협회American Public Health Association 연례학회의 따돌림과 괴롭힘에 대한 패널 토론에 초청받았다. 응급의학 전문의인 그녀는 처음에는 코로나 19 방역조치에 대한 열성 지지자였지만 2022년 즈음에는 견해가 조금 바뀌었다. 그녀는 몇몇 코로나 관련 제한조치를 해제할 것을 제안하며 개인의 책임을 강조했다. 그녀는 이렇게 적었다. "이제 이것이 새로운 표준으로 자리 잡은 뉴노멀이다. 각자가 자신의 위험과 타인에게 미칠 위험을 신중하게 고려하며 살아가야 하는 일상이 찾아온 것이다."

하지만 공중보건 지도층은 신성불가침의 주제에 관해서는 다른 의견을 용납하지 않는다. 600명이 넘는 공중보건학계의 학자들과 전국의 지도자들이 그녀의 연설 기회를 박탈하고 회의에서 퇴출시킬 것을 요구하는 서한에 서명했다. 그녀는 임상시험의 데이터를 조작하거나 하버드대학교 출판물의 이미지를 포토샵으로 조작하지 않았지만, 공중보건학계의 시각에서 보면 자기들과 다른 의견을 표현한 것이 더 큰 잘못이었다. 일종의 사상 범죄를 저지른 셈이다.

웬을 제명하라는 전국적인 압박이 효과를 발휘했다. 그녀는 따돌림과 괴롭힘에 대한 패널 토론에서 연설하지 못했고, 오히려 해당 분야의 전문가들에 의해 학회에서 따돌림을 당했다. 나는 이 소식을 듣고 정말 실망스러웠다. 나는 그녀와 대화하는 것이 언제나 즐거웠다. 미국이 직면하고 있는 공중보건의 문제에 대해 그녀는 나와 관점이 달랐지만 언제나 공손하고 친절했으며, 이는 미국이 어려운 사안을 두고 토론을 벌일 때 간절하게 필요로 하는 바로 그 정중한 태도였다. 우리는 함께 같은 강의에 초청 연사로 나서 서로 다른 시각을 제시하기도 했었다. 그녀는 정말 걸출한 인물이었다.

웬을 향한 공중보건 기득권층의 적대적인 태도가 너무 마음에 걸려서 나는 미국공중보건협회의 전무에게 연락해서 학회에서 다른 관점을 허용하지 않는 이유를 물어봤다. 그러자 그는 그냥 학회에 참석하면 될 것 아니냐며 나를 학회에 초대했다.

나는 참석을 검토해보았지만 곧 가능하지 않다는 것을 알게 됐다. 이 대규모 학회는 코로나 백신을 3회 이상 접종받은 연구자만 참가를 허용했기 때문이다. 나는 국립의학아카데미의 회원으로 선출된 이후에도 같은 이유로 전국학회의 참석이 금지되었다. 코로나 백신을 2회 맞았지만 그것은 학회 참석 기준에 못 미쳤다. 나는 그 몇 달 전에 이미 코로나에 감염된 적이 있어서 자연면역을 가지고 있었고, 우리 연구진이 수행한 연구에서 이와 관련한 설명을 한 적이 있었는데도 이런 일이 일어났다.[20] 우리 연구는 코로나 감염에서 회복한 사람들이 높은 수준의 항체를 가지고 있음을 입증해 보여주었지만, 소셜미디어 플랫폼에서 검열을 당했다. 하지만 우리 연구는 의사들로부터 좋은 평가를 받았다. 의사들은 저위험군 사람들에 대한 코로나 백신 추가접종 권장 여부를 판단할 때 우리 연구를 참고했다. 1년 후에《미국의학협회 저널》에서는 그들의 웹사이트에서, 이 연구를 2022년에 지면에 게재했던 논문 중 세 번째로 논의가 많이 된 것으로 목록에 올렸다.[21]

표현의 자유는 대다수의 사람들이 듣고 싶어 하는 말을 하라고 존재하는 것이 아니다. 사람들이 불편하게 생각하는 말, 집단사고에 의문을 제기하는 말을 할 수 있는 권리를 지키기 위해 존재하는 것이다. 요즘의 조직화된 의료계는 과학적 토론을 제한하고 억누를 방법을 찾기 위해 혈안이 되어 있다. 이런 방법 중에는 미묘한 것도 있다. 편집위원회, 위원회, 학회에 서로 생각이 비슷한 사람들만 초청하는 식이다. 반면에 노골적인 억압 방식도 존재한다. 예를 들면, 병원의 홍보부서에서 자신들을 거치지 않고는 의사들이 언론과 인터뷰하지 못하게 막는 경우도 있다. 이런 정책을 편다면 미국의 의사나 북한의 의사나 다를 바가 없다. 수십 명의 저명한 의료 전문가들이 내게 개인적으로 털어놓는 말을 들어보면, 언론 인터뷰에서 병원의 마음에 안 드는 발언을 했다는 이유로 병원 홍보부서의 전화를 받고 압박이나 괴롭힘을 당한 적이 있다고 한다. 미국인들이 원하는 것은 의료 선전선동가의 목소리가 아니라 자유롭게 이야기하는 의사의 목소리다.

수없이 반복되어온 일이지만, 기관과 조직화된 의료계는 높은 식견을 갖춘 의사들의 의견을 입막음하고 마치 의견의 합의가 이루어진 듯한 환상을 조장해왔다. 하지만 이런 일을 하는 조직들의 과거 성적은 별로 좋지 않다. 이 책에서 자세히 다루고 있는 주요 건강 권고안들에 대해 주류 의학계가 어떤 성과를 거두었는지만 봐도 느낄 수 있다. 우리는 오늘날의 중요한 건강 문제에 관해 솔직하게 말할 수 있는 의사와 과학자 들이 그 어느 때보다도 절실히 필요하다. 우리에게는 품격 있는 공론의 장이 필요하다.

웬의 학회 연설 취소 사건은 정치적 당파성의 문제로 생긴 것이 아니었다. 공중보건학계의 거의 모든 지도자들이 자신은 정치적으로 진보 성향이라 강조하고 있지만, 웬도 결코 보수 쪽은 아니다. 그녀는 민주당 정권에서 정무직 공무원으로 임명된 바 있고, 나중에는 미국 가족계획협회Planned Parenthood*의 최고경영책임자를 맡기도 했다. 그녀는 현재 조지워싱턴대학교의 공중보건 연구자이자 《워싱턴 포스트》의 칼럼니스트로 활동하고 있다. 대학들이 포용과 인종적, 민족적, 연령적 다양성의 가치를 믿고 있다고 주장하면서도 사상의 다양성만은 배제하고 있으니 참 아이러니하다.

《월스트리트저널》의 편집위원회도 미국공중보건협회 학회 사건에 대해 의견을 제시했다. 편집위원회는 이렇게 지적했다. "보아하니 공중보건 전문가들 역시 웬의 이야기에 귀를 기울일지 여부에 대해서 스스로 판단할 자유가 허용되지 않는 것 같다."[22]

이것은 미국공중보건협회만의 문제가 아니다. 미국 전역의 수많은 학회들이 결국은 자기들만의 소왕국으로 변질되는 경향이 있다. 외과

---

* 여성의 생식 건강, 가족계획, 성교육, 피임, 낙태 등의 서비스를 제공하는 기관으로 주로 진보 진영과 미국 민주당의 지지를 받고 있다.

레지던트 생활을 할 때 미국외과의협회American College of Surgeons의 연례 학회에 참석했던 기억이 있다. 나는 이 분야의 몇몇 거물들로 구성된 췌장수술 패널 토론에 참석했다. 나는 그런 거물들의 토론을 듣고 그들과 직접 만나볼 기회가 찾아온 것에 흥분했다. 몇 년 동안 이 사람들이 쓴 글을 읽으며 공부했었기 때문이다. 하지만 다음 해에 다시 참석해보니 똑같은 사람들이 전과 비슷한 얘기를 꺼내고 있었다. 그 후로 10년 동안 몇몇 다른 전문가들이 돌아가며 패널에 참석하기는 했지만, 사실상 똑같은 기성 권위자들이 늘 자리를 차지하고 있었다. 이런 집단이 술후 통증과 감염률을 낮춰주는 최소 침습 췌장수술의 혁신을 평가절하한 것은 놀랄 일이 아니었다. 이들은 개인적으로 이런 수술을 하는 방법을 알지 못했기 때문이다.

나는 학회나 학술지에 연구 논문 제출을 포기한 의사들을 많이 알고 있다. 발표할 논문의 선발이 철저히 소수 집단의 사람들에 의해 진행되기 때문이다. 이런 의사들은 논문 출판을 하는 데 필요한 정치적 게임에는 관심이 없다. 우리는 과학자지 사교계 인사가 아니다. 세 개 전문 분야의 자격을 갖춘, 존스홉킨스대학교의 선임 동료이자 뛰어난 연구자 아멧 바샤트Ahmet Baschat도 이에 비판적인 인물 중 한 명이다. 바샤트는 이렇게 말했다. "논문 발표에서 정치가 많이 작용합니다. 저는 이제 학회에는 별로 가고 싶지 않아요. 소수의 사람이 주도하는 세일즈 쇼로 변질됐거든요."

요즘에는 토론을 제한하려는 주류 의학계의 통제가 그 어느 때보다 강화됐다. 특정 견해를 갖고 있거나 새로운 견해를 제시하는 사람들은 신속하게 낙인이 찍힌다. 작년에 국립의학아카데미에서는 회원 가입 신청서 첫 페이지 상단에 지원자가 기후변화에 관심이 있는지 여부를 체크하는 칸을 마련했다. 나는 기후변화를 믿는 사람이지만, 꼭 이렇게까지 하면서 회원 자격을 가려야 하는 것일까? 2023년에 한 저명한 외과학회의 회장이 외과 분야에서의 소수자 우대정책에 대해 개인적으로 **의문을 제기하는** 발언을 했다. 그러자 학회 지도부는 그의 견해에 반대 의견을 표명하는 대신 그를 맹비난했는데, 이것은 외과 분야에서 소수자 우대정책이라는 상식에 감히 의문을 품는 사람들에게 보내는 경고의 메시지였다.[23] 피츠버그대학교의 한 심장전문의도 그와 비슷하게 소수자 우대정책에 의문을 제기했다가 지도부에서 퇴출됐다. 그냥 반대 의견을 내서 반박만 하던 것이 과거의 방식이었는데 대체 어쩌다 이렇게 됐을까? 의료 분야에서 특정 사안을 둘러싼 환경이 숨 막히는 적대적 환경으로 변해버렸다.

회초리는 기득권에게 있다

올해 초에 강력한 민간 독점기관인 미국내과위원회American Board of Internal Medicine의 최고경영책임자 리처드 바론Richard Baron이 존스홉킨스에서 강연을 했다. 강연은 암이나 심장질환의 최신 치료법에 대한 것이 아니었다. 강연의 제목은 '의료 전문성의 정당성 보호: 의료 분야의 잘못된 정보와의 싸움'이었다. 이 강연에서 그는 사제단 같은 소수의 의사 집단을 선정해서 의사가 공개적으로 표현해도 되는 의견이 무엇인지 정해야 한다고 주장했다. 그는 위원회에서 새로 만든 자격 박탈 프로그램에 대해 강조했다. 이것은 특정한 의학적 논란에서 미국내과위원회의 입장에 동의하지 않는 의사의 자격을 박탈하는 것을 목표로 하는 프로그램이다. (참고로 이 위원회에서는 의사가 매년 220달러를 내지 않으면 그 의사의 자격을 박탈한다. 당신이 졸업한 대학에서 매년 돈을 내고 퀴즈를 풀어야 대학 졸업 자격을 유지할 수 있다고 한다면 어떨지 상상해보라. 이게 바로 미국전문의위원회American Board of Medical Specialties가 자격증을 갖고 있는 거의 모든 의사들을 상대로 하고 있는 일이다.) 미국내과위원회와 몇몇 다른 위원회에서는 2021년에 공동성명을 내고 의사들은 "합의에 기반한 정보를 공유할 윤리적 의무가 있으며, 여기에 동의하지 않을 경우 전문의 자격을 박탈할 수 있다"라고 밝혔다.[24] 그의 강연에서 오늘날 의료계에서 가장 필요로 하는 것 중 하나에 대한 언급은 **없었다**. 바로 품격 있는 공론의 장 말이다. 나는 코로나 팬데믹 이후로 의학적 의견 차이 때문에 병원에서 서로 말도 섞지 않게 된 의사들을 알고 있다. 우리는 과학적 사상 범죄를 단속하는 경찰국가 같은 분위기를 조성할 것이 아니라 이런 잡음을 뛰어넘어, 품격 있는 공론의 문화를 지키려 노력해야 할 것이다.

이것은 비단 의료계에만 해당되는 이야기가 아니다. 2024년에 하버드대학교의 경제학 교수 롤랜드 프라이어Roland Fryer 박사는 그의 2017년 연구를 발표하지 말라는 요구를 받았는데, 그 연구는 경찰이 용의자를 진압할 때, 그 대상이 백인 용의자인 경우보다 소수인종 용의자인 경우 과잉 진압의 가능성은 더 높지만, **총격의** 가능성은 더 낮다는 결과를 보여주었다.[25] 동료들은 그에게 자신들의 마음에 드는 첫 번째 부분은 발표해도 좋지만, 두 번째 부분은 발표하지 말라고 했다. 하지만 그는 결과를 모두 발표하기로 마음먹었다. 《프리 프레스Free Press》의 기자 바리 와이스Bari Weiss와의 인터뷰에서 그는 그 후로 자신의 삶이 지옥으로 변했다고 설명했다. 그는 즉시 하버드대학교에서 니부조사의 대상이 되었고, 2년 동안 무급 정직 처분을 받았다. 그나마 해고되지 않을 수 있었던 것은 그가 종신교수였기 때문이다. 그는 하버드대학교 역사상 최연소 흑인 종신교수였다. "사람들은 마음에 들지 않는 연구 결과가 나오면 이성을 잃습니다." 그가 와이스에게 한 말이다. (프라이어 박사에게 정직 처분을 내린 상사인 클로딘 게이Claudine Gay 박사는 나중에 하버드대학교 총장으로 임명되었다가 표절 문제로 결국 자리에서 물러났다.)[26]

한 사회의 본질은 어떤 발언을 허용하지 않는가를 통해 드러난다.

미국소아과학회 같은 기득권 조직의 의견에 동의하지 않는 의사들을 축출하는 것이 당연한 일이라면, 과거에 이 학회의 땅콩 회피 권고안에 의문을 제기한 의사들도 파문당하고 말았을 것이다. 만약 10~20년 전에 앞서 언급한 캘리포니아주 법이 시행 중이었다면, 땅콩 회피 권고안을 뒤집는 연구를 이끌었던 기드온 랙 교수는 혁신가가 아니라 법에 쫓기는 신세가 되었을 것이다.

토론의 차단

대학은 표현의 자유를 지키는 최후의 보루가 되어야 한다. 사실 많은 대학이 이런 사명을 자부심으로 삼고 있다. 하지만 아이러니하게도 다국의 명문 대학교에서는 우리 시대의 가장 큰 문제들 중 일부를 둘러싼 모든 토론을 차단해버렸다. 코로나 팬데믹 기간에 하버드대학교, 스탠퍼드대학교, 펜실베이니아대학교, 캘리포니아대학교 샌프란시스코 캠퍼스, 브라운대학교, 존스홉킨스대학교에서는 코로나 정책에 대한 토론이 단 한 번도 열리지 않았다. 내가 이런 특정 기관을 언급한 이유는 이곳 지도부에 있는 내 친구들이 이것이 사실임을 직접 확인해주었기 때문이다.

매사추세츠공과대학교MIT의 관련 주제 첫 토론은 팬데믹이 끝난 후인 2024년 2월 27일에 학교의 코로나 추가접종 의무화 정책을 주제로 열렸다. 많은 의사가 최근에 코로나를 앓았던 건강한 젊은 남학생은 추가접종이 필요하지 않으며, 추가접종은 심근염(젊은 남성에서 약 2000명당 1명꼴로 발생)의 위험을 높일 수 있다고 믿었다. 캘리포니아대학교 샌프란시스코 캠퍼스의 비나이 프라사드Vinay Prasad도 이런 의사 중 한 명이다. 그는 코로나를 주제로 20편 이상의 동료심사 과학 논문을 발표했다. 그는 자신의 이런 견해를 MIT의 토론 무대에 올렸다. 그는 토론에 참석한 많은 학생이 매우 적극적이면서도 열린 마음을 가지고 있었다고 했다! 많은 학생이 그에게 견해를 공유해주어 고맙다고 인사했다.

사람들은 토론의 장에 목말라 있다.

팬데믹 이후로 캘리포니아대학교 샌프란시스코 캠퍼스에서 소규모 토론이 열리기는 했지만, 팬데믹 기간 동안 미국의 명문대학교에서는 장기간의 휴교, 수년간 이어진 병원 면회 금지, 유아 대상 천 마스크 의무화(어린이집에서 밥을 먹거나 낮잠을 자는 동안은 예외) 등의 뜨거운 쟁점에 대해 단 한 차례의 토론도 열리지 않았다. 학생과 교수에게 학교 행정 당국의 입장과는 다른 전문가 의견을 들려주는 것조차 당국자들에게는 감당하기 어려운 일이었던 듯하다. 하지만 6장에서 보았듯이, 그들이 보건기관에 대한 신뢰를 지키기 위해 좋은 질문조차 묵살해버린다면 그것은 재앙으로 이어질 수 있다. 어떤 대가를 치르더라도 적십자라는 브랜드를 지키기 위해 혈액 공급망의 HIV 오염 가능성을 제기한 사람들의 의견을 묵살한 결과, 중증의 혈우병이 있는 미국인 대다수가 목숨을 잃고 말았다.

틀려도 괜찮다. 과학 분야에서 정보가 부족할 때 잘못된 결론에 도달하는 것은 지극히 인간적인 일이다. 하지만 그저 기관이나 정당의 브랜드를 지키기 위해 압도적인 의학적 증거에 반하는 절대주의적 주장을 오랫동안 이어간다면, 그것은 선전선동에 불과하다.

권위를 거부하다

런던에 있는 왕립학회는 아마도 세계에서 가장 권위 있는 과학 협회일 것이다. 아이작 뉴턴 경이 초대 회장을 맡으며 시작된 왕립학회는 자유로운 사상의 교류를 장려해온 유구한 역사를 자랑한다. 이 학회는 학위나 인맥이 아니라 순수하게 과학적 업적에 기반해서 회원 선출이 이루어진다고 자부한다. 이들은 기존의 통념에 의문을 제기했던 알베르트 아인슈타인과 스티븐 호킹 같은 과학자들을 받아들였다. 이런 사명을 증명하려는 듯 이 학회에서는 벤자민 프랭클린의 연 실험처럼 많은 사람이 탐탁지 않게 생각했던 연구의 논문도 발표했었다. 오늘날까지도 왕립학회는 항생제 내성균, 이론물리학 등에 관한 혁신적인 연구를 지속적으로 지원하고 있다.

그 사명의 중심에는 'Nullius in verba'라는 모토가 자리 잡고 있다. '누구의 말도 곧이곧대로 받아들이지 말라'는 뜻이다. 이 문구는 건물 출입구에 눈에 잘 띄게 새겨져 있다. 더 나아가 이 학회에서는 모토가 "정회원들이 권위자의 지배를 거부하고, 모든 주장을 실험을 통해 검증된 사실로 확인하겠다는 결의를 표현한 것"이라고 밝히고 있다. 너무나 바람직한 말이다!

물살을 거슬러 오르기

나는 의료계에 몸담은 내내 도무지 머릿속에서 떠나지 않는 주제, 즉 의료계의 '맹점'을 연구하는 데 초점을 맞추어왔다. 이런 맹점이 생기는 이유는 보건의료계에 사악한 사람들이 많아서가 아니다. 오히려 좋은 사람들이 나쁜 시스템 속에서 일하고 있는 것이 문제다. 그리고 이 시스템은 우리가 설계한 것이 아니라 물려받은 것이다. 똑똑한 사람들이 악의를 품고 있어서 맹점이 생겨나는 것이 아니다. 이런 맹점은 우리가 자신의 일에 너무 매몰될 때, 즉 의료계의 경우에는 아픈 사람들을 돌보는 이타적인 일에 지나치게 매몰될 때 생겨난다.

내 호기심은 의대생 시절에 시작됐다. 맹점은 과학적 발견의 보물창고 같아 보였다. 나는 우리가 마땅히 논의해야 하지만 논의가 이루어지지 않고 있는 의료계의 굵직굵직한 사안에 흥미를 느꼈다. 여기에 반대하는 사람들은 그런 주제를 쫓지 말라고 나를 말리는 경우가 많았지만, 결국은 많은 이들이 완전히 생각을 바꿔 나를 인정하게 됐다.

나는 과소평가되고 충분한 지원을 받지 못하는 중요한 사안에 대해 연구하고 싶었다. 의료계의 집단사고와 뿌리 깊은 가정에 도전하는 나의 여정은 하나의 모험이었다. 여기서 그에 관해 조금 들려주고 싶다.

나는 금세 의료계의 가장 큰 화두가 담배의 위험성이라는 사실을 알게 됐다. 데이터는 명확했다. 하지만 그에 대처하는 우리의 전략은 담배 사용자들을 비하하는 데 초점이 맞춰져 있는 것 같았다. 우리는 그들을 담배중독으로 고통받는 인간으로 보지 않고, '흡연자'라는 낙인을 찍으며 수치심을 심어주었다. 의료 전문가들 간의 대화는 모두 이런 식으로 시작했다. "45세 흡연자가 내향성 발톱 때문에 찾아왔습니다." 혹은 "무릎 X선 촬영을 위해 52세 흡연자를 4층으로 올려보내겠습니다." 이런 식으로 분류해서 낙인을 찍는 바람에 많은 사람들이 의사를 회피했다.

하지만 아무도 입에 담지 않는 문제가 있었다. 병원과 의과대학 들이 막대한 기부금을 담배회사에 투자하면서 담배산업에 돈을 대고 있었다는 점이다. 이것은 거대한 맹점이자 도덕적 실패였다. 내 교수님이었던 이치로 카와치Ichiro Kawachi 박사의 도움으로 나는 《미국의학협회 저널》에 병원, 의과대학, 건강보험회사는 담배회사 주식에 대한 투자를 철회해야 한다고 촉구하는 기사를 썼다.[27] 대학교 기부금을 운영하는 어떤 사람은 이렇게 말했다. "일이 어떻게 돌아가는지 이해하지 못하시는군요. 그렇게 간단한 문제가 아닙니다." 카와치 박사와 나는 투자가 철회되는 일은 절대로 일어나지 않을 것이라는 대답을 거듭해서 들어야 했다.

하지만 그 후로 20년 동안 많은 보건의료 기관들이 투자를 철회했고, 그중에는 미국에서 의과대학을 운영하는 대부분의 상위권 대학교도 포함되어 있었다. 이런 투자 철회가 연이어 일어나자 그런 일은 절대로 일어나지 않을 것이라고 했던 병원 전문가가 생각났다. 그리고 내 멘토 중 한 분의 현명한 말씀이 떠올랐다. "성공의 90퍼센트는 터무니없는 소리를 하는 사람이 누군지 알아내는 데 달려 있지."

레지던트 시절에 나는 아무도 얘기하지 않는 또 다른 큰 문제로 충격을 받았다. 예방 가능한 의료과실로 피해를 입는 사람이 엄청나게 많다는 것이었다. 나는 진료를 받게 만든 질병이 아니라 진료 그 자체 때문에 죽는 사람들을 목격했다. 나도 내 수련 수준을 뛰어넘는 상황에 내몰리거나, 수면 부족으로 판단력이 흐려지거나, 의사소통이 단절되는 바람에 개인적으로 실수를 저질렀던 적이 있다. 응급실에서 가장 위험한 절차는 환자 인계였다. 환자를 인계할 때는 한 의사나 간호사가 다른 의사나 간호사에게 환자가 갖고 있는 의학적 문제를 간단하게 요약해서 설명한다. 이럴 때 저질렀던 실수가 나를 괴롭혔다. 한때는 이런 문제에 대처하기 위해 냉정한 로봇 같은 성격을 취하기도 했었는데, 이것이 병원 밖에서의 개인적인 인간관계에도 영향을 미쳤다. 하지만 동료 레지던트들과 대화해보니 거의 모든 사람이 비슷한 경험을 하고 있었다.

유행병처럼 번지는 의료과실에 대해 얘기하는 사람은 정말 드물었다. 하지만 데이비드 베이츠David Bates, 루시안 리프Lucian Leape, 도널드 버윅Donald Berwick 등 서로 다른 기관에 소속된 의사들이 그런 이야기를 꺼냈다. 나는 그들의 글을 읽고 따로따로 직접 만나보았고, 의료과실이 우리 눈앞에서 유행병처럼 심각하게 확산하고 있다는 내 의심이 사실이었음을 확인할 수 있었다. 그들은 의료과실로 인한 연간 사망자 수가 최대 10만 명에 이를 것으로 추정했다. 이 의사들은 환자 안전이 하나의 과학 분야로 자리 잡아야 한다고 믿었고, 내게 이것을 학문 연구의 주제로 삼아보라고 권유했다. 하지만 우리 학장은 내가 시간을 낭비하고 있다고 말했다. 지지해주는 멘토도 몇 명 있었지만, 기존의 체제에 속한 사람들은 그것은 진짜 과학이 아니라고 했다. 그리고 의료과실 예방법 연구로는 미국국립보건원의 연구비 지원을 받을 수 없기 때문에 그런 연구를 하는 것은 스스로 경력의 숨통을 끊는 자살행위나 다름없다고 지적했다. 대신에 그들은 모든 외과 레지던트가 1~2년 정도는 실험실에서 연구를 해야 한다고 주장했다.

하지만 나는 위험을 무릅쓰고 환자 안전 문제를 연구하기로 마음먹었다.

나는 팀워크나 의사소통 같은 비기술적 역량에 대해 연구했다. 그리고 몇몇 동료들과 함께 검증된 설문조사를 이용해서 안전 문화를 측정했다. 어느 날 내 멘토인 피터 프로노보스트_{Peter Pronovost} 박사가 내게 집중치료실을 위해 만든 체크리스트를 참고해서 수술용 체크리스트를 만들어보라고 권했다. 나는 비행기 이륙 전에 조종사들이 사용하는 콕핏 체크리스트_{cockpit checklist}*를 모델로 삼아 몇 가지 질문을 작성

---

* 비행기 조종사들이 비행 전, 비행 중, 착륙 전 등 시간별로 필수적으로 점검해야 할 사항을 단계에 따라 정리해둔 확인 목록.

하고, 수술에 들어가기 전에 사용하기 시작했다. 첫 번째 질문은 다음과 같았다. "수술실에 들어와 있는 사람들의 이름과 역할은 각각 무엇인가?" 이어서 환자의 이름, 수행하는 수술의 종류, 올바른 수술 부위를 확인했다. 그다음에는 필요한 장비와 예비 장비가 준비되었는지 확인하는 몇 가지 질문을 추가했는데, 그랬더니 짜잔! 수술용 체크리스트가 완성되었다.[28]

내 외과 동료 한 명은 이렇게 말했다. "그런 건 아무도 안 쓸걸?" 이것을 시도해본 또 다른 동료는 이렇게 말했다. "이런 건 아이들이나 하는 거지. 너무 유치한 거 아냐?" 하지만 나는 동료들에게 이것이 안전에 어떤 영향을 미치는지 연구할 수 있게 몇 달만 사용해달라고 부탁했다. 그 이후 나는 수술용 체크리스트 사용이 환자 안전 문화를 개선하고 환자의 치료 결과를 향상시킨다는 것을 확인할 수 있었다.[29, 30]

내가 존스홉킨스에서 수술용 체크리스트를 사용했던 경험을 자세하게 다룬 논문을 발표한 후에, 세계보건기구에서는 새로 구성된 위원회에 나를 초청하여 그에 대해 발표하게 했다. 의사이자 유명 저자인 어툴 거완디Atul Gawande가 이끄는 그 위원회는 내 체크리스트를 굉장히 마음에 들어 했고, 신속하게 세계보건기구의 공인을 받아주었다. 내가 개발한 체크리스트는 '세계보건기구 수술용 체크리스트'라고 불리며 곧 전 세계 모든 수술실 벽에 게시됐다. 내가 레지던트였을 때는 수술 전에 그런 체크리스트를 사용하는 사람이 없었다. 하지만 지금은 이것이 표준 관행으로 자리 잡았다. 전 세계적으로 폭넓게 사용된 첫해에 이 체크리스트는 같은 해에 나온 최신 화학요법을 통해 얻은 추가적 개선 효과보다 더 많은 생명을 구한 것으로 추정된다. 미국국립보건원에서는 이런 유형의 연구에 자금을 지원한 적이 한 번도 없다.

나는 이어서 이 주제로 『책임지지 않는Unaccountable』이라는 책을 써서 '네버 이벤트never event'로 알려진 의료과실의 발생 비율을 병원에서 공개적으로 보고해야 한다고 주장했다. 네버 이벤트는 병원에서 절대 일어나서는 안 되는 중대하고 예방 가능한 사건을 말한다. 그 책에서 나는 병원이 감염률, 재입원율, 기타 품질 지표를 공개적으로 보고할 것을 촉구했다. 당시 보건의료 기관의 엘리트들은 이것을 터무니없는 꿈이라 일축했다. 하지만 이 책이 《뉴욕타임스》 베스트셀러가 되고 몇 년 만에 메디케어Medicare*는 앞서 언급한 모든 품질 지표를 공개적으로 보고할 것을 요구하기 시작했다.

내가 의료계에서 찾아낸 또 다른 충격적인 맹점은 노쇠frailty**에 대한 이해의 부족이었다. 노인 중에서는 건강하지만 노쇠한 사람이 있다. 반면에 여러 만성질환을 갖고 있지만 노쇠하지는 않은 노인도 있다. 나는 외과 치료의 결과를 더 잘 예측할 수 있는 것이 어느 쪽인지 확인하는 임상시험을 진행해보기로 했다. 5점 척도로 측정한 노쇠 수준과 심장검사 같은 전통적인 수술 전 검사 중 어느 쪽의 예측이 더 뛰어날까? 미국 내에서 명성이 높은 연구자들 중에는 내 연구를 두고 '가벼운 연구'라 말하는 사람도 있었다. 하지만 이 연구는 노쇠야말로 수술 결

---

* 미국 정부에서 65세 이상 미국 시민과 영주권자, 일부 장애인에게 의료비를 지원하기 위해 운영하는 공적 건강보험 프로그램.
** 근력 약화, 피로감, 체중 감소, 활동량 저하, 느린 보행 속도 등 노인의 신체적, 정신적 기능이 전반으로 저하되는 현상.

과를 예측하는 **가장** 강력한 변수임을 입증해 보였는데, 노쇠 수준이 전통적인 수술 전 검사보다 예측 능력이 더 우수했던 것이다.[31] 요즘에는 노쇠가 외과적 의사결정에 영향을 미치는 건강의 한 영역으로 인정받고 있다.

내 연구가 다룬 또 하나의 맹점은 병원의 탄소 발자국 carbon footprint이었다. 병원은 지역 사회 안에서 두 번째로 많은 폐기물을 배출하는 기관인 경우가 많다. 우리는 2011년에 발표한 논문에서 병원에 더 효율적인 조명을 사용하고, 다양한 폐기물에 맞는 쓰레기통 사용법을 교육해서 유해 폐기물 발생량을 줄이고, 그 외의 친환경적인 관행을 도입하도록 권장했다.[32] 그 후로 10년이 지난 지금은 많은 병원에서 이런 관행을 채택하고 있다.

또 하나의 맹점은 우리에게 사랑받는 일부 병원에서 가격 폭리와 약탈적 청구를 시작하고 있었다는 점이다. 나는 이런 관행이 얼마나 만연해 있는지 조사하는 연구를 진행해서 병원 중 3분의 1이 진료비를 낼 형편이 안 되는 환자들을 상대로 소송을 제기한다는 보고서를 《미국의학협회 저널》에 발표했다.[33] 이들은 환자들의 급여를 압류하기 위해 소송을 걸었고, 그 대상은 보통 월마트에서 일하는 사람들이었다. 인구 2만 8000명 정도의 한 소도시에서는 주민들의 사랑을 받던 지역 병원이 그들을 상대로 무려 2만 5000건의 소송을 제기한 사례도 있었다. 또 다른 도시에서는 병원이 실수로 판사를 상대로 소송을 제기하는 일도 있었다. 나는 『우리가 지불하는 가격』에서 이 연구에 대해 설명했다. 병원은 절대로 변하지 않는다는 말을 수도 없이 들었다. 하지만 우리 연구가 언론의 주목을 받으면서 3년 만에 많은 병원이 여기에 반응해 환자를 상대로 소송하는 관행을 중단하기 시작했다. 결국 환자를 상대로 한 병원의 소송 제기가 전체적으로 80퍼센트 정도 감소했고, 우리는 이 연구 결과를 《미국의학협회 저널》에 후속 논문으로 발표했다.[34]

이제 우리는 병원의 청구 품질billing quality을 1점에서 5점 사이의 점수로 평가할 수 있는 지표를 개발하고 있는데, 이 지표는 올바른 정보를 통해 소비자들의 권리를 증진해줄 것이다.[35] 이 지표의 목표는 투명성을 통해 공정하고 합리적이며 자비로운 청구 관행을 가진 병원들이 시장에서 그만큼의 보상을 받을 수 있게 하는 것이다.

일부 사람들은 모든 병원이 구매 가능한 서비스에 대한 현금 지불 가격cash price*을 공개해야 한다고 제안하는 『우리가 지불하는 가격』을 읽고, 그런 것은 절대로 실현될 수 없는 일이라고 말했다. 하지만 이 책이 나온 지 2년 만에 다수의 미 의회 의원들과 백악관 관료들이 나의 제안에 대해 자세히 들어보기 위해 나를 초청했다. 그리고 1년 후에는 백악관의 행정명령에 서명이 이루어졌고, 덕분에 요즘에는 병원들이 그 가격을 공개하고 있다. 이 새로운 법은 정치적 색채가 전혀 없는 아이디어였기 때문에 공화당과 민주당 행정부, 법원 모두의 지지를 받았다. 투명성은 미국이 추구하는 가치이므로 이 일은 초당적으로 이루어졌다.

존스홉킨스의 우리 연구진이 진행한 많은 프로젝트를 두고 사람들

---

* 보험 할인이나 계약된 요율이 적용되지 않은 원래의 의료서비스 가격.

은 시간 낭비라고 했었다. 내 연구는 실험실 연구나 임상시험만을 진짜 연구로 간주하는 학회에서 배제되는 경우가 많았다. 그럼에도 우리 팀의 연구 분야는 미국과 전 세계에서 내가 상상했던 것보다 훨씬 큰 영향을 미쳤다.

다행히도 각각의 경우마다 문제를 인식하고 연구의 진행을 도와주는 소수의 리더들이 있었다. 우리가 성공할 수 있었던 것은 그들이 미국국립보건원의 레이더에 잡히지 않는 주제에 대한 비전통적 연구를 기꺼이 고려해주었기 때문이다.

그런 사람 중 한 명이 주빈 다마니아Zubin Damania였다. 그는 아마도 오늘날 의료계에서 가장 유명한 인플루언서일 것이다(그의 다양한 미디어 플랫폼은 총 10억 회 이상의 조회수를 기록했다). 스탠퍼드 의과대학에서 수련의 과정을 거친 의사인 다마니아는 자신의 독특한 영향력을 활용해 전문가들을 인터뷰하고, 의료계가 논의하지 않는 중요한 맹점들을 다루어왔다.[26]

또한 우리 그룹은 흠잡을 데 없는 자격을 갖춘 세 명의 선도적 의사인 비나이 프라사드, 애덤 시푸Adam Cifu, 존 만드롤라John Mandrola가 이끄는 의학뉴스 웹사이트 '센서블 메디슨Sensible Medicine'을 만들었다. 이 웹사이트의 글들은 의학 학술지와 시사에서 하루가 멀다 하고 등장하는 현대 의학의 통념에 의문을 제기하고, 의학 학회, 학회 발표, 대형 제약회사, FDA, 국립보건원, 질병통제예방센터가 내리는 결정에 실시간으로 문제를 제기한다. 광고 수익 없이 독립적인 의료 뉴스 분석 서비스를 운영하는 것은 불가능하다는 말을 들었지만, 기쁘게도 다시 한번 이런 비관론자들의 생각이 틀렸음을 증명할 수 있었다. 이 웹사이트는 현재 8만 명 이상의 독자를 확보하고 계속해서 성장하고 있으며 독자들 중에는 의사가 많다. 센서블 메디슨은 제약회사나 기타 기관으로부터 돈을 단 한 푼도 받아본 적이 없다. 이 사이트는 의학 학회와 의학 학술지를 비롯한 주류 의학계에 책임감을 부여했다. 어떤 글은 50만 명이 읽기도 했다. 불가능하다는 소리를 들었던 것이 지금 의료계를 변화시키고 있는 것이다.

이 장의 서두에서 '의료계에서 인정하는' 내용만을 다룰 것을 약속해달라고 요구하는 표준 양식을 소개했었다. 내가 경력 내내 진행했던 거의 모든 프로젝트에서, 처음에는 우리가 연구하는 아이디어가 받아들여지지 **않았다**.

하지만 결국 나중에는 받아들여졌다. 이제 의료계의 맹점을 해결하려는 열정을 가지고 있지만 주류 의학계에 의해 좌절된 학생이나 의사를 만나면, 그들에게 내가 지나온 길을 들려준다. 의학 분야는 신선하고 새로운 접근법이 필요하다는 사실도 상기시켜준다. 그러기 위해서는 교리를 맹목적으로 따르는 일꾼이 아니라 질문을 던질 줄 아는 르네상스적 사고를 하는 사상가가 필요하다. 여기서 핵심은 배워나가는 과정에서 자신의 사고를 진화시킬 수 있는 겸손함을 갖추는 것이다.

우리에게 필요한 사람

현대 의학계는 크게 생각할 줄 아는 사람이 필요하다. 벤자민 프랭클린 같은 르네상스적 사고방식을 가진 사상가 말이다. 프랭클린은 피뢰침, 펜실베이니아 난로Pennsylvania stove*에서 유연한 방광 카테터, 이중 초점 안경까지 수십 가지 과학적 공헌과 발명을 남겼다. 그는 도시 위생 프로젝트를 설계하고, 감염의 실내 전파 경로에 대해서도 제안하며 기존의 사고에 도전했다. 그는 그저 머리 좋은 지성인이 아니라 행동하는 실천가이기도 했다. 노예제를 강력하게 비판했던 그는 민주주의의 옹호자이자 베스트셀러의 저자였다. 그는 미국 최초의 종합병원인 펜실베이니아 종합병원도 공동으로 설립했다. 하지만 오늘날의 의료 문화는 벤자민 프랭클린 같은 사상가의 창의성을 억누른다. 사실 폭넓은 관심사를 가진 의사가 있어도, 시스템은 그것들을 모두 포기하고 한 가지 관심사에 집중할 것을 강요한다. 의사들은 과감한 아이디어를 제시하기보다는 협소한 연구 경로를 충실히 따르면서 점진적인 단계를 제안해야만 미국국립보건원의 자금을 지원받아 학문적 경력을 쌓을 수 있다. 의사의 아이디어가 학제적 경계를 넘어서면 국립보건원에서는 지원을 할 수 없다고 말한다. 벤자민 프랭클린이 요즘의 학계에 몸을 담고 있었다면 아마도 숨이 막혔을 것이다.

하지만 오늘날 우리 의료계에 정말로 필요한 것은 바로 프랭클린 같은 사상가다.

---

* 1740년에 프랭클린이 발명한 금속제 난방기구. 당시 사용하던 개방형 벽난로보다 훨씬 효율적이고 안전한 난방방식이었다.

새로운 세대

나는 의학의 쳇바퀴에서 기꺼이 벗어나려 하는 새로운 세대의 의료 종사자들을 보며 용기를 얻는다. 이들은 기업의 톱니바퀴가 아니라 르네상스 사상가가 되기를 꿈꾼다. 이들은 전통과 새로운 기회가 충돌할 때 전통에 얽매이지 않는다. 사회적 정의는 이 세대의 가치다. 이들은 더 큰 일을 하기 위해 기꺼이 '하이브리드' 의학 경력을 탐구하려는 의지가 있다.

이들 중 다수가 의료서비스 제공방식을 혁신하는 회사를 설립하거나 스타트업에 합류하고 있다. 이들은 함께 새로운 질문을 던지고 있다. 다음은 그 예다.

- 당뇨병 치료에 인슐린 처방보다 요리 강습이 더 효과적이지 않을까?
- 고혈압 약을 처방하는 대신 수면의 질을 개선하고 스트레스를 줄이는 방식으로 혈압을 낮출 수 있을까?
- 비만수술bariatric surgery*과 오젬픽만이 아니라 학교의 급식 프로그램에 대해서도 논의할 수 있을까?
- 단순히 항우울제만 처방하는 대신 공동체를 조성함으로써 전염병처럼 퍼지는 외로움을 치료할 수 있을까?
- 신체 염증이 건강에 미치는 영향을 연구할 수 있을까?

---

* 고도 비만의 치료를 위해 시행하는 위절제술, 혹은 우회술 등의 외과적 수술.

- 단지 화학요법으로 암을 치료하는 데 그치지 않고, 암을 유발하는 환경적 노출에 대해 연구할 수 있을까?

심지어 이들은 우리가 물어야 할 심도 있고 불편한 질문을 던지는 데 망설이지 않는다. 우리가 도움이 되리라는 생각에서 하고 있는 일이 오히려 사람들에게 피해를 입히고 있지 않을까? **마을을 구한답시고 오히려 마을을 불태우고 있는 것은 아닐까?**

새로운 시대의 의료 종사자들은 비순응주의자들이다. 이들은 의료계의 권위자에게 복종하기를 거부하고, 대신 창의적인 사람들과 팀을 이루어 의료시스템을 새로 설계하고 있다. 이들은 새로운 사업을 시작하고, 마이크로바이옴이나 음식을 약으로 사용하는 새로운 영역들을 탐구한다. 이들은 망가진 시스템을 고치는 일에 초점을 맞춘다.

만성질환은 미국의 주요 사망 원인이며, 우리가 보건의료에 지출하는 4조 5000억 달러의 돈을 대부분 잡아먹고 있다. 구태의연한 사고방식에 갇혀 두더지 잡기식으로 즉각적인 대응에 치중하는 현재의 보건의료 시스템은 제대로 작동하지 못하고 있다. 미국 성인의 대다수는 정기적으로 네 가지 이상의 처방약을 복용하고 있으며, 미국은 세계에서 약물 의존도가 가장 높은 국가가 됐다. 우리는 건강에 대한 새로운 접근법이 필요하다. 우리에게는 신선한 아이디어가 필요하다.

현대 의학과 사회 전반은 탐구를 규제하는 주체가 과학적 방법론이어야 하는지, 합의된 의견이어야 하는지를 두고 지적 내전을 벌이고 있다. 이 장의 서두에서 내가 소개했던 강력한 압박은 이 싸움이 매일 어떻게 벌어지고 있는지를 보여주는 작은 사례일 뿐이다.

이런 갈등은 결코 새로운 것이 아니다. 역사 전반에서 문명은 개방적 태도와 제거 문화 사이를 시계추처럼 오갔다. 오늘날 미국에서 우리는 과학적 탐구가 우리의 민주적 가치에서 예외가 될 수 있는지, 아니면 품격 있고 개방적인 담론이야말로 우리가 진정으로 지향하는 가치인지 물어야 한다.

정치적 성향과 무관하게 오늘날의 위대한 사상사, 작가, 기자는 한결같이 권력이 더 큰 권력을 낳고, 집단사고가 좋은 아이디어를 질식시킬 수 있다는 점을 인식해야 한다고 지적한다. 노엄 촘스키는 이렇게 말했다. "자신과 의견이 다른 사람의 표현의 자유를 믿지 않는다면, 표현의 자유 자체를 믿지 않는 것이다."

의학적 통념이나 믿음보다 데이터가 더 가치 있다. 이에 대해 열린 토론과 논의가 이루어져야만 더 강력한 사회, 더 품격 있는 공론의 장, 더 신속한 의학적 발견이 가능해진다.

12장

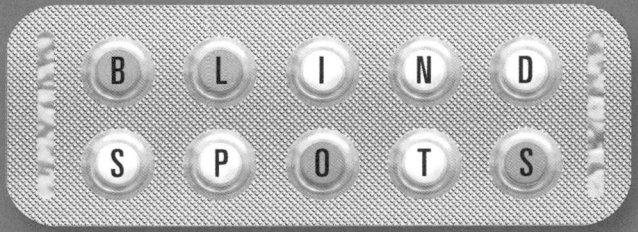

우리는 또 무엇을 잘못하고 있을까?
: 바꿀 수 있는 미래

사실 두 가지가 존재한다. 과학 그리고 의견이다. 전자는 지식을 낳고, 후자는 무지를 낳는다.

― 히포크라테스 Hippocrates

현대 주류 의학계가 지난 수십 년 동안 잘못된 내용의 주요 건강 권고안을 제시했다면, 이런 불안한 질문이 떠오른다. '지금은 또 무엇을 잘못하고 있을까?'

안타깝게도 요즘에는 의학적 고정관념이 과거보다 더 만연하고 있다. 서로 다른 의견에 대한 관용이 점점 옅어지고, 의료시스템이 점점 중앙집권화되고 있기 때문이다.

오늘날의 의료 관행 중에는 견고한 연구가 뒷받침되지 않은 것이 많다. 비나이 프라사드, 애덤 시푸와 그 동료들이 진행한 연구에서는 현재 받아들여지고 있는 관행 중 40퍼센트가 엄격한 검증에서 살아남지 못하는 것으로 나왔다.[1]

유명가수 밥 말리가 자신의 발에서 변색 부위를 발견했을 때 의사는 운동을 하다 입은 부상일 가능성이 높다고 했다. 흑인은 흑색종에 걸리지 않는다는 것이 당시의 통념이었기 때문이다. 지금은 그런 가르침이 사실은 잘못된 통념이었음을 알고 있다. 그런 통념 때문에 밥 말리는 36세에 흑색종으로 사망했다.

연구가 아직 이루어지지 않은 빈틈을 임상에서 얻은 지혜로 메우는 것은 괜찮다. 하지만 적절한 과학적 뒷받침이 결여된 권고안은 과학적 증거가 아니라 하나의 의견으로 인식되어야 한다. 《미국의학협회 저널》의 한 전직 편집자가 말하길, 우리 의사들이 의료에서 하는 일 중 약 60퍼센트는 자기 재량에 따른 것이라고 한다. 그러니까 우리가 하는 일 중에는 과학적 증거로 뒷받침되지 못한 것들이 많다는 얘기다.

의료계는 이런 틈새를 메울 수 있는 연구에 자금을 지원해야 하건만, 실상은 그 반대로 하고 있다. 오늘날 대부분의 연구는 제약 분야에 집중되어 있다. 그곳이 자금 지원이 제일 풍부하게 이루어지는 영역이기 때문이다. 약물 승인을 따낸 연구를 반복하는 경우는 무척 드물다. 동일한 결과가 나오지 않을지도 모른다는 두려움 때문이다. 일반적으로 산업계나 정부기관은 음식과 생활방식에 대한 연구를 지원하지 않는다. 그 결과, 우리는 신약과 혈액검사에는 수십억 달러의 돈을 쓰지만, 음식이 신체 염증, 영양, 마이크로바이옴에 미치는 영향에 대한 연구에는 거의 투자하지 않는다.

존스홉킨스에 있는 우리 연구진과 나는 의학 학술지, 학회, 언론에 소개되는 새로운 아이디어를 적극적으로 주시한다. 이런 아이디어가 나오면 보통 두 가지 반응이 나타난다. 어떤 사람은 호기심과 객관성으로 혁신적인 아이디어를 받아들이는 반면, 어떤 사람은 자신의 영역을 지키려 부족주의적 태도를 보인다.

이 장에서는 아직 제대로, 혹은 온전히 연구되지 않은 가정을 바탕으로 실행되고 있는 열 가지 의료 관행에 대해 탐구할 것이다. 각각의 사례에 대해 아마도 당신은 미래의 연구를 통해 어떤 것이 밝혀질지 예상되는 바가 있을 테지만, 명확한 증거가 나와 있지 않은 상태에서는 현재의 관점 역시 하나의 의견일 수밖에 없음을 명심하자.

그리고 열린 마음으로 접근하자. 누군가가 이런 사례들에 대해 증거가 없음에도 자신의 관점이 증거에 기반한 것이라 주장한다면, 그 사람은 무지하거나 의도적으로 속이고 있는 것이다. 레온 페스팅거 박사가 살아 있다면, 자신의 의견을 증거에 기반한 사실이라고 그릇된 말을 하는 행동은 그저 자신의 인지부조화를 해결하기 위한 적응 메커니즘에 불과하다고 설명할 것이다.

제대로 연구가 진행된 후에 거꾸로 뒤집힌 주요 건강 권고안이 많았다는 사실을 감안하면, 요즘의 권고안들 중에서도 제대로 된 연구 후에 뒤집힐 것이 얼마나 많을지 생각하기란 별로 어렵지 않다. 한번 **생각해보라**.

상수도 불소화

불소는 구강에서 충치를 일으키는 세균을 죽인다. 상수도에 불소를 첨가하는 이유도 이 때문이다. 하지만 불소는 마이크로바이옴 속의 세균도 죽일지 모른다.

상수도에 불소를 첨가하는 데 따르는 잠재적 문제점은 마이크로바이옴의 변화뿐만이 아니다. 이것은 우리 지능에도 영향을 미칠 수 있다. 《미국의학협회 소아과학 저널 JAMA Pediatrics》에 게재된 2019년 연구는 이렇게 보고했다. "임신 기간에 산모가 높은 수준의 불소에 노출되는 것은 어린 아동의 IQ 점수 저하와 상관관계가 있다." 불소는 산모의 혈액을 통해 태아에게 전달된다. 불소는 학습과 기억에 관여하는 뇌 영역에 축적되고, 중추신경계에 들어 있는 단백질과 신경전달 물질을 변화시킨다.

과거에 치과의사들은 식수를 불소화하면 충치가 줄어든다는 연구를 보았다. 그 결과, 그들은 상수도 불소화를 공중보건 운동의 주제로 삼았다. 단순한 문제로 보였다. 자신들이 제일 자주 접하는 문제를 해결하기 위해 다른 해결책은 생각해보지 않고 그들이 가진 유일한 도구인 불소를 사용한 것이다. 이들은 미국과 전 세계 빈곤국 어디서나 상수도 불소화를 밀어붙였다. 요즘 미국 거주자의 66퍼센트 정도는 불소가 들어간 상수도를 이용하고 있으며, 캐나다 거주자의 38퍼센트, 유럽 거주자의 3퍼센트 정도도 불소가 첨가된 물을 사용하고 있다.

마이크로바이옴과 소아 신경발달 분야 전문가들의 견해는 좀 더 복합적이고 다층적이다. 여담으로, 내가 제일 신뢰하는 두 명의 치과의사가 둘 다 불소가 없는 치약을 사용하고, 집에 고가의 불소 제거 시스템을 갖추고 있다는 점은 시사하는 바가 있다.

연구들을 면밀히 검토해보니 상수도 불소화의 충치 예방 효과를 뒷받침하는 데이터가 생각보다 허술했다. 코크란 연합의 한 리뷰 논문에서는 상수도 불소화의 충치 예방 효과를 평가할 만한 현대적인 증거가 대단히 빈약한 것으로 나왔다. 대부분의 연구는 1975년 이전에 진행되었기 때문에 연구 설계의 문제를 안고 있다. 더군다나 이 연구들은 불소치약이나 기타 충치 감소 조치가 점점 더 많이 사용되고 있다는 부분을 고려하지 않았다. 게다가 상수도에 불소를 첨가하지 않은 다른 많은 국가에서도 충치 발생 비율이 감소했다.[2]

염소처럼 불소도 정수 처리장에서 세균을 죽일 수 있다는 것이 수돗물에 불소를 첨가해야 하는 또 다른 이유로 제시되었다. 워싱턴 D.C.에서도 이렇게 하고 있다. 하지만 워싱턴 D.C.는 처리되지 않은 도시의 하수를 해당 지역의 강으로 그냥 흘려보내는 지역이기도 하다. 식수를 더 안전하고 깨끗하게 만들 근본적인 아이디어가 있다. 도시의 상수원에 비처리 하수의 방류를 중단하는 것이다.

상수도 불소화는 공중보건의 위대한 업적일까? 아니면, 잠재적으로 피해를 입힐 수 있는 사업일까? 내가 한 가지 확실하게 아는 것은 다음과 같다. 누군가가 상수도 불소화가 전적으로 안전하고 공중보건에 필수적인 사업이라 말한다면, 그것은 그 사람의 의견일 뿐 사실이 아니라는 것이다.

불소의 치과 외적인 영향에 대해서는 좀 더 엄격한 연구가 필요하다. 거기서 나온 데이터가 상수도 불소화를 지지해온 수십 년 간의 의학적 믿음과 어긋난다면, 불소는 득보다 오히려 해가 더 많을 수도 있다. 질병통제예방센터가 충치 예방을 위한 상수도 불소화를 "20세기 공중보건의 10대 업적 중 하나"라 부르고 있지만,[3] 우리는 언제라도 이런 관행을 재고할 마음의 준비가 되어 있어야 한다.

"마리화나는 무해하다"

요즘에는 사회에서, 심지어 일부 의사들 사이에서도 마리화나(대마초)가 안전하며, 관문 약물 역할을 하지 않는다는 믿음이 강하게 자리 잡고 있다. 2023년을 기준으로 미국 24개 주에서 오락용 마리화나 사용을 합법화했으며,[4] 이제는 마리화나 사용이 주류로 자리 잡았다. 하지만 혹시 우리가 바라는 바를 마치 사실인 것처럼 스스로에게 설득하고 있는 것은 아닐까?

요즘의 다리화나는 수십 년 전 히피들이 사용하던 마리화나와는 다르다. 최근 몇 년 동안 제조업자들이 더 똑똑해져서, 1970년대에 비하면 지금의 마리화나는 정신활성 성분인 THC(tetrahydrocannabinol)가 열 배나 많이 들어 있다.[5] 그리고 마리화나는 성인보다 청소년에게 더 해로울 수 있다.[6] 따라서 아동과 관련된 문제에서 성인의 일화적 경험을 확고한 과학적 입장의 근거로 삼아서는 안 된다. 발달 중인 청소년의 뇌는 장기적인 손상에 더 취약할 수 있다.

스웨덴 연구자들이 진행한 연구에 따르면, 마리화나를 사용했던 젊은이는 사용 경험이 없는 젊은이에 비해 조현병 발병 위험이 여섯 배까지 높아졌다. 다른 연구에서는 마리화나를 사용하는 젊은이 10명 중 1명은 나중에 정신병 증상이 생길 수 있음을 발견했다. 하버드대학교의 심리학자* 앤 아부시이프(Ann Abousief)의 리뷰 논문에 따르면 "어린 시절의 대마초 사용과 청소년기 및 성인기에 걸친 여러 신경학적, 심리적 부정적 결과 사이에 명백한 상관관계가 존재한다."[7]

마리화나는 우리 십대들의 정신건강 위기를 부채질하고 있는 것으

---

* 사용자가 코카인, 헤로인 등의 더 강하고 위험한 약물로 넘어가는 계기를 제공할 수 있는 약물.

로 보인다. 맥길-옥스퍼드 메타분석에 따르면 대마초를 사용하는 청소년들 사이에서는 우울증의 위험이 37퍼센트 증가하고, 자살 생각의 위험이 300퍼센트 높아졌다.[8]

마리화나는 지능에도 영향을 미칠 수 있다. 한 연구에서는 청소년기에 마리화나를 일찍, 자주 사용하는 것이 언어 IQ 및 집행기능(시행착오를 통한 학습과 조건부 연합 학습 같은)의 능력 저하와 직접적인 상관관계가 있는 것으로 나왔다.[9]

마지막으로 심장학 분야에서는 마리화나 사용이 심장마비와 뇌졸중의 위험을 높인다는 것이 잘 알려져 있다. 《미국의학협회 저널》에 소개된 2024년 연구에 따르면, 심장마비는 25퍼센트, 뇌졸중은 42퍼센트 증가한다.[10]

정신병, 불안과 우울증, 심혈관질환의 발생 위험 증가 등을 고려할 때 나라면 마리화나를 설명하면서 '무해하다'는 표현은 쓰지 않을 것이다. 물론 코카인보다는 덜 치명적이겠지만, 그렇다고 이것이 유기농 케일 샐러드처럼 안전하지는 않다.

사람들은 이런 위험에 대해 알고 있어야 한다. 어쨌거나 마리화나는 청소년들이 가장 흔히 사용하는 약물이니까 말이다.[11]

마리화나의 THC 성분이 가지고 있는 건강상의 이점이 **과소평가되어** 있다는 점은 나도 인정한다. 나는 크론병 환자와 말기 암 환자가 '의료용 마리화나'로 혜택을 받는 사례를 본 적이 있다. 하지만 이것이 아직 성장 중인 젊은이들에게도 마리화나가 안전하다는 의미는 아니다.

또 한 가지 큰 질문이 있다. 마리화나는 관문 약물인가 아닌가? 나는 확실한 데이터도 없이 마리화나가 관문 약물이 아니라고 강력하게 주장하는 사람들이 많아서 놀랐다. 10년 동안 마리화나를 사용한 거의 2000명에 이르는 학생들을 추적 관찰한 호주의 한 연구에서는 이렇게 결론 내리고 있다. "청소년기에 간헐적으로 대마초를 사용한 경우 나중에 마약을 사용하거나 교육상의 문제를 겪으리라 예견할 수 있다."[12] 훨씬 더 장기간에 걸쳐 젊은이들을 추적한 또 다른 연구에서도 비슷한 결과가 나왔다.[13]

약물 남용과 중독은 사회의 주요 근본 문제 중 하나다(한마디 덧붙이자면, 미국에서 남용률과 사망률이 가장 높은 약물인 알코올은 거의 주목을 받지 못하고 있다). 약물 남용은 범죄를 유발하고, 가정을 파괴하며, 매년 10만 명이 넘는 미국인을 죽음으로 이끌고 있다. 이런 지경이면 사람들이 당연히 열린 마음으로 해결책을 찾아 나설 법도 한데, 오히려 마리화나가 관문 약물이 아니라는 주장만 열정적으로 펼치고 있다.

마리화나를 합법화함으로써 마약 카르텔을 경제적으로 무력화시킬 수 있다는 주장도 있다. 이 논쟁은 이 책의 범위를 벗어나는 것이지만 이런 현실을 생각해보자. 미국에서 판매되는 마리화나의 80퍼센트 정도가 불법 재배되고 있는데,[14] 이런 일은 캘리포니아, 오클라호마, 켄터키 같은 주에서 대형 농장을 운영하는 카르텔이나 중국의 범죄조직에 의해 이루어진다.[15,16] 일부 농장에서는 노동자를 인신매매로 조달한다. 이는 오늘날 미국 땅에 존재하는 현대판 노예제다. 사실 불법 마리화나 농장의 중심지인 훔볼트 카운티는 캘리포니아주 내에서 살인과 실종자 비율이 가장 높은 지역 중 하나다. 캘리포니아주의 한 시골 보안관은 《루이빌 쿠리어 저널Louisville Courier Journal》에서 이렇게 말했다. "저는 바늘 하나를 들고 용과 싸우고 있습니다."

미국의 마약 위기 해결에 관해 현재 지배적인(인기 있는) 견해는 법 집행을 강화하거나 마약을 합법화하자는 것이다. 이런 전략을 배제하지 않는 또 다른 접근방식이 있다. 바로 수요를 줄이는 것이다.

객관적으로 접근하기 위해서는 마리화나가 무해하고, 관문 약물이 아니라고 말하는 것을 멈추어야 한다. 현재는 그런 의견을 뒷받침할 만한 증거가 나와 있지 않다는 것이 엄연한 진실이다.

발열에는 타이레놀?

병원 당직실에서 잠을 자던 레지던트 시절에 이런 전화를 받고 잠에서 깨는 적이 많았다. "선생님 환자분이 발열이 있어서 타이레놀(아세트아미노펜)을 투여했어요. 다른 거 뭐 추가로 조치하실 거 있나요?"

타이레놀 투여는 따질 필요도 없는 당연한 일이었다. 병원에 입원한 모든 환자가 발열이 있으면 무조건 타이레놀을 투여받는 것 같았다.

수십 년 동안 현대 의학에서는 발열을 예외 없이 무조건 약물로 치료해야 할 합병증이라 여겼다. 하지만 예나 지금이나 이것은 의학적 고정관념에 불과하다. 몇몇 연구에 따르면, 발열을 치료하면 오히려 질병이 더 오래갈 수 있다. 발열은 신체가 감염과 싸우는 자연스러운 방식이기 때문이다. 존스홉킨스대학교에서 수두에 걸린 어린이를 대상으로 연구한 바에 따르면, 발열을 약물로 치료한 아동은 그렇게 하지 않은 아동에 비해 질병의 지속 기간이 더 길었다.[17] 다른 연구에서도 마찬가지로 타이레놀 같은 약물로 발열을 낮추면 감염이 더 오래 지속

되는 것으로 나타났다.[18]

이유가 무엇일까? 체온 상승은 일부 세균 및 바이러스와 싸우거나 면역계를 강화하는 데 도움이 되는데, 양쪽 메커니즘 모두 의학문헌에서 제안된 것이다.[19, 20] 내가 존경하는 많은 소아과 의사들은 발열이 불편이나 통증을 유발하는 경우에만 제한적으로 약물 치료를 시도해야 한다고 말했다. 정확한 체온 수치를 바탕으로 나온 엄격한 규칙은 없다. 어떤 아이는 체온이 높아도 아무렇지 않은 듯 뛰어다니지만, 어떤 아이는 낮은 체온에서도 고생할 수 있다. 발열을 치료하는 것이 잘못된 일은 아니지만, 그 결정은 무차별적으로 이루어지기보다는 개인에 맞추어져야 한다. 아이가 발열로 불편을 겪고 있다면 치료하는 것이 인도적인 선택이 될 수 있다.

아이러니하게도 항생제의 시대 전에는 의사들이 감염과 싸우기 위해 의도적으로 환자의 발열을 유도했다. 이제 우리는 한 바퀴를 돌아 다시 원점으로 왔다. 하지만 모든 발열을 타이레놀로 치료해야 한다는 통념이 아직도 강력하게 남아 있다. 일부에서는 아직도 체온이 조금이라도 상승하면 두더지 잡기 게임을 하듯 발열을 잡으려 한다. 2021년의 한 연구에서는 아동의 90퍼센트, 임산부의 절반 정도[21]가 타이레놀이나 그와 비슷한 해열제를 복용하는 것으로 나왔다. 일부 의사는 이런 약물이 많이 사용되는 것에 대해 우려를 표명하고 있다. 2021년에 듀크대학교의 연구자들은 '유아 및 어린이의 파라세타몰(아세트아미노펜) 사용이 신경발달에 안전하다고 입증된 적은 결코 없다'라는 제목의 논문을 통해 경고하기도 했다.[22] 바꿔 말하면, 이런 약물들이 우리가 아직 완전히 이해하지 못하는 영향을 미칠 수 있다는 뜻이다.

소아과에서는 발열이 발작을 일으킬 수 있다는 두려움이 이런 통념을 고착시켰다. 하지만 그런 사례는 대단히 드물다. 또한 실제로 발열 때문에 발작이 생기는 경우에도 중요한 것은 열이 얼마나 높이 올라가느냐가 아니라, **얼마나 빨리 올라가느냐다.**

가끔 환자가 발열이 있었지만 약 먹는 것을 좋아하지 않아서 아무 약도 복용하지 않았다고 말하는 경우가 있다. 그러면 나는 미소를 지으며 그래도 괜찮다고 말한다. 사실 그것이 더 현명한 선택일 수도 있다.

암의 조기발견이라는 성배

요즘 의학계에서는 다양한 유형의 암을 찾아내는 액체생검 혈액검사가 크게 주목받고 있다. 가장 인기를 끌고 있는 최신 버전인 '다중암 조기발견 갤러리 혈액검사Multi-Cancer Early Detection Galleri blood test'는 그레일Grail이라는 회사에서 만들었다. 이 검사의 장점에 의문을 제기하기는 힘들다. 암을 조기에 발견한다는데 누가 감히 반대하겠는가? 그것은 아기에게 음식을 먹이지 말자고 반대하는 것이나 마찬가지다.

문제는 이 검사에서 거짓양성 결과가 나올 수 있다는 점이다. 거짓양성이 나오면 불필요한 여러 가지 추가검사와 시술이 이루어질 수 있다. 이런 불필요한 절차 때문에 사람들이 피해를 입을 수 있고, 심지어 불안으로 죽는 경우가 생길 수도 있다.[23]

나는 갤러리 검사에 대한 연구들을 검토해보았다. 당신이 이 책을 읽을 즈음에는 관련 연구가 더 많이 나와 있을지도 모르겠지만, 현재 나와 있는 연구를 바탕으로 보면 이 검사가 과연 득이 많을지 실이 많을지 확실하지 않다. 내가 내린 결론은 간단했다. 모든 미국인에게 갤러리 검사를 제공하자는 것은 아주 훌륭한 아이디어다. 하지만 아직 본격적으로 보급할 단계는 아니다.

데이터를 스스로 검토해보기를 바란다.

한 대규모 연구에서는 갤러리 검사에서 암이 있을지도 모른다는 통보를 받은 사람 중 58퍼센트가 실제로는 아무 이상도 없는 것으로 나타났다. 그리고 이 검사가 최대 70퍼센트까지 암을 발견 못 하고 놓칠 수 있다는 사실도 밝혀졌다.[24,25] 사실 거짓양성 비율이 더 높을 수도 있지만, 이상하게도 이 연구는 수백 명에 대해서 여전히 '검토 중'이라고 보고했다.

또한 조기발견은 예방과는 다르다.[26] 암을 발견했다고 해서 생명을 구했다는 의미는 아니다. 검사를 통해 암을 발견했는지가 아니라 누군가의 생명을 구했는지가 진짜 중요한 질문이다. 만약 그렇다면, 거짓양성 반응으로 진행한 불필요한 검사 때문에 잃은 생명보다 검사를 통해 구한 생명이 더 많은가? 연구에서 발견된 암 중에는 이미 말기로 접어들었거나 치료가 불가능한 단계인 경우가 많았다. 조기에 발견되는 암과 달리 이런 암은 종양학에서 '거북이 암'이라고 부른다. 이것은 대부분의 사람이 문제없이 원래의 수명을 채울 수 있을 정도로 성장 속도가 느린 종양이다. 또한 다른 곳으로 퍼지기 전에 발견될 수 있고, 언제 발견되더라도 예후가 좋은 암도 있다. 한 연구에서는 이 검사가 5만 3744명을 검사해 암을 발견했다고 하는데, 그중 몇몇 암은 이에 해당할 수 있다. 흥미롭게도 이 연구에서는 진단받은 사람들 중 약 절반의 암 병기를 보고하지 않았다. 회사는 그 정보를 왜 보고하지 않았을까?

회사 측에서는 이 검사를 통해 췌장암에 걸린 사람을 발견했다고 자랑했다. 하지만 우리가 이 건에 대해 아는 것이라고는 동일 인물이 여러 언론 기사에 등장했다는 것뿐이다. 더 구체적인 세부 사항이 나왔으면 좋겠다. 갤러리 검사는 거의 10만 명을 대상으로 이루어졌기 때문에 그를 통해 목숨을 구한 사례가 많았으리라 예상할 수 있다.

이 검사는 거짓양성 비율이 높기 때문에, 수많은 사람이 그 후속 과정으로 여러 가지 진단검사와 시술을 받게 된다. 그중에는 약간의 위험을 안고 있는 것도 있다. 한 연구에 따르면, 후속검사를 기다리고 받는 데 걸린 평균 시간이 162일이다.[27] 암 검사 결과를 기다리는 시간은 지옥 같다. 이 기간에는 강렬한 생리적, 정신적 스트레스가 동반될 수 있다. 나는 검사 결과를 기다리면서 죽음을 준비하는 사람을 본 적이 있다. 심지어 이 불안한 시기를 견디지 못하고 자살한 사례도 보고되었다. 후속검사에서 결국 아무것도 나오지 않았다고 해서, 그 검사 결과를 기다리는 동안에 아무런 해도 입지 않았다는 의미는 아니다. 그레일에서 후원을 받아 진행된 연구는 대장내시경이나 침습적 생검과 같은 후속검사에 따르는 합병증에 대해서는 보고하지 않았다. 그리고 젊은 사람에게는 반복적인 영상검사로 인한 방사선 노출의 우려도 존재한다.

갤러리 검사에 대한 연구들을 읽다 보니 불완전한 데이터가 많이 보였다. 회사에서 연구비를 지원받은 이 연구들은 암의 추가적인 위험이 있는 사람들을 포함시킨 이유에 대해 설명하지 않는다. 진단받은 사람들의 나이, 목숨을 구한 사람이 있는지 여부, 불완전한 데이터가 그렇게 많은 이유 등에 대해서도 역시 보고하지 않는다.[28]

킹스칼리지 런던의 명예교수 수전 뷸리Susan Bewley는《파이낸셜 타임스》에서 갤러리 검사를 "윤리적으로 의심스럽다"라고 비판했다. "이런 종류의 선별검사는 국민보건서비스National Health Service*를 파산시킬 수 있고, 아픈 사람보다 건강한 사람을 더 우선시하고, 사람들을 병자로 만들 수 있습니다. 선별검사는 현대판 거머리 피 빼기**와 같습니다. 사람이 죽으면 거머리를 일찍 붙이지 않아서 죽은 것이고, 죽지 않았다면 거머리 덕분에 살았다는 식이죠."[29] 뷸리 교수의 말이다.

이 검사를 개발한 회사는 빌 게이츠와 제프 베조스에게서 투자를 받았다. 이 회사는 논란이 있었다. 이것은 2016년에 DNA 검사 회사인 일루미나Illumina에서 분사해 나왔다. 일루미나는 코로나 팬데믹 기간에 선도적인 코로나 검사 회사로 자리 잡았다. 유럽의 규제 당국과 미국의 연방거래위원회는 2021년 8월에 이루어진 일루미나와의 논란 많은 재합병 이후로 이 회사를 조사해왔다.[30,31]

재무문서를 통해 나는 일루미나의 최고기술책임자가 2023년에 갑자기 사임하면서 모든 주식을 매각했다는 것을 알게 됐다.[32] 최고의료책임자와 최고경영책임자 역시 같은 해에 사임했다. 만약 내가 암 진단에 혁신을 가져올 중대한 돌파구를 목전에 둔 회사를 이끌고 있다면 자리에서 내려오지 않을 것이고, 잠재적 가치를 가지고 있는 그 주식도 팔지 않을 것이다.

---

* 영국 거주자에게 무료로, 혹은 저렴하게 의료서비스를 제공하는 영국의 공공 의료 시스템.
** 유럽과 다른 지역에서 거머리를 이용해 나쁜 피를 빼서 병을 치료하던 방법.

일루미나는 정부를 상대로 굉장한 로비를 진행했다. 회사 측에서는 전 영국 총리 데이비드 캐머런을 고용했고, 그러자마자 마법처럼 영국 정부로부터 임상시험 자금을 지원받는 계약을 따냈다. 또한 2022년에는 일루미나 게노믹스 포럼Illumina Genomics Forum에 버락 오바마 전 대통령을 추가했으며, 최근 미국국립보건원 국장을 사임한 프랜시스 콜린스Francis Collins와 테니스계의 전설 크리스 에버트도 참여시켰다. 현재는 미국 정부가 비용을 부담해서 미국의 모든 노년층을 대상으로 이 검사를 시행하게 하려는 로비 활동이 대규모로 진행되고 있다. 여기에 들어가는 비용은 600억 달러가 넘을 수도 있다. 심지어 이런 활동은 미국암학회의 암 행동 네트워크Cancer Action Network 회장으로부터 강력한 지지를 받고 있다.[33] 의회에 있는 내 친구 한 명은 이것이 자기가 보았던 가장 큰 로비 활동 중 하나라고 말했다. 그들의 핵심 주장은 이것이 건강 형평성에 존재하는 격차를 줄일 수 있다는 것이다.[34]

괜히 찬물을 붓고 싶은 생각은 없지만, 납세자의 세금 600억 달러를 쏟아붓기 전에 이 검사가 실제로 얼마나 많은 목숨을 구할 수 있는지 당연히 확인해야 한다. 그리고 이 검사에 따르는 혜택을 그 예산을 활용할 수 있는 다른 사업, 예를 들면 임산부를 위한 비타민 보급, 결식아동을 위한 식량 구매, 지역 강의 오수 방류 방지 사업 등의 효과와 비교하고 검토해야 한다.

과연 내 유전 정보를 이 회사에 믿고 맡길 수 있을까? 현재로서는 신뢰하기 힘들다. 이렇게 수집한 유전 데이터를 잘못 관리하는 경우를 상상하기가 어렵지 않다. 2023년에 이 회사에서는 실수로 400명의 고객에게 그들이 암에 걸렸을지도 모른다는 편지를 보냈다. 그중 절반은 갤러리 검사를 아직 받지도 않은 사람이었다. **끔찍한 일이다!** 더 걱정스러운 점은 이 회사가 이런 실수를 이미 알고 있었으면서도 주주 대리투표가 끝난 **뒤에야** 그에 대해 밝혔다는 점이다.

나는 암 조기발견의 중요성을 믿고, 미래에는 액체생검을 통해 사람의 목숨을 구할 수 있기를 희망한다. 하지만 이 검사는 아직 준비가 되어 있지 않다. 지금 이 검사를 광범위하게 시행한다면 거짓양성 결과로 인해 수십만 명의 사람이 침습적인 검사를 받게 될까 봐 우려된다. 의료-산업 복합체가 수많은 사업을 벌일 준비가 되어 있는 것은 분명해 보인다. 하지만 과연 그것이 건강을 증진할까? 의료계와 국가 차원에서 메디케어 수혜자 전원에게 새로운 검사를 실시하는 데 찬성하기 전에, 이 검사가 정말 생명을 파괴하는 경우보다 생명을 구하는 경우가 많은지 확인해보아야 할 것이다.

모든 사람의 유전 정보를 수집하면 우리의 문제를 해결할 수 있다는 얘기를 이번에 처음 들은 것이 아니다. 뉴 멕시코주와 애리조나주의 백인 정착민들이 길라강의 물줄기를 다른 곳으로 돌리자, 피마 인디언Pima Indian에게는 더 이상 농사를 지을 수 없는 땅만 남게 됐다. 이들을 굶주림에서 구제하기 위해 미국 정부는 먹을 것으로 스팸 비슷한 식품을 제공했다(젊은 독자들을 위해 설명하자면 여기 나오는 스팸은 스팸 메일을 말하는 것이 아니라 고도로 가공된 육류를 말한다. 옛날 사람들은 이것이 건강에 좋다고 오해했다). 정부에서 제공한 음식 때문에 인디언들은 비만해졌고, 부족민들 사이에서 당뇨병이 유행하게 됐다. 이후에 이 문제에 개입한 국립보건원의 연구자들은 그들의 혈액을 검사해서 비만의 유전적 원인을 찾으려 했다. 유타대학교 교수 제임스 타베리James Tabery 는 인위적으로 만들어진 유행병에서 유전적 원인을 찾아내려는 이 집착에 대해 자세히 설명한다.[35] 그는 내게 이렇게 말했다. "때로는 의학적 지식에 대한 탐구가 너무 근시안적으로 이루어져서, 나무를 보느라 숲을 보지 못하는 경우가 생깁니다."

많은 학자와 정책 결정권자가 벌써부터 갤러리 검사를 암 사망률을 대폭 끌어내릴 중요한 공공보건 캠페인이라 주장하고 있다. 나도 그것이 사실이었으면 좋겠지만, 하나의 의견일 뿐이다. 우리에게는 아직 믿음을 뒷받침할 만한 데이터가 없다. 그와 동시에 우리는 열린 마음을 유지해야 한다. 편승 효과가 보인다는 이유만으로 갤러리 검사에 **반대할** 수는 없다. 언젠가 이 검사가 폭넓은 사용을 정당화할 수 있는 수준으로 위험 대비 이득의 비율이 좋아져서 효과적으로 암을 발견할 수 있게 될 가능성에 대해서도 열린 자세를 가져야 한다.

새로운 액체생검 방식을 모든 이에게 권고하기 전에 지금보다 더 나은 데이터가 나와야 한다. 그렇게 생각하는 사람은 나만이 아니다. 영국 기반의 유전체학 및 계산생물학 과학자들 몇 명이 최근에《랜싯》에서 갤러리 검사에 찬물을 끼었었다. "국민보건서비스는 제대로 평가되지도 않았고, 효과가 거의 혹은 전혀 없을 수도 있고, 사람에게 허를 입힐 수도 있고, 다른 곳에 더 유용하게 사용할 수 있는 자원을 낭비할 수도 있는 검사를 세계에서 제일 먼저 나서서 시행할 만한 여유가 없다."[36]

매년 찾아오는 독감 예방접종 소동

매년 의료계에서는 모든 사람에게 새로 독감(인플루엔자) 백신을 접종할 것을 장려하고 있는데, 그 효과는 5퍼센트에서 60퍼센트까지 다양하다. 백신 제조업체들은 그해에 득세할 것으로 예상되는 독감 변종에 대항할 수 있는 백신을 설계하려 한다. 하지만 미래의 변종을 비롯해서 여러 가지 다양한 독감 변종에 지속적으로 면역력을 제공할 수 있는 범용 독감 백신이 있다면 어떨까?

이것이 바로 미국의 몇몇 과학자가 진행하고 있는 유망한 연구 주제다. 하지간 안타깝게도 그들은 이 중요한 연구를 진행하는 데 어려움을 겪고 있다.

미국국립보건원의 감염병학자 매튜 메몰리Matthew Memoli와 바이러스학자 제프리 타우벤버거Jeffery Taubenberger 박사는 네 가지 조류 인플루엔자 변종을 사용해서 범용 독감 백신을 개발했고, 이는 동물실험에서 놀라운 가능성을 보여주었다.[37] 흥미롭게도, 이 백신이 2022년에 국립백신자문위원회National Vaccine Advisory Committee에 공식적으로 제안되었음에도 불구하고, 국립보건원은 신속히 개발에 뛰어들지 않고 있다.[38] 그 이유 중 하나는 이 범용 독감 백신이 mRNA 방식이 아니라 전통적인 비활성화 바이러스 백신 기술을 사용하고 있기 때문일 공산이 크다. 현재 과학계 내부에서는 mRNA 백신에 대해 뜨겁게 열광하고 있기 때문에 전통적 기술을 이용하는 새로운 백신은 자금과 지원을 충분히 받지 못하고 있다.

이런 의문이 들지도 모르겠다. 범용 독감 백신이 전통적인 백신 기술을 사용한다면 어째서 개발에 그렇게 시간이 많이 걸렸을까? 이 질문에 답하려면 인플루엔자 바이러스가 여러 부분으로 구성되어 있다는 점을 이해해야 한다. 그중에는 H$_{hemagglutinin}$ 부분과 N$_{neuraminidase}$ 부분도 있다. 그래서 인플루엔자 바이러스에 H1N1, H5N1 같은 이름이 붙는 것이다.

수십 년에 걸쳐 기존의 모든 독감 백신은 H 부분을 표적으로 삼아야 한다는 가정 위에 개발되었다. 하지만 N 부분에 대한 메몰리의 연구[39]와 그보다 앞서 나온 다른 연구들[40, 41]에 따르면, N 부분에 대한 면역이 H 부분에 대한 면역보다 보호 효과 예측에 더 뛰어나다. 매년 H 부분의 백신에 초점을 맞췄던 것은 의료계의 집단사고 때문에 생긴 과학적 맹점의 전형적인 사례인지도 모른다.

새로운 범용 독감 백신을 적용한 동물연구에서는 대단히 유망한 데이터가 나왔다. 이 백신은 H와 N 부분 모두를 포함한 바이러스의 다양한 구성요소에 대해 항체를 생성했을 뿐 아니라, B세포와 T세포의 세포면역 반응도 불러일으켰다. 이 백신은 1918년 인플루엔자 바이러스를 비롯해서 지금까지 알려진 다양한 인플루엔자 바이러스에 대해 항체를 만들어냈다.

이 유망한 백신은 1상 인체 임상시험을 완료했다.[42] 그렇다면 다음 단계 인체시험의 시작이 지연되고 있는 이유가 무엇일까? 미국국립보건원와 보건복지부에서 여기에 전폭적인 지원과 자금을 투입하지 않고 있기 때문이다.

mRNA 백신은 과학자들이 매년 원하는 단백질을 프로그래밍해서 바이러스와 싸울 수 있게 해주는 기술로 주류 의학계의 찬사를 받아왔다. mRNA 기술을 사용하지 않는 범용 독감 백신을 한물간 구시대의 기술로 여기는 사람도 있다.

게이츠재단Gates Foundation과 연이 있는 내 소식통에 따르면, 이 재단은 mRNA 백신에 집중하고 있기 때문에 더 이상 비활성화 바이러스 백신의 임상연구에 대한 추가 자금 지원에 관심이 없다고 한다.

이 백신의 개발에 서두르지 않는 또 다른 큰 이유가 있다. 이런 백신으로는 제약회사가 수십억 달러의 돈을 벌어들일 수 없기 때문이다. 매년 독감 시즌이 찾아올 때마다 새로 팔아먹을 수 있는 백신 제품이 등장해야 주주들을 열광시킬 수 있다. 또한 범용 독감 백신은 자연적으로 발생하는 바이러스를 이용하기 때문에 소중한 지적 재산권을 적용할 수 없어서 막대한 수익을 창출할 수 없다.

이 문제와 밀접한 관련이 있는 소식통에 따르면 연구에 자금을 지원하는 정부기관인 생물의약품첨단연구개발국BARDA은 지적 재산권이 있어서 정부에 넉넉한 로열티를 돌려줄 수 있는 새로운 백신연구를 더 선호한다고 한다.

매년 전문가들은 재앙 같은 조류독감이 대유행할 수 있다면서 엄중한 경고를 내놓는다. 분명 가능한 일이기는 하다. 하지만 고위 공중보건 당국자들이 우려를 표명하며 상황을 관찰하기보다는, 유망한 범용 독감 백신에 대한 기본연구와 개발 사업을 신속하게 추진하는 것이 더 낫지 않을까? 아직은 사람에게도 효과가 있다는 증거가 나오지 않았지만, 이 백신은 H5N1과 치사율이 50퍼센트에 달하는 다른 위험한 조류독감 변종에도 효과를 발휘하도록 설계되었다. 최근에 있었던 코로나 팬데믹을 보며 우리는 기다리면서 지켜보자는 식의 접근방식은 곤란하다는 교훈을 배웠다. 인플루엔자 바이러스는 세상에 재앙과 같은 위험을 초래한다. 우리는 그냥 상황에 따라 그때그때 대응하는 접근방식이 아니라 선제적으로 팬데믹에 대비하는 적극적인 접근방식을 채택해야 한다.

매년 주류 의학계는 모든 사람에게 연례 독감 백신을 받을 것을 권고하면서 수십억 달러를 소비하고 있다. 하지만 잠시 하던 일을 멈추고 이 잠재적 맹점에 대해 생각해볼 필요가 있다. 범용 독감 백신을 개발할 수만 있다면 훨씬 더 많은 생명을 구할 수 있을 것이다.

테스토스테론 대체요법

우리 의사들은 새로 나온 치료법에 대해 질문을 받으면 그것이 탄탄한 연구를 통해 뒷받침된 것인지 제일 먼저 확인한다. 그런 연구가 없으면 아무래도 불확실해서 불편한 마음이 생긴다. 우리는 그런 불편한 문제는 무시하도록 훈련받았다. 최근까지도 남성을 위한 테스토스테론 대체요법은 그런 회색지대에 있었다(음식과 비타민이 전반적인 건강에서 맡는 역할도 마찬가지로 이런 어중간한 상황에 있다).

사람들에게 테스토스테론을 써보라고 밀어붙이는 수상한 약국들 때문에 테스토스테론 치료에 반감을 가지기 쉽다. 하지만 객관적으로 상황을 보려면 그런 치료법을 지지하는 사람들이 마음에 들지 않는다는 이유로 배척해서는 안 된다.

많은 중년 남성이 에너지 저하, 체중 증가, 수면 무호흡증, 우울감,

성기능 장애로 어려움을 겪고 있다. 때때로 그들은 검사에서 테스토스테론 수치가 낮게 나온 것을 계기로 테스토스테론 대체요법testosterone replacement therapy이라는 선택지에 대해 알게 된다.

새로운 연구를 통해 테스토스테론 수치가 낮은 남성에서 테스토스테론 대체요법의 이점이 드러나고 있다. 남성에게 테스토스테론을 자주 처방하는 의사들이 해주는 얘기를 들어보면, 환자들은 기분이 좋아지고, 성욕이 증가하며, 체중이 감소하면서 수면 무호흡증까지도 함께 좋아진다고 한다. 플로리다주 남부 지역의 의사 마크 맥코믹Mark McCormick의 말에 따르면, 테스토스테론 대체요법으로 CPAP 기계*를 더 이상 사용하지 않게 된 사례도 있었다. 굉장한 일이다. CPAP을 사용하지 않는 데 따르는 비용 절감은 물론이고, 수면의 질 개선을 통한 건강 증진 가능성에 대해서도 상상해보라. 수면 부족은 심장에 나쁘고, 고혈압, 체중 증가와 관련이 있으며, 잠재적으로는 알츠하이머병에도 기여한다.[43] 맥코믹은 자신의 테스토스테론 대체요법 환자들이 운동도 더 많이 하고 자신감도 올라가는 모습을 목격하고 있다고 한다.

남성의 테스토스테론 대체요법과 여성의 호르몬 대체요법 사이에는 유사점도 있고, 중요한 차이도 있다. 이 둘은 작용방식이 다르다. 따라서 테스토스테론 대체요법을 호르몬 대체요법의 남성판으로 간주해서는 안 된다. 에스트로겐은 폐경 후 여성에서 혈관을 부드럽고 건강하게 유지해주기 때문에 이점이 더 뚜렷하다. 한편, 정도의 차이는 있지만 호

• 'Continuous Positive Airway Pressure'의 약자로, 수면 무호흡증의 치료 기기를 뜻한다.

르몬 대체요법과 테스토스테론 대체요법 모두 골밀도를 높이고,[44] 체지방을 줄이며,[45] 제2형 당뇨병 환자의 혈당 수치 개선에 도움을 준다.[45]

호르몬 대체요법이 유방암 발생 원인으로 비난을 받았던 것과 마찬가지로 테스토스테론 대체요법 역시 전립선암을 유발한다는 주장이 있었다. 하지만 이런 주장은 연구를 통해 제대로 뒷받침되지 않고 있다. 심혈관계와 관련된 우려도 있다. 테스토스테론 대체요법은 사용하는 모든 사람에게 작은 효과 크기effect size*로 심혈관계 문제의 위험을 높일 수 있다. 그리고 심장질환이 시작된 후에 테스토스테론 대체요법을 시작한 남성의 경우 그 위험이 높아질 수 있다.

테스토스테론 대체요법에 관해 알려진 단점도 언급해야겠다. 테스토스테론 대체요법을 장기간 이용하면 체내 테스토스테론 생산이 영구적으로 억제되어, 몇 년 후에는 약에 의존성이 생길 수 있다. 또한 사용을 중단할 경우 테스토스테론 대체요법이 제공하던 모든 이점이 즉각적으로 사라질 수 있다. 사용하기도 쉽지 않다. 현재는 보통 크림, 주사, 이식형 펠릿의 형태로 투여되며, 유방 부종breast swelling 같은 부작용을 예방하기 위해 추가적인 약물이 필요한 경우가 많다. 테스토스테론 대체요법을 받으면 수면 무호흡증이 극적으로 줄어들 수 있으나, 어떤 사람은 이 약물 때문에 수면의 질이 더 안 좋아졌다는 경우도 있다! 테스토스테론 대체요법은 또한 체수분 저류를 유발할 수 있다. 그래서 이 요법의 적합성 평가는 개인 트레이너가 아니라 의사에게 받아야 한

---

* 통계학에서 특정 연구나 실험에서 관찰된 효과의 강도 혹은 크기를 정량적으로 나타내는 지표.

다. 마지막으로 테스토스테론 대체요법은 불임을 야기할 수 있다. 이 때문에 아이를 가질 계획이 있는 남성에게는 권장되지 않는다. 테스토스테론 수치가 낮은 남성들 중에는 테스토스테론 대체요법이 이익보다 오히려 해가 되는 하위집단이 존재하는 것으로 보인다. 이런 이유로 테스토스테론 대체요법을 사용할지 여부에 대한 결정은 개인에 맞추어 이루어져야 한다.

이 분야의 전문가들과 대화해본 바에 따르면, 전체적으로 볼 때 테스토스테론 대체요법의 이상적인 후보에 해당하는 많은 남성이 이 치료법을 옵션으로 제안받지 못하고 있다. 테스토스테론 대체요법이 남성의 일부 간성적인 건강 문제를 완화하는 데 효과가 있음을 현대 의학이 과소평가하고 있는지도 모른다.

아동에 대한 토론의 부재

2023년 6월 12일에 미국 보건차관보가 성정체성 존중 치료* 는 '자살 예방 치료'라 선언했다. 생물학적 성별과 성별 정체성이 일치하지 않는 경우를 일컫는 트랜스젠더 아동은 실제로 자살 위험이 높지만, 수술이나 사춘기 억제제 puberty blocker 가 그 위험을 줄여준다는 명확한 연구는 나와 있지 않다. 따라서 보건차관보의 말은 증거를 바탕으로

---

* 개인이 자신의 성정체성을 확인하고 표현할 수 있도록 지원하는 의료 및 심리적 치료를 포괄하는 용어.

하는 말이 아니라 의견일 뿐이다.

이 주장을 뒷받침하기 위해 보건차관보는 미국의학협회, 미국소아과학회, 그 외 기타 의료 단체가 이 선언을 지지하고 있음을 언급했다. 하지만 이 책 전반에서 살펴보았듯이 의료계 지도자들 사이에 합의가 이루어졌다고 해서 그것이 증거가 될 수는 없다.

여기서 나는 의사들 사이에 널리 퍼져 있는 두 가지 관점을 소개하고, 그에 대한 논쟁을 설명하려 한다. 첫 번째 관점은 아주 드물기는 하지만 남성과 여성의 해부학적 특징이 혼재된 상태로 태어나는 아동이 있음을 인정한다. 태어나면서 남자로 지목된 아동이 난소를 가지고 있기도 하고, 여자로 지목된 아동이 남성의 생식기를 가지고 있기도 한다. 이런 개인을 설명하기 위해 '간성,' '성적 발달의 차이' 등의 용어가 사용되어왔다. 이런 관점에서 보면 의학적 개입이 필요한 대상은 이런 사람들뿐이다.

두 번째 관점은 성정체성을 존중하며 첫 번째 관점에서 한 걸음 더 나간다. 이 관점은 해부학적, 유전적 이상이 없는 경우라도 모든 아동이 자신의 성정체성을 선택할 수 있어야 한다고 주장한다. 이 관점에서는 모든 아동이 자신이 느끼는 바를 바탕으로 성별(혹은 무성별)을 선택하도록 장려하며, 의료 종사자들의 역할은 단순히 그 아동들의 결정을 지지하거나 호르몬이나 수술을 통해 지원하는 것이라 본다.

유럽에서는 이 주제에 대해 건강한 토론이 이루어져왔다. 학계는 양측의 입장을 대변해서 주장을 펼쳐왔고, 연구자들은 치료를 받은 트랜스젠더 아동을 시간의 흐름 속에 연구해왔다. 영국의 경우 국민보건서비스에서 해당 주제를 다룬 연구에 대한 리뷰를 공식적으로 의뢰해서,

사춘기 억제제를 뒷받침하는 명확한 증거가 나와 있지 않으며 그것이 안전하고 효과적이라는 증거도 없다고 결론 내렸다. 이런 공식적인 문헌 리뷰 결과, 2024년에 영국에서는 임상시험의 경우를 제외하고는 사춘기 억제제의 사용을 금지했다. 이 리뷰에서는 사춘기 억제제를 복용한 아동 중 71퍼센트가 정신건강에서 아무런 개선이 이루어지지 않았고, 3분의 1 정도는 오히려 더 나빠졌다는 연구를 인용했다.[47] 다른 유럽 국가에서도 비슷한 추세가 관찰된다. 2022년에 스웨덴은 아동이 성정체성 존중 치료에 접근하는 것을 추가적으로 제한하도록 지침을 업데이트하면서, 성적 소수자를 위한 '호르몬 개입 치료'를 뒷받침하는 증거의 품질이 낮고 치료가 위험을 초래할 수 있다고 밝혔다.[48] 가장 최근인 2024년 덴마크 연구에서는 트랜스젠더 아동의 자살 위험이 성정체성 때문이 아니라, 높은 비율로 나타나는 심각한 기저 정신건강 장애 때문에 높아진다는 것을 발견했다.[49] 바꿔 말하면, 호르몬 치료와 성전환수술이 자살 위험을 낮추는 데 아무 효과가 없을 수도 있다는 뜻이다. 이런 것들이 유럽의 의사들 사이에서 오가는 대화 주제다.

반면에 미국에서는 논쟁이 아주 다르게 전개되고 있다. 일부 전문가는 목소리 내기를 두려워한다. 브라운대학교의 연구자 리사 리트먼Lisa Littman의 이야기를 들어보면 그 이유를 알 수 있다.

리트먼은 트랜스젠더 자녀를 둔 부모 수백 명의 설문자료로부터 데이터를 수집하여 공통적인 특성을 파악했다. 그녀는 자신을 트랜스젠더라 생각하는 청소년의 사례가 인구집단 내에서 무작위로 발생하지 않고 군집을 이루어 발생하며, 그들 중 많은 이가 기저 정신건강 장애를 가지고 있다고 설명했다.[50] 또한 그 집단에는 소셜미디어를 과도하게 사용하는 여자아이들이 포함된 경우가 많다는 것을 발견했다. 일부 의사들은 여자아이들이 이미지에 특히나 취약할 수 있을 것이라고 추측했다. 이런 경향은 남자아이보다 여자아이에게 훨씬 많이 생기는 거식증에서도 볼 수 있다.

리트먼의 발견은 일부 강력한 학계 리더들의 입장을 비롯해서 성정체성 존중 치료의 관점에 의문을 제기했다. 이 연구는 규모는 작았지만, 만약 트랜스젠더 현상이 정말 생물학적인 것이었다면 인구집단 안에서의 분포가 더 무작위적으로 나타났어야 하며, 소셜미디어를 과도하게 사용하는 여자아이들 사이에서 군집을 이루며 사회적 전염social contagion의 형태로 나타나지는 않았으리라 암시하고 있었다. 그녀의 연구 논문을 발표한 의학 학술지는 논문을 철회하라는 압력을 강하게 받았다. 결국 학술지 측에서는 논문 게재 후에 여러 가지 사소한 수정을 요구했으며, 그중 가장 상징적인 변화는 제목을 약하게 새로 짓는 것이었다. 원래는 '청소년과 젊은 성인에서의 급발성 성별 불쾌감: 부모 토고서 연구'였던 논문 제목이 '급발성 성별 불쾌감의 징후를 나타내는 것으로 인식되는 청소년 및 젊은 성인에 관한 부모 보고서'로 바뀌었다. 하지만 데이터 자체는 전혀 바뀐 것이 없었다. 그녀에게 제목을 바꾸라고 강제한 것은 현대판 타링-페더링tarring and feathering*이었다. 비판자들은 마치 논문에 데이터 오류라도 있는 것처럼 갑자기 수정을 요구했

---

* 중세 유럽에서 자행되던 일종의 인민재판. 성난 군중이 부정을 저지른 관리나 공직자를 잡아다가 발가벗기고 몸에 타르를 바른 뒤 닭털 등을 뿌려서 볼썽사나운 꼴로 만들었다.

다. 하지만 케이터에는 아무런 오류도 없었다.

참고로, 학술지 측에서 연구 논문을 출판한 후에 연구자에게 논문 제목의 변경을 강제로 요구한 것은 전례가 없던 일이다.

브라운대학교도 이 문제에 개입해 리트먼을 혹독하게 비판했다. 대학 측은 그녀와 그녀의 연구로부터 거리를 두었고, 그녀가 모든 성과 기준을 충족했음에도 불구하고 그녀와의 계약을 연장하지 않았다. 대학은 성명서를 발표해서 이 연구를 공개적으로 비판하며 이렇게 말했다. "이 연구의 결론이 트랜스젠더 청소년을 지원하려는 노력을 폄하하는 데 사용될 수 있다." 동일한 장편의 보도자료 말미에서 대학 측에서는 그들이 학문적 자유에 헌신하고 있음을 확인하며, "성별 재지정gender reassignment을 위한 의료서비스를 도입한 최초의 대학 중 하나라는 점에 자부심을 느낀다"라고 자랑했다.[51] 주류 의학계는 리트먼을 지옥으로 몰아넣었다. 그녀가 저지른 죄가 대체 무엇이었을까? 바로 누군가의 마음에 들지 않는 결과를 담은 연구를 발표한 것이었다.

데이터에 대한 공개토론은 없었다. 그와 유사하게 2021년에 미국소아과학회의 회원 줄리아 메이슨Julia Mason은 연구를 통해 장기적인 안정성과 환자의 이득이 입증될 때까지는 성소수자를 위한 성전환수술에 대한 장려를 미루자는 결의안을 조직 내에 제안했다. 이 해법은 많은 관심을 불러일으켰으며 위원회 중 80퍼센트가 이 결의안을 그들의 연례리더십포럼에 상정하는 것에 찬성했다. 하지만 이상하게도 이 결의안은 위원회에서 그 이상 올라가지 못했다. 고위 리더십의 검토를 위해 상정되지 않은 것이다. 메이슨은 나중에 이렇게 말했다. "많은 협회에서 성정체성 존중 치료를 권장하는 이유는 의학 학회에서 핵심 위원

회를 장악한 몇몇 활동가들의 입장이 그렇기 때문입니다."⁵²

미국소아과학회의 전 회장인 조셉 잔가Joseph Zanga는 이 단체가 트랜스젠더 청소년을 위한 의학적 개입의 적절성에 대해 논의하기를 꺼려왔다고 주장했다. 그는 이렇게 말했다. "과학은 아동과 청소년이 이런 종류의 결정을 내릴 능력이 없다고 말하고 있습니다." 하지만 호르몬 치료와 수술을 통한 성정체성 존중이라는 주제는 미국소아과학회에서 논의된 적이 없다. 대신 미국소아과학회 회원들은 재활용 촉진 같은 주제에 대해 논의했다. 잔가는 미국소아과학회 주 지부 뉴스레터에 성정체성 존중 치료에 문제를 제기하는 논평을 제출했지만 게재를 거부당했다.

메이오 클리닉의 전 연구부학장인 마이클 조이너Michael Joyner는 운동생리학 분야에서 뛰어난 업적을 쌓았고, 연구도 자주 인용되는 전문가다. 그는 《뉴욕타임스》에 사춘기를 남성으로서 보낸 운동선수는 여성과의 스포츠 대결에서 부당한 이점이 있을 수 있다는 의견을 밝힌 직후에 메이오 클리닉으로부터 정직과 급여 삭감 처분을 받았다.⁵³ 그에게 보낸 편지에서 메이오 클리닉은 그가 "규정된 메시지 지침에 부합하도록 소통하지 않았다"라고 밝혔다.⁵⁴ 조이너는 연구를 표절하지도, 의료과실로 환자를 사망이 이르게 하지도 않았다(참고로, 이 두 가지는 많은 의료센터에서 해고 사유가 아니다).

그는 그보다 훨씬 심각한 일을 저질렀다. 자신이 속한 의과대학 행정부서와 다른 의견을 표명한 것이다.

캘리포니아대학교 로스앤젤레스 캠퍼스UCLA에서 오랜 기간 경력을 쌓은 아동정신과 의사 미리엄 그로스만Miriam Grossman은 자신의 책 『트랜스의 나라에서 길을 잃다Lost in Trans Nation』에서 조직화된 의료계의 집단적 의견을 '카스트로 컨센서스Castro Consensus'라 묘사했다.[55] 쿠바의 전 대통령 피델 카스트로가 다른 대선 후보들을 비밀투표 대상에서 제외한 뒤 자신을 선출한 투표를 국가적 합의라고 선언한 것에 빗댄 표현이다. 이 문제에 대해 어떤 입장을 가지고 있든, 현재 논의가 제대로 이루어지지 않고 있다는 점은 모두 동의할 것이다.

과학적 논쟁이 벌어지면 양측 주장 모두에 대해 논의가 있어야 할까? 최근에 세계에서 가장 권위 있는 과학 학술지 중 하나인 《사이언티픽 아메리칸Scientific American》의 수석 편집자 로라 헬무스Laura Helmuth는 그럴 필요가 없다고 주장했다. 그녀는 2023년에 성명을 발표해서 자기가 양측 주장을 도두 들어볼 필요가 없거나 질문할 필요가 없다고 생각하는 과학적 주제를 목록으로 제시했다.[56] 이 목록에는 트랜스젠더인 사람을 위한 성정체성 존중 치료, 백신, 그 외 기타 주제가 포함되어 있다. 그렇다면 그녀가 로타바이러스rotavirus 백신이나 탄저병 백신에 대해서는 뭐라고 말할지 궁금하다. 이것들은 접종이 강력하게 권장되거나 필수적으로 요구되던 백신이지만, 큰 위험성이 밝혀진 후에 시장에서 철수됐다.

트랜스젠더 문제는 취약 집단에 대한 결정을 성인이 내려주어야 하는 중대한 사안이기 때문에 당연히 큰 감정적 반향을 일으킨다. 한 가지 분명한 것은 부모들에게 자녀의 자살을 예방하기 위해 호르몬 치료나 수술에 동의해야 한다는 권고는 증거에 기반한 것이 아니라는 점이다. 설사 증거에 기반한 것처럼 제시된다 하더라도 말이다. 그에 더해서 부모들에게는 사춘기 억제제가 장기적인 합병증이 없다고 설명하고 있지만, 2024년 연구에서 그 효과 중 일부는 되돌릴 수 없다는 점이 제기되었다.[57] 우리 아이들을 잘 키우고 돌보기 위해서는 과학적 개념에 대한 활발한 연구와 공개토론이 필요하다.

혀가 짧아지는 미국

수유 상담사, 치과의사, 소아과 의사 들이 '설소대 단축증tongue-tie`*`'이 있는 유아의 혀 기저부를 잘라줄 것을 권장하는 경우가 점점 늘고 있다. 이 시술의 목적은 아기가 모유 먹는 데 도움을 주는 것이다. 이 시술은 아기의 입을 벌린 상태에서 혀 밑에 있는 설소대를 자르는 방식으로 진행한다. 일부 설소대 단축증 아기는 시술 후에 모유 수유를 더 잘하는 것으로 보이지만, 그렇지 않은 경우도 있다. 통증 때문이다.

이 시술의 효과를 뒷받침하는 명확한 증거는 사실 나와 있지 않다. 이것은 아기에게 일상적으로 시술을 시행하기 전에 활발한 임상시험이 필요한, 널리 퍼져 있는 또 하나의 의료 관행이다. 우리가 확보한 최선의 데이터는 2017년 코크란 리뷰인데, 이 리뷰에서는 이 시술이 모유 수유에 긍정적인 이점이 있음을 밝히는 데 실패했다.[58]

일부 치과의사와 의사는 이 시술이 아이의 발음을 개선하고, 나중에 수면 무호흡증을 줄여준다는 의심스러운 주장을 하고 있다. 하지만 이것은 과학적으로 뒷받침되지 않은 주장이다. 사실 나는 설소대를 잘라

---

* 혀 밑에서 혀와 구강저를 연결하는 설소대가 짧아서 혀의 운동이 과도하게 제한되는 증상.

주는 것이 정반대 효과를 일으키지 않을까 걱정된다.

그럼에도 이것은 미국에서 소규모 산업으로 새롭게 자리 잡았으며, 《뉴욕타임스》에 따르면 일주일에 100건이 넘는 시술을 하는 치과의사도 있다.[59] 더 우려스러운 점은 일부 임상의들이 아기의 뺨과 혀의 측면이 만나는 부위도 절단하고 있다는 것이다. 이 부분에 대해 명확한 데이터를 찾아보려 했지만 그럴 수 없었다.

뺨과 혀 사이를 절단하는 것과 동시에 흔히 이루어지고 있는 또 하나의 시술은 윗입술 안쪽을 절단하는 것이다. 미국이비인후-두경부외과학회American Academy of Otolaryngology-Head and Neck Surgery는 최근에 이 시술을 시행해서는 안 된다고 맹렬히 비판했다.[60]

나와 나의 동료들은 저소득층 가정의 아이들을 치료하는 일부 치과의사와 의사가 입술 절단을 지나치게 많이 시행하는 것을 보고 경악했다. 우리의 글로벌 적절성 척도에 제출된 메디케이드 청구기록에 따르면,[61] 일부 치과의사는 아동의 구강을 절단하는 것을 자신의 주요 시술로 삼고 있다. 어쩌면 이런 의사들은 기준을 너무 광범위하게 적용해서 아기가 혀를 완벽하게 뻗지 못하면 일단 설소대 단축증으로 분류한 다음 구강에서 네 곳을 절단하고 있는지도 모른다.

내가 한 이비인후과 동료에게 이에 대해 물어보았더니 선별된 일부 아동의 경우 혀절단시술로 이익을 볼 수 있지만, 지금은 이 시술이 너무 무분별하게 적용되고 있다고 말했다.

아동 수백만 명의 구강을 무분별하게 잘라대기 전에 이 시술이 과연 의도했던 이점을 제공하고 있는지, 장기적인 영향은 없는지 연구해보아야 한다. 그리고 실제로 일부 아동에게 도움이 된다면, 가장 큰 이득을 받는 아동의 특성을 파악해서 부모들이 정확한 정보를 바탕으로 결정을 내릴 수 있게 해야 한다.

혀, 입술, 뺨 절단술이 아동에게 도움이 되는지에 관한 진실은 적절한 임상시험을 해보면 명확하게 알 수 있다. 하지만 누가 그런 연구에 자금을 지원할 것인가? 국립보건원? 가능성이 거의 없다. 제약회사? 어림도 없다. 미국소아과학회? 가능성이 희박하다. 유아 단체? 생각할 수도 없는 일이다. 이런 의학적 논란 중에는 해결 가능한 것이 많음에도, 모두 의견만 가득한 과학적 공백 속에 남아 있으니 참으로 비극이 아닐 수 없다. 우리는 중요한 임상적 의문을 자금 지원이 이루어지지 않는 버뮤다 삼각지대에 계속 내버려둘 수 없다. 구강절단시술에 대한 데이터가 공백 상태라는 것은 4조 5000억 달러 규모의 미국 의료시스템이 중대한 문제를 안고 있음을 보여준다. 해답을 내놓아야 할 중요한 임상적 의문이 존재해도, 그것이 자금 지원 레이더에 포착되는 경우가 무척 드물다는 것이다.

15년 동안 땅콩 알레르기 예방에 대해 잘못 이해하고 있었던 미국소아과학회의 이야기는 중요한 교훈을 담고 있다. 어떤 분야에서 관행에 관한 불확실성이나 논란이 존재한다면, 그 관행이 널리 채택되기 **전**에 적절한 연구를 먼저 수행해야 한다는 것이다.

목숨을 구하는 약물 GLP-1

오젬픽과 리벨서스Rybelsus 같이 유명한 GLP-1 약물들은 체중감량에만 효과가 있는 것이 아니라 심장질환, 간질환, 콩팥부전 등 비만과 관련된 건강 문제를 줄이는 데도 효과가 있는 것으로 보인다. 하지만 이런 이점을 밝혀낸 연구들은 첫 몇 년 동안의 결과만을 살펴본 것이다. 이 약물들이 장기적으로도 건강에 좋을까? 의견은 말할 수 있겠지만 아직은 그 해답을 모른다는 것이 진실이다.

이 계열의 약물은 지방과 근육량을 **모두** 줄이는 것으로 보인다. 근육량은 수명의 주요 예측 인자다. 근육량 상실은 노쇠 중후군frailty syndrome의 한 요소다.[62] 그래서 GLP-1을 처방하는 의사들은 그 약을 사용하는 사람들에게 운동을 열심히 하고, 식단에서 단백질을 잘 챙겨 먹어야 한다고 강조한다.

이 약물들이 흥미로운 건강상의 이점을 제공하는 것으로 보이기는 하지만, 이것들을 장기간 사용한 사람이 더 오래 살지, 아니면 더 일찍 죽을지는 앞으로 나올 연구를 통해 밝혀지리라는 사실을 열린 마음으로 받아들여야 한다.

저위험군 여성 대상의 유방촬영술

전문가에게 "어떻게 하면 보건의료 시스템을 개선할 수 있을까요?"라고 묻는다면, 당장 이런 대답이 나올 것이다. "예방에 더 힘쓰면 됩니다." 정답이다. 그래서 사람들은 종종 유방촬영술 비율을 높여야 한다고 주장한다. 유방촬영술에 반대하기는 힘들다. 여성을 유방암으로부터 보호하고 싶지 않은 사람이 어디 있겠는가? 하지만 최근에 이루어진 유방촬영술 권장 범위 확대 권고안을 뒷받침하는 데이터가 눈에 띌 정도로 빈약하다는 것을 알면 아마 놀랄 것이다.

2023년에 미국 예방서비스 실무위원회에서는 저위험군 여성이 유방촬영술을 받기 시작하는 권장 연령을 기존의 50세에서 40세로 낮추었다. 수백만 명의 건강한 저위험군 40대 여성들에게 방사선 노출의 위험이 있는 의료검사를 받도록 권장하는 것을 보니, 그것으로 더 많은 생명을 구할 수 있음을 입증한 임상시험 결과가 나왔나 보다 하고 생각할 것이다. 하지만 그렇지 않다. 40대의 저위험군 여성에게 유방촬영술을 시행했을 때 생명을 구할 수 있음을 입증해 보인 임상시험은 단 한 건도 없었다.[63]

새로운 권고안을 지지하는 사람들은 굳이 따로 연구할 필요가 없을 정도로 그 이점이 명백하다고 주장할 수도 있다. 그들은 40세 여성이 유방촬영술로 조기에 유방암을 진단한 사례를 한 번쯤 봤을지도 모른다. 하지만 과학은 그런 식으로 작동하지 않는다. 어쩌면 그 암은 '거북이 암'이었는지도 모른다. 그리고 거짓양성도 흔하다. 미국암학회에 따르면 매년 유방촬영술을 받는 여성 중 절반 정도는 10년 동안 한 번 정도 거짓양성을 경험한다. 이것이 불필요한 외과시술과 추가적인 방사선 노출로 이어질 수 있고, 암이 있을지도 모른다는 소리를 듣고 겪는 스트레스도 무시할 수 없다.[64]

40대 저위험군 여성을 대상으로 하는 대규모 유방촬영술 선별검사가 정말 사람의 생명을 구하고 있을까? 이 질문에 대한 답은 아직 나오지 않았다.

새로운 권고안을 옹호하는 사람 중에는 유방촬영술이 생명을 구할 것이 당연하기 때문에 적절한 임상시험을 따로 할 필요가 없다고 믿는 이들도 있다. 이것은 위험한 사고방식이다. 물론 임상 관찰을 바탕으로 나름의 의견을 갖는 것은 괜찮지만, 의견만을 바탕으로 중요한 건강 권고안을 내린 것이 현대 의학에서 수많은 오류를 만들어낸 원인이었다. 또한 우리가 해야 한다고 했으니까 모두가 이것을 해야 한다는 식의 사고방식은 의료 가부장주의다. 이런 태도가 최근 수십 년간 의학계에 대한 대중의 신뢰를 심각하게 훼손했다.

과학에서 지름길을 선택해서는 안 된다. 즉, 모든 40대 여성에게 유방촬영술을 받으라는 권고를 할 수는 있지만, 여성들에게 이 권고는 이 검사가 생명을 구한다는 것을 입증한 연구를 바탕으로 나온 것이 아니라, 의견을 바탕으로 나온 것이라고 분명히 알려야 한다. 그리고 일단 연구가 진행되어 결과가 나오면, 그 결과가 기존의 통념을 뒷받침하든 하지 않든 우리는 열린 마음으로 그에 맞추어 자신의 입장을 수정해야 한다.

게으른 전문가들

유방촬영술의 경우와 마찬가지로, 가끔 사람들은 '결과가 너무 뻔하니까' 그리고 '굳이 확인하지 않아도 그게 사실이란 것을 아니까' 의학적 개입에 대해 무작위 대조군 임상시험을 할 필요가 없다고 주장한다.

적절한 연구를 진행할 필요가 없다는 주장을 나는 '낙하산 논거parachute argument'라고 부른다. 2003년에 《영국의학저널》에서 두 명의 저자가 낙하산이 사람의 목숨을 구한다는 사실을 밝히기 위해 무작위 대조군 시험을 할 필요는 없다고 설명했다.[65] 무작위 대조군 시험이란 참가자를 의학적 개입을 받는 집단과 그렇지 않은 집단으로 나누어 시험을 진행함으로써 연구자가 개입의 효과를 측정할 수 있게 해주는 것이다. 저자들의 말이 옳다. 낙하산 장치가 정말로 목숨을 구하는지 확인하기 위해 참여자 중 절반을 낙하산 없이 비행기에서 뛰어내리게 한다면, 그것은 대단히 비윤리적인 행동이다. 이런 사실은 연역적 추론과 관찰 경험을 통해 알아낼 수 있다는 데 모두가 동의한다.

하지만 과학적 지식을 얻는 방법이 무작위 대조군 모델만 있는 것은 아니다. 그리고 시험이 필요 없다는 논거는 선택적으로 적용된다. 사람들은 어떤 의학적 개입을 주류로 편입하고 싶을 때 그것은 '낙하산'이니 굳이 임상시험을 할 필요가 없다고 주장한다. 반대로 상식적인 개념이라도 마음에 들지 않을 때는 무작위 대조군 시험을 해보기 전에는 그 개념을 받아들일 수 없다고 주장한다.

안타깝게도 요즘에는 낙하산 논거가 특정 건강 권고안에 대해 연구하라는 요구를 묵살하는 무기로 사용되고 있다. 최근의 팬데믹 기간에 논쟁의 양쪽 진영 열성분자들 모두 '효과가 있는 걸 아니까 연구할 필요가 없다'는 식의 논거를 이용해 자신의 입장을 정당화했다. 이것 역시 낙하산 논거였다.

팬데믹은 주류 의학계의 작동방식을 보여주는 단발적 사건이 아니었다. 사실 이것은 예외라기보다는 일반적 관행에 가까웠다. 예를 들어, 심장 스텐트는 수십 년 동안 막힌 동맥을 열어주는 데 사용되어왔다. 이에 대해 연구할 필요가 있을까? 이 시술이 이롭게 작용한다는 것은 명백하다. 적어도 우리는 그렇게 생각했었다.

그래서 많은 비용을 들여 사람들의 몸속에 수십만 개의 심장 스텐트를 삽입하고 난 후에야 COURAGE 시험[66]을 통해 심장 스텐트는 심장마비 진행 중에 삽입하지 않는 한 수명 연장에 아무런 효과가 없다는 것이 밝혀졌다. 스텐트는 협심증 증상(만성적인 흉부의 불편감)을 완화할 수는 있으나 생명을 연장해주지는 않는다.

그 전까지 스텐트는 낙하산으로 여겨졌다. 사람들은 막혀 있던 혈관이 뚫리는 것을 두 눈으로 보았다고 주장했다. 하지만 이후에 스텐트가 혈관 내피를 손상시키고 '스텐트 내 혈전증 in-stent thrombosis'이라는 막힘 현상을 **유발할** 수 있음을 알게 됐다. COURAGE 시험 이후로 요즘에는 심장 스텐트 시술을 받는 사람의 비율이 크게 줄었다.

우리가 임상적 지혜를 바탕으로 치료를 권장할 수는 있지만, 주류 의학계는 대중에게 전면적으로 권고안을 제시하기 전에 임상시험을 먼저 수행할 의무가 있다. 양쪽 모두를 할 수도 있다. 의견을 기반으로 권고안을 제시하면서도, 그 권고안을 뒷받침하기 위한 적절한 연구를 고집하고 진행하는 것이다.

바람직해 '보이는' 의학적 개입을 두고 낙하산이니까 연구할 필요가 없다고 단정 짓는 것은 지적 게으름이며, 공중보건 정책을 수행하기에는 부정직한 방식이다. 결국 데이터가 나오면 의료계의 신뢰가 잠식당하고 만다. 지금 대중은 그 어느 때보다도 정직과 겸손에 목말라 있다.

임시로 자신의 편견을 내려놓기

이 장에서 소개한 의학적 개입 중에는 상수도 불소화, 액체생검, 40대 여성의 유방촬영술 등 예방과 관련된 것이 많다. 이 주제를 더 깊이 탐구하기 위해 증거 기반 의학의 아버지로 알려진, 옥스퍼드대학교와 맥마스터대학교의 고(故) 데이비드 사켓David Sackett 교수의 가르침을 살펴보자.

사켓 교수는 예방의학이 오만해지고 지나치게 단정적이며 뻔뻔해졌다고 경고했다. 그의 설명에 따르면, 의료계는 아직 적절한 연구를 통해 입증되지 않은 예방적 개입을 밀어붙이고 있다. 사켓 교수는 건강한 사람들에게 널리 권장되었던 수많은 예방적 개입이 재앙을 초래했으며, 연구를 통해 그 개입들이 이익보다 해를 더 많이 끼친 것으로 밝혀졌다고 했다. 그는 많은 사례 중 하나로, 미국소아과학회가 아기를 엎어놓고 재우라고 무모하게 권장했던 것을 들었다. 하지만 엎드려 자는 것이 영아 돌연사율을 **높인다는** 사실이 나중에 밝혀지면서 이 권고안은 철회됐다.

사켓 교수는 비과학적인 지침을 발표한 사람과 기관 들을 맹비난했다. 그는 '전문가'들이 자신의 이익이나 대중의 인정에 대한 자기도취적 욕구에 이끌려 엄격한 연구를 통해 정당화된 것이 아닌 예방조치를 옹호한 데 대해 비판받아야 한다고 말했다.[67] 그리고 이런 말도 했다. "그들은 입증되지도 않은 예방법을 옹호함으로써 자신의 지위를 남용할 뿐 아니라, 반대 의견을 억압하기도 합니다."

사켓 교수는 이런 전문가들은 역사에서 배우기를 거부하다가 결국 스스로 역사를 만든다고 말했다.

경력 말미에 그는 《영국의학저널》에 공동으로 글을 써서, 증거 기반 의학은 요리책 같은 단순한 매뉴얼이 아니기 때문에 신중한 판단이 필요하다고 말했다. 그는 이렇게 적었다. "좋은 의사가 되려면 개인적인 임상 전문성과 외부에서 끌어올 수 있는 최상의 증거를 모두 활용해야 하며, 어느 하나만으로는 충분하지 않다."[68]

질문 던지기

과학에서는 질문을 할 수 있어야 한다. 그럼 큰 질문을 하나 던져보자. 주류 의학계의 오만이 현대의 많은 건강 위기를 일으키거나 재촉한 것이 아닐까?

전문가들은 **수십 년 동안** 오피오이드가 중독성이 없다고 하다가 결국 오피오이드 위기를 촉발했다. 그들은 유아가 땅콩버터를 피해야 한다고 고집을 부려 땅콩 알레르기의 유행을 부추겼다. 그리고 식품 속 천연 지방을 악마화해서 사람들이 가공 탄수화물로 몰려가게 만들었고, 이는 비만율 급등으로 이어졌다. 그들은 항생제를 무분별하게 처방하여 한 세대의 장내 마이크로바이옴을 바꾸고, 약물 내성 세균의 유행을 초래했다. 그들은 부당한 공포를 조장하여 여성들로 하여금 호르몬 대체요법을 멀리하게 만들었고, 결과적으로 한 세대의 여성들이 수명 연장과 삶의 질 향상이라는 혜택을 누리지 못하게 됐다. '전문가'들이 아무런 정당한 이유도 없이 실험실에서 박쥐 코로나바이러스를 가지고 실험을 하는 바람에 글로벌 팬데믹이 일어났다고 말하는 이도 있을 것이다.

의학적 고정관념은 여전히 강한 영향을 미치고 있다. 때로는 의문을 제기하는 사람이 억압당하는 모습을 통해, 때로는 상황을 완전히 착각해서 목소리를 높이던 주류 의학계의 지도자들이 수십 년 동안 이어진 오만에 대해 결코 사과하지 않는 모습을 통해 이를 알 수 있다.

병원과 우리 연구팀의 회의에서는 '현재의 수많은 건강 위기가 인간에 의해 만들어진 것인가'라는 질문이 매일 등장한다. 우리 연구팀의 회의에서는 4조 5000억 달러짜리 보건의료 생태계에서 가장 시급한 문제들을 추적하고 있다.

일부 집단에서는 질문을 하는 것이 금기가 됐다. 하지만 질문을 던지는 것은 문제 유발이 아니라 문제 해결이다.

미래를 내다보며

의학계가 견고한 연구에 기반해서 권고안을 내놓을 때 우리 의사라는 직업은 빛을 발한다. 우리는 좋은 일을 하고, 인구집단에 가해지는 해악을 줄이는 역할을 한다. 하지만 연구가 아닌 의견에 기반해서 권고안을 내놓을 때는 성적이 신통치 않다.

먼저, 우리는 과학적 방법론을 소중히 여기고 자신이 어떤 편견을 가지고 있는지 인식해야 한다. 레온 페스팅거 박사의 지적대로, 우리 모두는 자기가 좋아하지 않는 정보를 묵살하려는 성향을 타고 난다. 적절한 연구가 필요한 의학적 개입을 '낙하산'이라 부를 때 똑똑한 사람이라도 나쁜 정책을 만들어내게 된다.

둘째, 때때로 의학에서는 '모른다'가 정답일 때가 있다. 땅콩 회피 권고안에서 보았듯이 의료계 지도자들 사이에는 자기가 잘 모르는 부분이라고 해도 사람들에게 **무언가를** 말해주어야 한다는 강박이 존재한다. '우리도 모릅니다'가 최선의 대답일 수도 있다. 우리가 정직하게 나온다면 대중도 너그러워질 것이다.

셋째, 의료 종사자들과 대중은 어떤 권고안이 의견을 기반으로 한 것이고, 어떤 권고안이 탄탄한 의학적 증거에 기반한 것인지 알아야 한다. 의견에 기반한 권고안을 증거에 기반한 것처럼 제시해서는 안 된다.

넷째, 나쁜 아이디어와 싸우는 최고의 방법은 반대 의견을 가진 과학자들을 저거하는 것이 아니라, 더 좋은 아이디어를 가지는 것이다. 공개적인 과학적 토론의 장에서 점점 관용이 사라지고 있다. 버락 오바마는 대통령 선거에 출마했을 때 제일 좋아하는 책이 무엇이냐는 질문을 받고 『권력의 조건 Team of Rivals』을 꼽았다. 이 책은 에이브러햄 링컨 대통령이 자신과 의견이 다른 사람들, 자신에게 의문을 제기하는 사람들로 내각을 구성했던 관행에 대해 다룬다. 무릇 의학뿐만 아니라 다른 산업 분야에서도 모든 지도자들은 이렇게 서로 경쟁하는 아이디어들에 둘러싸이는 것이 얼마나 가치 있는 일인지 생각해보아야 할 것이다.

마지막으로, 의학 분야의 과학자와 비즈니스 혁신가는 너나 할 것 없이 모두 다르게 생각하고, 해당 분야에 깊이 뿌리 박혀 있는 가정에 도전할 수 있도록 영감을 받아야 한다. 미국인들은 점점 건강이 나빠지고 있고, 보건의료 이해관계자들은 점점 부자가 되고 있다. 우리는 새롭고 대담한 의료 전달 체계를 제안하는 젊은 학생, 간호사, 의사의 말에 귀를 기울여야 한다.

의학적 고정관념의 시대는 아직 끝나지 않았다. 우리가 현재의 의료 관행에 올바른 질문을 던지고, 그에 답하기 위해 적절한 과학적 연구를 진행한다면 그 결과가 우리의 세상을 뒤흔들어 놓을 것이다.

점점 더 복잡하게 연결되어가는 시대에서는 집단사고의 영향력이 더욱 증폭될 수 있다. 그만큼 우리가 하는 모든 일에서 의식적으로 객관성을 유지하려 노력해야 할 이유도 커지고 있다. 내가 좋아하지 않는 사람, 내가 듣기 싫은 말을 하는 사람으로부터 배우는 것도 그런 노력에 해당한다.

1813년부터 1878년까지 살았던 프랑스의 생리학자 클로드 베르나르Claude Bernard는 현대 의학의 창시자로 여겨진다.[69] 그는 편견에 대해 많은 글을 썼다. 그는 우리 모두가 편견을 가지고 있으며, 그것을 모두 없앨 수는 없다고 단언했다. 대신 우리는 그런 편견을 인식하고, 실험을 하는 동안에는 가능한 한 **적극적으로** 편견을 유보해야 한다. 그는 과학자들에게 새로운 정보를 수집하는 동안에는 초회의적인 상태hyperskeptical state에 들어가야 한다고 촉구했다. 그리고 여기에는 의식적인 노력이 필요하다고 주장했다. 베르나르는 우리가 편견을 지울 수는 없지만, 스스로를 비판하는 태도를 취함으로써 실험을 더 나은 방향으로 이끌 수 있다고 보았다. 이것은 1800년대에 나온 얘기지만, 그의 말은 예언이 되었다.

베르나르가 오늘날 살아 있었다면, 새로운 정보가 뇌리에 깊이 뿌리

박힌 믿음에 도전할 때는 열린 마음을 가지라고 모두에게 간청했을 것이다. 그렇기 할 때 우리 모두가 번영할 수 있다. 비단 의학뿐만 아니라 우리 삶의 다른 영역에서도 마찬가지다.

감사의 말

이 책의 수석 편집자인 마셜 앨런에게 깊이 감사드립니다. 마셜은 미국 최고의 의료 조사 저널리스트로서 지혜와 경험에서 우러나오는 조언과 편집 지침을 통해 이 프로젝트에 크게 기여했습니다. 이 책을 강력하게 믿어주고 편집에서 천재성을 발휘해준 블룸즈버리Bloomsbury의 낸시 밀러Nancy Miller에게도 감사드립니다. 또한 훌륭한 아이디어를 제공해준 맨서 샤힌Mansur Shaheen, 폴 아티아Paul Attia, 아송아니 아민켕, 안드레아 미셸 매켄지Andrea Michele Mackenzie, 페이스 마그웬지에게 감사의 마음을 전합니다. 제 임상과 연구 프로젝트를 원활히 운영해준 크리스티 월시Christi Walsh에게도 감사드립니다. 의료 역사에 대한 깊은 통찰을 제공해준 제러미 그린 박사, 임상 및 산부인과의 지혜를 나눠준 레슬리 핸슨 린드너, 시나 해리Sina Haeri, 아만다 니클스 페이더Amanda Nickles Fader, 바바라 레비Barbara Levy, 댄 마틴Dan Martin에게 감사드리며, 포화지방의 역사에 대한 지식을 공유해준 게리 타우브스와 오린 데빈스키Orrin Devinsky에게 고마움을 전합니다. 삶, 우정, 건강, 장수에 대한 대화로 영감을 준 피터 아티아와 질 아티아Jill Attia에게도 감사드립니다. 큰 아이디어를 제공해준 데이비드 골드힐David Goldhill과 리아 바인더Leah Binder, 의사 제프 커Jeff Kerr에게도 감사드립니다. 내가 삶을 효율

적이고 매끄럽게 유지하면서 이 책을 쓸 수 있게 해준 시카고대학교의 존 알버디John Alverdy 교수, 노스캐롤라이나 대학교의 에드윈 킴Edwin Kim 교수, 그리고 뭐든지 잘하는 말리나 맹거Malina Manger에게 감사드립니다. 잔디를 깎아준 알렉산더와 나를 크게 포옹해준 노라에게도 감사합니다. 특별히 위대한 스승이자 의사인 비나이 프라사드, 트레이시 베스 회그Tracy Beth Høeg 박사와 애덤 시푸, 존 만드롤라, 주빈 다마니아 등 여러 의사에게 깊은 감사를 전합니다. 여러분은 저에게 영감을 주었고, 저는 여러분 모두로부터 배우고 있습니다.

주

1장 땅콩 마녀사냥

1   S. H. Sicherer et al., "Prevalence of Peanut and Tree Nut Allergy in the U.S. Determined by a Random Digit Dial Telephone Survey," *Journal of Allergy and Clinical Immunology* 103, no. 4 (April 1999): 559–62, doi:10.1016/s0091-6749(99)70224-1, PMID:10200001.

2   R. S. Gupta et al., "The Public Health Impact of Parent-Reported Childhood Food Allergies in the United States," *Pediatrics* 142, no. 6 (2018), doi:10.1542/peds.2018-1235.

3   M. Jackson, *Allergy: The History of a Modern Malady* (London: Reaktion Books, 2006).

4   American Academy of Pediatrics Committee on Nutrition, "Hypoallergenic Infant Formulas," *Pediatrics* 106, no. 2 (August 2000): 346–49, doi:10.1542/peds.106.2.346.

5   Committee on Toxicity of Chemicals in Food, Consumer Products and the Environment, *Peanut Allergy* (London: UK Department of Health, 1998).

6   J. O. Hourihane, T. P. Dean, and J. O. Warner, "Peanut Allergy in Relation to Heredity, Maternal Diet, and Other Atopic Diseases: Results of a Questionnaire Survey, Skin Prick Testing, and Food Challenges," *BMJ: British Medical Journal* 313, no. 7056 (August 31, 1996): 518–21.

7   S. V. Lynch et al., "Effects of Early-Life Exposure to Allergens and Bacteria on Recurrent Wheeze and Atopy in Urban Children," *Journal of Allergy and Clinical Immunology* 134, no. 3 (September 2014): 593–601.

8   D. E. Fox and G. Lack., "Peanut Allergy," *Lancet* 352, no. 9129 (August 29, 1998): 741.

9   G. Du Toit et al., "Early Consumption of Peanuts in Infancy Is Associated with a Low Prevalence of Peanut Allergy," *Journal of Allergy and Clinical Immunology*

122, no. 5 (2008): 984–91.

10. M. S. Mctosue et al., "National Trends in Emergency Department Visits and Hospitalizations for Food-Induced Anaphylaxis in U.S. Children," *Pediatric Allergy and Immunology* 29 (2018): 538–44.

11. "The Prevalence of Peanut Allergy Has Trebled in 15 Years," *Economist*, October 3, 2019.

12. D. Scott, "Can We Solve the EpiPen Cost Crisis?" *Vox*, April 4, 2023, https://www.vox.com/policy/23658275/epipen-cost-price-how-much.

13. G. Du Tcit et al., "Randomized Trial of Peanut Consumption in Infants at Risk for Peanut Allergy," *New England Journal of Medicine* 372 (2015): 803–13.

14. S. H. Sicherer, "New Guidelines Detail Use of 'Infant-Safe' Peanut to Prevent Allergy," *AAP News*, January 5, 2017.

15. A. Togias et al., "Addendum Guidelines for the Prevention of Peanut Allergy in the United States: Report of the National Institute of Allergy and Infec- tious Diseases-Sponsored Expert Panel," *Journal of Pediatric Nursing* 32 (January–February 2017): 91–98.

16. E. Donnely, "Mom Shamed for Letting Her Kid Eat a Peanut Butter Sand- wich While Shopping at Target," Yahoo Life, April 12, 2018, https://www.yahoo.com/lifestyle/mom-shamed-letting-kid-eat-peanut-butter-sandwich-shopping-target-really-awful-105216945.html.

17. American Academy of Pediatrics, full text of "Full Filing" for fiscal year ending June 2022 ProPublica Nonprofit Explorer, accessed April 8, 2024, https://projects.propublica.org/nonprofits/organizations/362275597/202310889349300016/full.

18. G. Du Toit et al. and the Immune Tolerance Network LEAP-Trio Trial Team, "Follow-Up to Adolescence after Early Peanut Introduction for Allergy Prevention," *NEJM Evidence* 3, no. 6 (June 2024), doi:10.1056/EVIDoa2300311.

19. U.S. Food and Drug Administration, "FDA Approves First Medication to Help Reduce Allergic Reactions to Multiple Foods after Accidental Expo- sure," press release, February 16, 2024.

2장 호르몬 대체요법의 뒷이야기

1. E. Barrett-Connor and T. L. Bush, "Estrogen and Coronary Heart Disease in Women," *Journal of the American Medical Association* 265, no. 14 (April 10, 1991).

2   A. Bluming and C. Tavris, *Estrogen Matters* (New York: Little, Brown Spark, 2018).

3   National Heart, Lung, and Blood Institute, "NHLBI Stops Trial of Estrogen Plus Progestin Due to Increased Breast Cancer Risk, Lack of Overall Benefit," National Institutes of Health, news release, July 9, 2002.

4   Personal communication with Dr. R. Langer, December 1, 2023.

5   R. D. Langer, "The Evidence Base for HRT: What Can We Believe?" *Climacteric* 20, no. 2 (2017): 91–96, doi:10.1080/13697137.2017.1280251.

6   A. Z. Bluming, H. N. Hodis, and R. D. Langer, "'Tis But a Scratch: A Critical Review of the Women's Health Initiative Evidence Associating Menopausal Hormone Therapy with the Risk of Breast Cancer," *Menopause* 30, no. 12 (December 1, 2023): 1241–45.

7   J. E. Rossouw, "Estrogens for Prevention of Coronary Heart Disease: Putting the Brakes on the Bandwagon," *Circulation* 94 (December 1996): 2982–85.

8   This is according to a transcript of the lecture, which had been recorded by Dr. A. Bluming.

9   Quoted in Bluming and Tavris, *Estrogen Matters*.

10 Personal communication with Dr. J. Manson, January 11, 2024.

11 J. H. Wuest et al., "The Degree of Coronary Atherosclerosis in Bilaterally Oophorectomized Women," *Circulation* 7 (1953): 801–9.

12 "Eight Strange and Wonderful Facts About Octopuses," Shedd Aquarium, September 6, 2023, https://www.sheddaquarium.org/stories/eight-strange-and-wonderful-facts-about-octopuses.

13 S. R. Salpeter et al., "Mortality Associated with Hormone Replacement Therapy in Younger and Older Women," *Journal of General Internal Medicine* 19 (2004): 791–804.

14 Bluming and Tavris, *Estrogen Matters*.

15 M. S. Christianson et al., "*Menopause* Education: Needs Assessment of American *Obstetrics and Gynecology* Residents," *Menopause* 20, no. 11 (November 2013): 1120–25.

16 L. Facher, "AAMC, the Medical School Trade Association, Gave $500,000 To Dark Money Group In 2018," Stat, August 11, 2020, https://www.stat news.com/2020/08/11/aamc-citizens-truth-drug-pricing/.

17 A. Paganini-Hill and V. W. Henderson, "Estrogen Replacement Therapy and Risk of Alzheimer Disease," *Archives of Internal Medicine* (October 28, 1996).

18 W. A. Rocca et al., "Long-Term Effects of Bilateral Oophorectomy on Brain

Aging: Unanswered Questions from the Mayo Clinic Cohort Study of Oophorectomy and Aging," *Women's Health* (London) 5, no. 1 (January 2009): 39–48.

19. J. W. Simpkins et al., "Role of Estrogen Replacement Therapy in Memory Enhancement and the Prevention of Neuronal Loss Associated with Alzheimer's Disease," *American Journal of Medicine* 103, no. 3, supp. 1 (September 22, 1997): S19–25.

20. R. N. Saleh et al., "Hormone Replacement Therapy Is Associated with Improved Cognition and Larger Brain Volumes in At-Risk APOE4 Women: Results from the European Prevention of Alzheimer's Disease (EPAD) Cohort," *Alzheimer's Research and Therapy* 15, no. 1 (January 9, 2023): 10.

21. Y. Z. Bagger et al., "Early Postmenopausal Hormone Therapy May Prevent Cognitive Impairment Later in Life," *Menopause* 12, no. 1 (January– February 2005): 12–17.

22. C. H. van Dyck et al., "Lecanemab in Early Alzheimer's Disease," *New England Journal of Medicine* 388 (2023): 9–21.

23. P. Belluck, "New Federal Decisions Make Alzheimer's Drug Leqembi Widely Accessible," *New York Times*, July 6, 2023.

24. C. Downey, M. Kelly, and J. F. Quinlan, "Changing Trends in the Mortality Rate at 1-year Post Hip Fracture: A Systematic Review," *World Journal of Orthopedics* 10, no. 3 (March 18, 2019): 166–75.

25. N. S. Weiss et al., "Decreased Risk of Fractures of the Hip and Lower Forearm with Postmenopausal Use of Estrogen," *New England Journal of Medicine* 303, no. 21 (November 20, 1980): 1195–98.

26. D. P. Kiel et al., "Hip Fracture and the Use of Estrogens in Postmenopausal Women: The Framingham Study," *New England Journal of Medicine* 317, no. 19 (November 5, 1987): 1169–74.

27. J. F. Wilson, "New Treatments for Growing Scourge of Brittle Bones," *Annals of Internal Medicine* 140, no. 2 (January 20, 2004): 153–56, doi:10.7326/0003-4819-140-2-200401200-00037, PMID:14734352.

28. "Osteoporosis," *Journal of the American Medical Association* 252, no. 6 (1984): 799–802.

29. Barrett-Connor and Bush, "Estrogen and Coronary Heart Disease in Women."

30. J. Corliss, "One in Five People at Risk of Heart Disease Shuns Statins," *Harvard Health Letter*, June 1, 2023, https://www.health.harvard.edu/heart-health/one-in-five-people-at-risk-of-heart-disease-shuns-statins.

31 F. Grodstein et al., "A Prospective, Observational Study of Postmenopausal Hormone Therapy and Primary Prevention of Cardiovascular Disease," *Annals of Internal Medicine* 133, no. 12 (December 19, 2000): 933–41.

32 T. S. Mikkola et al., "Increased Cardiovascular Mortality Risk in Women Discontinuing Postmenopausal Hormone Therapy," *Journal of Clinical Endocrinology and Metabolism* 100, no. 12 (December 2015): 4588–94.

33 L. L. Schierbeck et al., "Effect of Hormone Replacement Therapy on Cardiovascular Events in Recently Postmenopausal Women: Randomised Trial," *BMJ: British Medical Journal* 345 (October 9, 2012).

34 H. M. P. Boardman et al., "Hormone Therapy for Preventing Cardiovascular Disease in Both Healthy Post Menopausal Women and Post-Menopausal Women with Pre-Existing Cardiovascular Disease," *Cochrane Database of Systematic Reviews*, no. 3 (2015), doi:10.1002/14651858.CD002229.pub4.

35 J. R. Johnson et al., "Menopausal Hormone Therapy and Risk of Colorectal Cancer," *Cancer Epidemiology, Biomarkers and Prevention* 18, no. 1 (January 2009): 196–203.

36 J. S. Hildebrand et al., "Colorectal Cancer Incidence and Postmenopausal Hormone Use by Type, Recency, and Duration in Cancer Prevention Study II," *Cancer Epidemiology, Biomarkers and Prevention* 18, no. 11 (November 2009): 2835–41.

37 G. Rennert et al., "Use of Hormone Replacement Therapy and the Risk of Colorectal Cancer," *Journal of Clinical Oncology* 27, no. 27 (September 2009): 4542–47.

38 K. L. Margolis et al., "Effect of Oestrogen Plus Progestin on the Incidence of Diabetes in Postmenopausal Women: Results from the Women's Health Initiative Hormone Trial," *Diabetologia* 47, no. 17 (July 2004): 1175–87.

39 J. E. Manson et al., "The Women's Health Initiative Hormone Therapy Trials: Update and Overview of Health Outcomes During the Intervention and Post-Stopping Phases," *Journal of the American Medical Association* 310, no 13. (October 2, 2013): 1353–68.

40 F. Mauvais-Jarvis et al., "Menopausal Hormone Therapy and Type 2 Diabetes Prevention: Evidence, Mechanisms, and Clinical Implications," *Endocrine Reviews* 38, no. 3 (June 1, 2017): 173–88.

41 National Institute of Diabetes and Digestive and Kidney Diseases, "Obesity and Overweight Statistics," accessed January 26, 2024, https://www.niddk.nih.gov/

health-information/health-statistics/overweight-obesity.

42. Centers for Disease Control and Prevention, *National Diabetes Statistics Report: Estimates of Diabetes and Its Burden in the United States*, 2023, https://www.cdc.gov/diabetes/data/statistics-report/index.html.

43. J. Passos-Soares et al., "Association Between Osteoporosis Treatment and Severe Periodontitis in Postmenopausal Women," *Menopause* 24, no. 7 (July 2017): 789–95.

44. K. Y. Park et al., "Association of Periodontitis with *Menopause* and Hormone Replacement Therapy: A Hospital Cohort Study Using a Common Data Model," *Journal of Periodontal and Implant Science* 53, no. 3 (June 2023): 184–93.

45. H. Golman, "FDA Approves First Drug Designed to Treat Hot Flashes," *Harvard Health Letter*, August 1, 2023, https://www.health.harvard.edu/womens-health/fda-approves-first-drug-designed-to-treat-hot-flashes.

46. Information on the Advancing Health After Hysterectomy Foundation is available at *Menopause*Learning.com.

47. P. M. Sarrel et al., "The Mortality Toll of Estrogen Avoidance: An Analysis of Excess Deaths Among Hysterectomized Women Aged 50 to 59 Years," *American Journal of Public Health* 103, no. 9 (September 2013): 1583–88.

48. R. D. Langer et al., "Menopausal Hormone Therapy for Primary Prevention: Why the USPSTF Is Wrong," *Climacteric* 20, no. 5 (2017): 402–13.

49. B. Levy and J. Simon, "A Contemporary View of Menopausal Hormone Therapy," *Obstetrics and Gynecology* (2024), doi:10.1097/AOG.0000000000005553.

50. B. Ehrenreich, "The 2006 Time 100: Scientists & Thinkers: Jacques Rossouw," *Time*, May 8, 2006.

51. Listed in the NIH staff directory and on the NIH website as of December 1, 2023.

52. "Best Medicine Scientists," Research.com, accessed February 13, 2024, https://research.com/scientists-rankings/medicine.

53. J. E. Manson and A. M. Kaunitz, "Menopause Management: Getting Clin- ical Care Back on Track," *New England Journal of Medicine* 374, no. 9 (March 3, 2016): 803–6.

54. P. Attia, "#253—Hormone replacement therapy and the Women's Health Initiative: re-examining the results, the link to breast cancer, and weighing the risk vs reward of HRT | JoAnn Manson, M.D.," in *The Peter Attia Drive* (podcast), May 8, 2023, https://peterattiamd.com/joannmanson/.

55 C. Thomson and G. Anderson, for the WHI Steering Committee, "RE: Women Have Been Misled about Menopause," *New York Times*, February 26, 2023.

3장 "항생제는 부작용이 없어요"

1 "The Microbiome," The Nutrition Source, Harvard T. H. Chan School of Public Health, accessed February 3, 2024, https://www.hsph.harvard.edu/nutritionsource/microbiome.

2 Centers for Disease Control and Prevention, "Measuring Outpatient Antibiotic Prescribing: Appropriateness of Outpatient Antibiotic Prescribing," accessed December 21, 2023, https://www.cdc.gov/antibiotic-use/data/outpatient-prescribing/index.html.

3 P. D. Tamma et al., "Association of Adverse Events with Antibiotic Use in Hospitalized Patients," *JAMA Internal Medicine* 177, no. 9 (2017): 1308–15.

4 T. Yatsunenko et al., "Human Gut Microbiome Viewed Across Age and Geography," *Nature* 486 (2012): 222–27.

5 L. M. Cox and M. J. Blaser, "Antibiotics in Early Life and Obesity," *Nature Reviews Endocrinology* 11, no. 3 (March 2015): 182–90.

6 I. Cho et al., "Antibiotics in Early Life Alter the Murine Colonic Microbiome and Adiposity," *Nature* 488 (2012): 621–26.

7 L. Cox et al., "Microbiota Primed for Obesity," *Cell* 158, no. 4 (August 14, 2014): 705–21.

8 A. Aversa et al., "Association of Infant Antibiotic Exposure with Childhood Health Outcomes," *Mayo Clinic Proceedings* 96, no. 1 (2021): 66–77.

9 M. A. Beier et al., "Early Life Antibiotic Exposure and Incident Chronic Diseases in Childhood" (oral presentation, International Conference on Pharmacoepidemiology and Therapeutic Risk Management, August 23–25, 2021).

10 K. S. Bongers et al., "Antibiotics Cause Metabolic Changes in Mice Primarily through Microbiome Modulation Rather than Behavioral Changes," *PLOS One* 17, no. 3 (March 17, 2022), doi:10.1371/journal.pone.0265023.

11 A. F. Schulfer et al., "Intergenerational Transfer of Antibiotic-Perturbed Microbiota Enhances Colitis in Susceptible Mice," *Nature Microbiology* 3, no. 2 (February 2018): 234–42.

12 H. S. Yoon et al., "*Akkermansia muciniphila* Secretes a Glucagon-Like Peptide-1-Inducing Protein that Improves Glucose Homeostasis and Ameliorates

Metabolic Disease in Mice," *Nature Microbiology* 6, no. 5 (May 2021): 563–73.

13. F. Perraudeau et al., "Improvements to Postprandial Glucose Control in Subjects with Type 2 Diabetes: A Multicenter, Double Blind, Randomized Placebo-Controlled Trial of a Novel Probiotic Formulation," *BMJ Open Diabetes Research and Care* 8, no. 1 (2020), doi:10.1136/bmjdrc-2020-001319.

14. L. N. Segal and M. J. Blaser, "A Brave New World: The Lung Microbiota in an Era of Change," *Annals of the American Thoracic Society* 11, supp. 1 (January 2014): S21–27.

15. SCImago Journal and Country Rank, 2024, https://www.scimagojr.com/journalrank.php?category=2740/.

16. L. C. Bailey et al., "Association of Antibiotics in Infancy with Early Childhood Obesity," *JAMA Pediatrics* 168, no. 11 (2014): 1063–69.

17. K. H. Mikkelsen et al., "Use of Antibiotics and Risk of Type 2 Diabetes: A Population-Based Case-Control Study," *Journal of Clinical Endocrinology and Metabolism* 100, no. 10 (2015): 3633–40.

18. A. Hviid et al., "Antibiotic Use and Inflammatory Bowel Diseases in Childhood," *Gut* 60 (2011): 49–54.

19. L. Virta et al., "Association of Repeated Exposure to Antibiotics with the Development of Pediatric Crohn's Disease: A Nationwide, Register-Based Finnish Case-Control Study," *American Journal of Epidemiology* 175, no. 8 (April 15, 2012): 775–84.

20. J. W. Y. Mak et al., "Childhood Antibiotics as a Risk Factor for Crohn's Disease: The ENIGMA International Cohort Study," *Journal of Gastroen- terology and Hepatology Open* 6, no. 6 (June 2022): 369–77.

21. E. T. Rogawski et al., *Bulletin of the World Health Organization* 95 (2017): 49–61.

22. Y. Cao et al., "Long-Term Use of Antibiotics and Risk of Colorectal Adenoma," *Gut* 67, no. 4 (2018): 672–78.

23. R. L. Siegel, K. D. Miller, and A. Jemal, "Cancer Statistics, 2017," *CA: A Cancer Journal for Clinicians* 67 (2017): 7–30.

24. M. Zepeda-Rivera et al., "A Distinct Fusobacterium nucleatum Clade Dominates the Colorectal Cancer Niche," *Nature* 628 (2024): 424–32.

25. M. C. King et al., "Breast and Ovarian Cancer Risks Due to Inherited Muta- tions in BRCA1 and BRCA2," *Science* 302, no. 5645 (2003): 643–46.

26. Research in progress by Dr. X. S. Zhang et al., Rutgers University.

27 Research in progress by Dr. Z. Gao et al., Rutgers University.

28 Aversa et al., "Association of Infant Antibiotic Exposure."

29 J. M. Baker, L. Al-Nakkash, and M. M. Herbst-Kralovetz, "Estrogen-Gut Microbiome Axis: Physiological and Clinical Implications," *Maturitas* 103 (September 2017): 45–53.

30 M. G. Dominguez-Bello et al., "Partial Restoration of the Microbiota of Cesarean-Born Infants Via Vaginal Microbial Transfer," *Nature Medicine* 22, no. 3 (March 2016): 250–53.

31 F. Fouhy et al., "Perinatal Factors Affect the Gut Microbiota Up to Four Years after Birth," *Nature Communications* 10 (April 2019): 1517–10.

32 N. T. Mueller et al., " 'Vaginal Seeding' after a Caesarean Section Provides Benefits to Newborn Children: FOR: Does Exposing Caesarean-Delivered Newborns to the Vaginal Microbiome Affect Their Chronic Disease Risk? The Critical Need for Trials of 'Vaginal Seeding' during Caesarean Section," *BJOG: An International Journal of Obstetrics and Gynaecology* 127, no. 2 (January 2020): 301.

33 R. Sommerstein et al., "Antimicrobial Prophylaxis Administration after Umbilical Cord Clamping in Cesarean Section and the Risk of Surgical Site Infection: A Cohort Study with 55,901 Patients," *Antimicrobial Resistance and Infection Control* 9, no. 201 (2020).

34 J. Stokholm et al., "Delivery Mode and Gut Microbial Changes Correlate with an Increased Risk of Childhood Asthma," *Science Translational Medi- cine* 12, no. 569 (2020), doi:10.1126/scitranslmed.aax9929.

35 Y. Cao et al., "Evaluation of Birth by Cesarean Delivery and Development of Early-Onset Colorectal Cancer," *JAMA Network Open* 6, no. 4 (2023), doi:10.1001/jamanetworkopen.2023.10316.

36 J. Suez et al., "Personalized Microbiome-Driven Effects of Non-Nutritive Sweeteners on Human Glucose Tolerance," *Cell* 185, no. 18 (September 1, 2022): 3307–28.e19.

37 E. S. Gruber et al., "To Waste or Not to Waste: Questioning Potential Health Risks of Micro- and Nanoplastics with a Focus on Their Ingestion and Potential Carcinogenicity," *Expo Health* 15 (2023): 33–51.

38 B. Walker and S. Lunder, "Pesticides + Poison Gases = Cheap, Year-Round Strawberries," Environmental Working Group, March 20, 2019, https:// www.ewg.org/foodnews/strawberries.php.

39　A. Stacy et al., "Infection Trains the Host for Microbiota-Enhanced Resistance to Pathogens," *Cell* 184, no. 3 (February 4, 2021): 615–27.e17.

40　*The Invisible Extinction*, directed by S. Schenck and S. Lawrence (Microbe Media Productions, 2022), Amazon Prime Video, 2023, 85 min.

41　Suez et al., "Personalized Microbiome-Driven Effects."

42　E. V. Nood et al., "Duodenal Infusion of Donor Feces for Recurrent *Clostridium difficile*," *New England Journal of Medicine* 368 (2013): 407–15.

43　F. Dickerson et al., "Adjunctive Probiotic Microorganisms to Prevent Rehospitalization in Patients with Acute Mania: A Randomized Controlled Trial," *Bipolar Disorders* 20, no. 7 (2018): 614–21.

44　P. Feuerstadt, N. Theriault, and G. Tillotson, "The Burden of CDI in the U.S.: A Multifactorial Challenge," *BMC Infectious Diseases* 23 (2023).

45　E. H. Yoo, H. L. Hong, and E. J. Kim, "Epidemiology and Mortality Analysis Related to Carbapenem-Resistant Enterobacterales in Patients after Admission to Intensive Care Units: An Observational Study," *Infection and Drug Resistance* 16 (January 7, 2023): 189–200.

46　Centers for Disease Control and Prevention, *Antibiotic Resistance Threats in the United States*, 2019 (Atlanta, GA: U.S. Department of Health and Human Services, Centers for Disease Control, 2019).

47　United Nations Environment Programme, *Bracing for Superbugs: Strengthening Environmental Action in the One Health Response to Antimicrobial Resistance*, February 7, 2023.

48　M. Drexler, "Seeking the Path of Least Resistance," *Harvard Public Health*, Spring 2019, https://www.hsph.harvard.edu/magazine/magazine_article/seeking-the-path-of-least-resistance/.

49　Information on the Presidential Advisory Council on Combating Antibiotic-Resistant Bacteria is available at https://www.hhs.gov/ash/advisory-committees/paccarb/index.html.

4장 콜레스테롤의 미신

1　G. A. Soliman, "Dietary Cholesterol and the Lack of Evidence in Cardiovascular Disease," *Nutrients* 10, no. 6 (June 2018): 780.

2　Guidance was to restrict dietary cholesterol to 300 mg/day.

3　M. Dehghan et al., "Association of Egg Intake with Blood Lipids, Cardiovascular Disease, and Mortality in 177,000 People in 50 Countries," *American Journal of Clinical Nutrition* 111, no. 4 (2020): 795–803.

4 J. Crane et al., "Achievements in Public Health, 1900–1999," *Morbidity and Mortality Weekly Report* 48, no. 30 (1999).

5 A. Keys and J. T. Anderson, "The Relationship of the Diet to the Development of Atherosclerosis in Man," in *Symposium on Atherosclerosis*, ed. National Research Council, Division of Medical Sciences (Washington, D.C.: National Academy of Sciences—National Research Council, 1954), 181–96.

6 N. Teicholz, "A Short History of Saturated Fat: The Making and Unmaking of a Scientific Consensus," *Current Opinion in Endocrinology, Diabetes and Obesity* 30, no. 1 (February 1, 2023): 65–71.

7 A. Keys, "Atherosclerosis: A Problem in Newer Public Health," *Journal of the Mount Sinai Hospital* 20, no. 2 (July 1953): 118–39, Arthur H. Aufses, Jr., MD Archives, Icahn School of Medicine at Mount Sinai/Mount Sinai Health System, New York, AA117.S005.SS004.I018, https://archives.mssm.edu/bitstream-7357.

8 N. Healey, "Is There More to a Healthy-Heart Diet than Cholesterol: A High-Fat Diet Is Thought to Increase the Risk of a Heart Attack. But Some Say the Long-Held Dogma of 'Bad' Cholesterol Might be Flawed," *Scientific American*, November 3, 2021.

9 *Time*, January 13, 1961.

10 C. E. Kearns, L. A. Schmidt, and S. A. Glantz, "Sugar Industry and Coronary Heart Disease Research: A Historical Analysis of Internal Industry Documents," *JAMA Internal Medicine* 176, no. 11 (2016): 1680–85.

11 C. Domonoske, "50 Years Ago, Sugar Industry Quietly Paid Scientists to Point Blame at Fat," NPR, September 13, 2016, www.npr.org/sections/the twc-way/2016/09/13/493739074/50-years-ago-sugar-industry-quietly-paid-scientists-to-point-blame-at-fat.

12 K. Sarri and A. Kafatos, "The Seven Countries Study in Crete: Olive Oil, Mediterranean Diet or Fasting?" *Public Health Nutrition* 8, no. 6 (September 2005): 666.

13 J. Yerushalmy and H. E. Hilleboe, "Fat in the Diet and Mortality from Heart Disease; a Methodologic Note," *New York State Journal of Medicine* 15, no. 57 (1957): 2343.

14 J. Yudkin, "Dietary Carbohydrate and Serum-Cholesterol," *Lancet* 303, no. 7864 (1974).

15. Teicholz, "A Short History of Saturated Fat."
16. J. Bowden, "The Biggest Myth & Scientific Deception in Medical History!" *UK Health Radio*, produced by M. Demasi, radio, https://ukhealthradio.com/blog/2013/11/the-biggest-myth-scientific-deception-in-medical-history/.
17. Personal communication with Dr. O. Devinsky.
18. Kearns, Schmidt, and Glantz, "Sugar Industry and Coronary Heart Disease Research."
19. R. B. McGandy, D. M. Hegsted, and F. J. Stare, "Dietary Fats, Carbohydrates and Atherosclerotic Vascular Disease," *New England Journal of Medicine* 255, no. 5 (1967): 245–47.
20. H. Blackburn, "Contrasting Professional Views on Atherosclerosis and Coronary Disease,' *New England Journal of Medicine* 292, no. 2 (1975): 105–7.
21. G. Taubes, "What If It's All Been a Big Fat Lie?" *New York Times* Magazine, July 7, 2002.
22. I. D. Frantz Jr. et al., "Test of Effect of Lipid Lowering by Diet on Cardiovascular Risk. The Minnesota Coronary Survey," *Arteriosclerosis* 9, no. 1 (January–February 1989): 129–35.
23. Personal communication with G. Taubes.
24. Associated Press, "Heart Association to Endorse Some Foods," *New York Times*, June 28, 1988.
25. W. Kannel and T. Gordon, "Section 24: The Framingham Diet Study: Diet and the Regulation of Serum Cholesterol," unpublished data, accessed January 22, 2024, https://www.scribd.com/document/583903774/Kannel-W-Gordon-T-Framingham-dietary-data-Section-24-unpublished.
26. Teicholz, "A Short History of Saturated Fat."
27. Personal communication with Dr. O. Devinsky.
28. B. V. Howard et al., "Low-Fat Dietary Pattern and Risk of Cardiovascular Disease: The Women's Health Initiative Randomized Controlled Dietary Modification Trial," *Journal of the American Medical Association* 295, no. 6 (February 8, 2006): 655–66.
29. C. Purdy and H. B. Evich, "The Money Behind the Fight over Healthy Eating," *Politico*, October 7, 2015, https://www.politico.com/story/2015/10/the-money-behind-the-fight-over-healthy-eating-214517.
30. I. Oransky, "Obituary: Ancel Keys," *Lancet* 362, no. 9452 (December 18, 2004): 2174.

31 J. E. Brody, "Dr. Ancel Keys, 100, Promoter of the Mediterranean Diet, Died," *New York Times*, November 23, 2004.

32 I. Leslie, "The Sugar Conspiracy," Guardian, April 7, 2016.

33 K. M. Flegal et al., "Association of All-Cause Mortality with Overweight and Obesity Using Standard Body Mass Index Categories: A Systematic Review and Meta-Analysis," *Journal of the American Medical Association* 309, no. 1 (2013): 71–82.

34 A. Aubrey, "Research: A Little Extra Fat May Help You Live Longer," NPR, January 2, 2013, https://www.npr.org/sections/health-shots/2013/01/02/168437030/research-a-little-extra-fat-may-help-you-live-longer.

35 K. Flegal, "The Obesity Wars and the Education of a Researcher: A Personal Account," *Progress in Cardiovascular Diseases* 67, (2021): 75–76.

36 LIPID Study Group (Long-Term Intervention with Pravastatin in Ischaemic Disease), "Long-Term Effectiveness and Safety of Pravastatin in 9014 Patients with Coronary Heart Disease and Average Cholesterol Concentrations: The LIFID Trial Follow-Up," *Lancet* 359, no. 9315 (April 20, 2002): 1379–87.

37 "Dietary Fats," American Heart Association, accessed January 2, 2024, www.heart.org/en/healthy-living/healthy-eating/eat-smart/fats/dietary-fats.

5장 광신

1 J. F. Svensson et al., "Nonoperative Treatment with Antibiotics versus Surgery for Acute Nonperforated Appendicitis in Children: A Pilot Randomized Controlled Trial," *Annals of Surgery* 261, no. 1 (2015): 67–71.

2 P. Salminen et al., "Antibiotic Therapy vs Appendectomy for Treatment of Uncomplicated Acute Appendicitis: The APPAC Randomized Clinical Trial," *Journal of the American Medical Association* 313, no. 23 (2015): 2340–48.

3 H. C. Park et al., "Randomized Clinical Trial of Antibiotic Therapy for Uncomplicated Appendicitis," *British Journal of Surgery* 104, no. 13 (2017): 1785–90.

4 P. Salminen et al., "Five-Year Follow-Up of Antibiotic Therapy for Uncomplicated Acute Appendicitis in the APPAC Randomized Clinical Trial," *Journal of the American Medical Association* 320, no. 12 (2018): 1259–65.

5 Svensson et al., "Nonoperative Treatment with Antibiotics versus Surgery for Acute Nonperforated Appendicitis in Children."

6 P. C. Minneci et al., "Association of Nonoperative Management Using Antibiotic Therapy vs Laparoscopic Appendectomy with Treatment Success and Disability Days in Children with Uncomplicated Appendicitis," *Journal of the American Medical Association* 324, no. 6 (August 11, 2020): 581–93.

7 L. Festinger and J. M. Carlsmith, "Cognitive Consequences of Forced Compliance," *Journal of Abnormal and Social Psychology* 58, no. 2 (1959): 203–10.

8 E. Aronson and J. Mills, "The Effect of Severity of Initiation on Liking for a Group," *Journal of Abnormal and Social Psychology* 59, no. 2 (1959): 177–81.

9 L. Festinger, H. Riecken, and S. Schachter, *When Prophecy Fails: A Social and Psychological Study of a Modern Group that Predicted the Destruction of the World* (Minneapolis: University of Minnesota Press, 1954; repr., New York: Harper Torchbooks, 1964).

10 Ibid.

11 Ibid.

6장 나쁜 피

1 Institute of Medicine, Committee to Study HIV Transmission through Blood and Blood Products, *HIV and the Blood Supply: An Analysis of Crisis Decisionmaking*, ed. L. B. Leveton, H. C. Cox Jr., and M. A. Stoto (Washington, D.C.: National Academies Press, 1995).

2 R. C. Adams and J. S. Lundy, "Anesthesia in Cases of Poor Surgical Risk: Some Suggestions for Decreasing the Risk," *Anesthesiology* 3 (1942): 603–7.

3 C. Madjdpour and D. R. Spahn, "Allogeneic Red Blood Cell Transfusions: Efficacy, Risks, Alternatives and Indications," *British Journal of Anaesthesia* 95, no. 1 (July 2005): 33–42.

4 R. P. Dellinger et al. and the Surviving Sepsis Campaign Guidelines Committee including the Pediatric Subgroup, "Surviving Sepsis Campaign: International Guidelines for Management of Severe Sepsis and Septic Shock, 2012," *Intensive Care Medicine* 39, no. 2 (February 2013): 165–228.

5 A. Shander et al. and the International Consensus Conference on Transfusion Outcomes Group, "Appropriateness of Allogeneic Red Blood Cell Transfusion: The International Consensus Conference on Transfusion Outcomes," *Transfusion Medicine Reviews* 25, no. 3 (July 2011): 232–46.e53.

6   Institute of Medicine, *HIV and the Blood Supply*.
7   *Federal Response to AIDS: Hearings Before a Subcommittee of the Committee on Government Operations, U.S. House of Representatives, Ninety-Eighth Congress, August 1–2, 1983* (Washington, D.C.: U.S. Government Printing Office, 1983), 629.
8   Ibid., 294.
9   Ibid., 165.
10 Ibid., 235.
11 Ibid., 242.
12 A. S. Fauci, *AIDS: Acquired Immunodeficiency Syndrome* (Bethesda, MD: National Institutes of Health Clinical Center, 1984), film, 60. min, http://resource.nlm.nih.gov/101674642.
13 C. Wallis, "Battling AIDS," *Time*, April 29, 1985.
14 Institute of Medicine, *HIV and the Blood Supply*.
15 R. Richter, "Blood Quest: The Battle to Protect Transfusions from HIV," in "Blood at Work: What Do We Know about It?" special issue, Stanford Medicine, Spring 2013.
16 Institute of Medicine, *HIV And The Blood Supply*.
17 S. Stolberg, "Column One: Cruel Link: Hemophilia and AIDS: Transfu- sions that Once Were Seen as a Salvation Brought a Deadly Epidemic in the 1980s. After a Decade of Anguish and Frustration, Survivors Are Fighting Back," *Los Angeles Times*, August 31, 1994.
18 California Senate Bill No. 1419, Chapter 888, https://leginfo.legislature.ca.gov/faces/billTextClient.xhtml?bill_id=202120220SB1419.
19 California Medical Association, "Governor signs CMA-sponsored bill giving physicians time to interpret test results for patients," news release, October 3, 2022, https://www.cmadocs.org/newsroom/news/view/ArticleID/49898/t/Governor-signs-CMA-sponsored-bill-160-giving-physicians-time-to-interpret-test-results-for-patients.
20 Richter, "Blood Quest."
21 L. J. Altman, "The Doctor's World: C.D.C. Is Embarrassed by Its Tardy Response to AIDS-Like Illness," *New York Times*, July 28, 1992.
22 Ibid.
23 U. L. McFarling, "When a Cardiologist Flagged the Lack of Diversity at Premier Medical Journals, the Silence Was Telling," Stat, April 12, 2021, https://www.statnews.com/2021/04/12/lack-of-diversity-at-premier-medical-journals-jama-

nejm/.

24 B. Blanchard, "China's Blood Still Unsafe, Needs Help: Report," Reuters, September 6, 2007, https://www.reuters.com/article/idUSPEK333640/.

25 "Contaminated Needles Spread Hepatitis in China," Infection Control Today, August 10, 2001, https://www.infectioncontroltoday.com/view/contaminated-needles-spread-hepatitis-china.

26 R. D. Eckert, "The AIDS Blood-Transfusion Cases: A Legal and Economic Analysis of Liability," *San Diego Law Review* 29, no. 203 (1992): 206.

27 Ibid.

28 Ibid.

29 J. Thomas et al., "Anemia and Blood Transfusion Practices in the Critically Ill: A Prospective Cohort Review," *Heart and Lung* 39, no. 3 (May–June 2010): 217–25.

30 A. Kaplan et al., "Informed Consent for Blood Transfusion," Association for the Advancement of Blood and Biotherapies, February 23, 2023, https://www.aabb.org/docs/default-source/default-document-library/resources/informed-consent-for-blood-transfusion.pdf?sfvrsn=b2ee9851_2.

31 Eckert, "The AIDS Blood-Transfusion Cases," 219–20.

32 M. K. F. Salamat et al., "Preclinical Transmission of Prions by Blood Transfusion Is Influenced by Donor Genotype and Route of Infection," *PLOS Pathogens* 17, no. 2 (February 18, 2021), doi:10.1371/journal.ppat.1009276.

33 E. P. Winer, presidential address, American Society of Clinical Oncology Annual Meeting, Chicago, IL, and online, June 2–6, 2023.

7장 차가운 환영 인사

1 L. V. Simon, M. F. Hashmi, and B. N. Bragg, APGAR Score [updated May 22, 2023], in *StatPearls* (Treasure Island, FL: StatPearls Publishing, January 2024), https://www.ncbi.nlm.nih.gov/books/NBK470569/.

2 F. R. Greer, "Feeding the Premature Infant in the 20th Century," in "Symposium: Accomplishments in Child Nutrition during the 20th Century," ed. B. L. Nichols and F. R. Greer, supp., *Journal of Nutrition* 131, no. 2 (February 2001): 426S–30S.

3 A. Patz, L. E. Hoeck, and E. De La Cruz, "Studies on the Effect of High Oxygen Administration in Retrolental Fibroplasia: I. Nursery Observations," *American Journal of Ophthalmology* 35 (1952): 1248–53.

4   E. Naumburg et al., "Supplementary Oxygen and Risk of Childhood Lymphatic Leukaemia," *Acta Paediatrica* 91, no. 12 (2002): 1328–33.

5   S. Rovner, "Surgery Without Anesthesia: Can Preemies Feel Pain?" *Washington Post*, August 13, 1986.

6   J. H. Hess and E. C. Lundeen, *The Premature Infant: Its Medical and Nursing Care* (Philadelphia: J. B. Lippincott, 1941), 99–153.

7   J. Gleiss, "ZumFrühgeborenenproblem der Gegenwart IX. Mitteilung. Über fütterungs–und unweltbedignte Atemstörungen bei Frühgeborenen," *Zeitschrift für Kinderheilkunde* 76 (1955): 261–68.

8   J. D. L. Hansen and C. A. Smith, "Effects of Withholding Fluid in the Immediate Postnatal Period," *Pediatrics* 12 (1953): 99–113.

9   M. Singata, J. Tranmer, and G. M. Gyte, "Restricting Oral Fluid and Food Intake During Labour," *Cochrane Database of Systematic Reviews* 8 (August 22, 2013), doi:10.1002/14651858.CD003930.pub3.

10 A. Chiruvolu et al., "Effect of Delayed Cord Clamping on Very Preterm Infants," American Journal of *Obstetrics and Gynecology* 213, no. 5 (2015): 676.

11 A. Chiruvolu et al., "Effect of Delayed Cord Clamping on Very Preterm Twins," *Early Human Development* 124 (2018): 22–25.

12 A. Chiruvolu et al., "The Effect of Delayed Cord Clamping on Moderate and Early Late-Preterm Infants," *American Journal of Perinatology* 35, no. 3 (2018): 286–91.

13 A. Chiruvolu et al., "Effects of Umbilical Cord Milking on Term Infants Delivered by Cesarean Section," *American Journal of Perinatology* 38, no. 10 (2021): 1042–2047.

14 Ibid.

15 Chiruvolu et al., "Effect of Delayed Cord Clamping on Very Preterm Twins."

16 R. M. Soliman et al., "A Randomized Controlled Trial of a 30- Versus a 120-Second Delay in Cord Clamping after Term Birth," *American Journal of Perinatology* (March 11, 2022).

17 A. L. Seidler et al. and iCOMP Collaborators, "Deferred Cord Clamping, Cord Milking, and Immediate Cord Clamping at Preterm Birth: A Systematic Review and Individual Participant Data Meta-Analysis," *Lancet* 402, no. 10418 (December 9, 2023): 2209–22.

18 University of Sydney, "Delaying Cord Clamping Could Halve Risk of Death in Premature Babies," news release, November 15, 2023.

19. J. S. Mercer et al., "The Effects of Delayed Cord Clamping on 12-Month Brain Myelin Content and Neurodevelopment: A Randomized Controlled Trial," *American Journal of Perinatology* 39, no. 1 (January 2022): 37–44.
20. "What Is Kangaroo Care and How Can It Help Your Baby?" Cleveland Clinic, accessed January 13, 2024, https://my.clevelandclinic.org/health/treatments/12578-kangaroo-care.
21. A. Whitelaw and K. Sleath, "Myth of the Marsupial Mother: Home Care of Very Low Birth Weight Babies in Bogota, Colombia," *Lancet* 1, no. 8439 (May 25, 1985): 1206–8.
22. N. J. Bergman and L. A. Jürisoo, "The 'Kangaroo-Method' for Treating Low Birth Weight Babies in a Developing Country," *Tropical Doctor* 24, no. 2 (April 1994): 57–60.
23. A. Chiruvolu et al., "Effects of Skin-to-Skin Care on Late Preterm and Term Infants At-Risk for Neonatal Hypoglycemia," *Pediatric Quality and Safety* 2, no. 4 (June 20, 2017), doi:10.1097/pq9.0000000000000030.
24. A. E. de Alencar et al., "Effect of Kangaroo Mother Care on Postpartum Depression," *Journal of Tropical Pediatrics* 55, no. 1 (February 2009): 36–38.
25. E. R. Moore et al., "Early Skin to Skin Contact for Mothers and Their Healthy Newborn Infants," *Cochrane Database of Systematic Reviews* 11 (2016), doi:10.1002/14651858.CD003519.pub4.
26. Chiruvolu et al., "Effects of Skin-to-Skin Care on Late Preterm and Term Infants."
27. World Health Organization, "Kangaroo Mother Care: A Transformative Innovation in Health Care" (global position paper; Geneva: World Health Organization, 2023), license: CC BY-NC-SA 3.0 IGO.
28. D. D. Flannery et al., "Temporal Trends and Center Variation in Early Antibiotic Use Among Premature Infants," *JAMA Network Open* 1, no. 1 (May 18, 2018), doi:10.1001/jamanetworkopen.2018.0164.
29. N. T. Mueller et al., " 'Vaginal Seeding' after a Caesarean Section Provides Benefits to Newborn Children: FOR: Does Exposing Caesarean-Delivered Newborns to the Vaginal Microbiome Affect Their Chronic Disease Risk? The Critical Need for Trials of 'Vaginal Seeding' during Caesarean Section," *BJOG: An International Journal of Obstetrics and Gynaecology* 127, no. 2 (January 2020): 301
30. E. L. Rudey, M. D. C. Leal, and G. Rego, "Cesarean Section Rates in Brazil: Trend Analysis Using the Robson Classification System," *Medicine* (Baltimore) 99,

no. 17 (April 2020), doi:10.1097/MD.0000000000019880.

31 J. G. Albertini et al., "Evaluation of a Peer-to-Peer Data Transparency Intervention for Mohs Micrographic Surgery Overuse," *JAMA Dermatology* 155, no. 8 (August 1, 2019): 906–13.

32 K. K. Hoppe and B. Bosse, "Complicated Deliveries," in *Avery's Diseases of the Newborn*, 11th ed., ed. C. A. Gleason and T. Sawyer (Philadelphia: Else- vier, 2024), 135–46.e2.

33 National Institute of Child Health and Human Development, Maternal- Fetal Medicine Units Network, vaginal birth after cesarean online calculator, version 2.2, updated November 2023, https://mfmunetwork.bsc.gwu.edu/web/mfmunetwork/vaginal-birth-after-cesarean-calculator.

34 Ibid.

35 W. A. Grobman et al., "Labor Induction Versus Expectant Management in Low- Risk Nulliparous Women," *New England Journal of Medicine* 379 (2018): 513–23.

36 E. Nethery et al., "Effects of the ARRIVE (A Randomized Trial of Induction Versus Expectant Management) Trial on Elective Induction and Obstetric Outcomes in Term Nulliparous Patients," *Obstetrics and Gynecology* 142, no. 2 (August 11, 2023): 242–50.

37 P. J. Meis et al. and the National Institute of Child Health and Human Development Maternal-Fetal Medicine Units Network, "Prevention of Recurrent Preterm Delivery by 17 Alpha-Hydroxyprogesterone Caproate," *New England Journal of Medicine* 348, no. 24 (June 12, 2003): 2379–85. Erratum in *New England Journal of Medicine* 349, no. 13 (September 25, 2003): 1299.

38 U.S. Food and Drug Administration, "FDA Commissioner and Chief Scientist Announce Decision to Withdraw Approval of Makena," press release, April 6, 2023.

39 Centers for Disease Control and Prevention, "Achievements in Public Health, 1900–1999: Healthier Mothers and Babies," *Morbidity and Mortality Weekly Report* 48, no. 38 (October 1999): 849–58.

8장 난소암의 진짜 기원

1 American Cancer Society, "Key Statistics for Ovarian Cancer," last revised October 3, 2023, https://www.cancer.org/cancer/types/ovarian-cancer/about/key-statistics.html.

2. S. Kyo et al., "The Fallopian Tube as Origin of Ovarian Cancer: Change of Diagnostic and Preventive Strategies," *Cancer Medicine* 9, no. 2 (January 2020): 421–31, doi:10.1002/cam4.2725.
3. L. Dubeau, "The Cell of Origin of Ovarian Epithelial Tumors and the Ovarian Surface Epithelium Dogma: Does the Emperor Have No Clothes?" *Gynecologic Oncology* 72, no. 3 (1999): 437–42.
4. J. M. Piek et al., "Dysplastic Changes in Prophylactically Removed Fallo- pian Tubes of Women Predisposed to Developing Ovarian Cancer," *Journal of Pathology* 195, no. 4 (2001): 451–56.
5. F. Medeiros et al., "The Tubal Fimbria Is a Preferred Site for Early Adeno- carcinoma in Women with Familial Ovarian Cancer Syndrome," *American Journal of Surgical Pathology* 30, no. 2 (February 2006): 230–36.
6. S. Labidi-Galy et al., "High Grade Serous Ovarian Carcinomas Originate in the Fallopian Tube," *Nature Communications* 8, no. 1093 (2017).
7. American College of Obstetricians and Gynecologists, Committee on Gyne- cologic Practice, "Opportunistic Salpingectomy as a Strategy for Epithelial Ovarian Cancer Prevention," ACOG Committee Opinion No. 774, in *Obstetrics and Gynecology* 133, no. 4 (Apri 2019), doi:10.1097/AOG.00000000000 03164.
8. Ibid.
9. A. C. Restaino et al., "Functional Neuronal Circuits Promote Disease Progression in Cancer." *Science Advances* 9, no. 19 (May 10, 2023), doi: 10.1126/ sciadv.ade4443.
10. H. D. Reavis, H. I. Chen, and R. Drapkin, "Tumor Innervation: Cancer Has Some Nerve," *Trends in Cancer* 6, no. 12 (December 2020): 1059–67.
11. G. Hanley "Presentation to the American Academy of Cancer Research Special Conference in Cancer Research: Ovarian Cancer," Boston, October 6, 2023.
12. R. M. Kahn et al., "Salpingectomy for the Primary Prevention of Ovarian Cancer," JAMA Surgery (September 6, 2023).
13. V. Giannakeas et al., "Salpingectomy and the Risk of Ovarian Cancer in Ontario," *JAMA Network Open* 6, no. 8 (August 1, 2023), doi:10.1001/jamanetworkopen.2023.27198.
14. I. C. Cook and C. N. Landen, "Opportunistic Salpingectomy in Women Undergoing Non-Gynecologic Abdominal Surgery," *Gynecologic Oncology* 158, no. 1 (2020), doi:10.1016/j.ygyno.2020.04.005.
15. R. Sowamber et al., "Ovarian Cancer: From Precursor Lesion Identification to

Population-Based Prevention Programs," *Current Oncology* 30, no. 12 (November 29, 2023): 10179–94.

16 R. Stone, J. V. Sakran, and K. Long Roche, "Salpingectomy in Ovarian Cancer Prevention," *Journal of the American Medical Association* 329, no. 23 (June 20, 2023): 2015–16.

17 N. Nabavi, "Screening for Ovarian Cancer Is Ruled Out after Trial Found It Did Not Reduce Deaths," *BMJ: British Medical Journal* 373 (2021): n1223.

18 C. J. Cabasag et al., "Ovarian Cancer Today and Tomorrow: A Global Assessment by World Region and Human Development Index Using GLOBOCAN 2020," *International Journal of Cancer* 151, no. 9 (November 1, 2022): 1535–41.

19 R. Drapkin, "Progress in Ovarian Cancer: Discovery of Fallopian Tube Involvement," MDedge, June 26, 2023, https://www.mdedge.com/hema tology-oncology/article/263338/ovarian-cancer/progress-ovarian-cancer-discovery-fallopian-tube.

20 National Human Genome Research Institute, "Eugenics: Its Origin and Development (1883–Present)," accessed April 2, 2024, https://www.genome.gov/about-genomics/educational-resources/timelines/eugenics.

21 S. P. Raine, "Federal Sterilization Policy: Unintended Consequences," *American Medical Association Journal of Ethics*, *Virtual Mentor* 14, no. 2 (February 2012): 152–57, https://journalofethics.ama-assn.org/article/federal-sterilization-policy-unintended-consequences/2012-02.

22 Ñ. C. Ko, "Peru's Government Forcibly Sterilized Indigenous Women from 1996 to 2001, the Women Say. Why?" *Washington Post*, February 19, 2021.

23 "Peru Forced Sterilisations Case Reaches Key Stage," BBC News, March 1, 2021, https://www.bbc.com/news/world-latin-america-56201575.

24 D. Anderson et al., "Feasibility of Opportunistic Salpingectomy at the Time of a vNOTES Hysterectomy: A Retrospective Cohort," *International Journal of Gynecology and Obstetrics* 163, no. 3 (December 2023): 1026–27.

9장 실리콘은 잘못이 없다

1 R. R. Cook and L. L. Perkins, "The Prevalence of Breast Implants Among Women in the United States," *Current Topics in Microbiology and Immunology* 210 (1996): 419–25.

2 Face to Face with Connie Chung, episode aired December 10, 1990, on CBS.

3   "CBS Cancels Ad Decrying Connie Chung Report on Breast Implants," United Press International, November 9, 1991, https://www.upi.com/Archives/1991/11/09/CBS-cancels-ad-decrying-Connie-Chung-report-on-breast-implants/8141689662800/.

4   D. E. Bernstein, "Review: The Breast Implant Fiasco," *California Law Review* 87, no. 2 (1999): 457–510.

5   K. E. Schleiter, "Silicone Breast Implant Litigation," *American Medical Association Journal of Ethics, Virtual Mentor* 12, no. 5 (2010): 389–94, https://journalofethics.ama-assn.org/article/silicone-breast-implant-litigation/2010-05.

6   "Breast Implants Riskier than FDA Admits, Lawmaker Says," *Tampa Bay Times*, April 28, 2005.

7   P. J. Hilts, "FDA Seeks Halt in Breast Implants Made of Silicone," *New York Times*, January 7, 1992.

8   S. A. Van Nunen, P. A. Gatenby, and A. Basten, "Post-Mammoplasty Connective Tissue Disease," *Arthritis and Rheumatism* 25 (1982): 694–97.

9   D. A. Kessler, "The Basis of the FDA's Decision on Breast Implants," *New England Journal of Medicine* 326, no. 25 (June 18, 1992): 1713–15.

10 Ibid.

11 S. Roan, "Time Not on Their Side, Say Women with Implants: Health: Angry and Scared, They Say They Cannot Afford to Wait Until Late 1994 for the Results of Government Studies," *Los Angeles Times*, May 18, 1993.

12 U.S. Government Accountability Office Human Resources Division letter to Congressman Donald M. Payne, December 7, 1992.

13 Z. S. F. Lam and D. Hurry, "Dow Corning and the Silicone Implant Controversy" (working paper, Southern Methodist University Cox School of Business, January 1, 1992), https://scholar.smu.edu/cgi/viewcontent.cgi?article=1155&context=business_workingpapers.

14 M. Angell, "Breast Implants: Protection or Paternalism?" *New England Journal of Medicine* 326 (June 18, 1992): 1695–96.

15 D. A. Kessler, R. B., Merkatz, and R. Schapiro, "A Call for Higher Standards for Breast Implants," *Journal of the American Medical Association* 270, no. 21 (December 1, 1993): 2607–8, PMID: 8230647.

16 U.S. Food and Drug Administration, "Timeline of Selected FDA Activities and Significant Events Addressing Substance Use and Overdose Prevention," accessed February 14, 2025, www.fda.gov/drugs/information-drug-class/time

line-selected-fda-activities-and-significant-events-addressing-substance-use-and-overdose.

17 Ibid.

18 Sam Hornblower, "How the FDA Supercharged the Opioid Epidemic," The Conversation, in press, 2024.

19 J. Porter and H. Jick, "Addiction Rare in Patients Treated with Narcotics," *New England Journal of Medicine* 302, no. 2 (January 10, 1980): 123.

20 C. Brummett et al., "New Persistent Opioid Use After Minor and Major Surgical Procedures in U.S. Adults," JAMA Surgery 152, no. 6 (2017).

21 M. Allen and A. Richards, "The New Addiction: The Painful Truth about Nevada: Many Nevadans Crave Painkillers, and Some Doctors Oblige," *Las Vegas Sun*, July 6, 2008.

22 Schleiter, "Silicone Breast Implant Litigation."

23 Wired Staff, "Implant Settlement," *Wired*, July 8, 1998.

24 S. E. Gabriel et al., "Risk of Connective-Tissue Diseases and Other Disorders after Breast Implantation," *New England Journal of Medicine* 330 (1994): 1697–702.

25 L. A. Brinton and S. L. Brown, "Breast Implants and Cancer," *Journal of the National Cancer Institute* 89, no. 18 (September 17, 1997): 1341–49.

26 "25 Most Influential Americans," *Time*, June 24, 2001.

27 D. A. Kessler, in response to M. Angell, "Breast Implants—Protection or Paternalism?" *New England Journal of Medicine* 326, no. 25 (June 18, 1992): 1695–96, comments accessed December 28, 2023, doi:10.1056/NEJM199206183262510, PMID:1588985.

28 P. A. McGuire et al., "Separating Myth from Reality in Breast Implants: An Overview of 30 Years of Experience," *Plastic and Reconstructive Surgery* 152, no. 5 (November 2023): 801e–7e, doi:10.1097/PRS.0000000000010488.

29 Ibid.

30 "Silicone Breast Implants and Cancer," in Institute of Medicine, Committee on the Safety of Silicone Breast Implants, *Safety of Silicone Breast Implants*, ed. S. Bondurant, V. Ernster, and R. Herdman (Washington, D.C.: National Academies Press, 1999).

31 G. Kolata, "In Implant Case, Science and the Law Have Different Agendas," *New York Times*, July 11, 1998.

32 E. Lichtblau and S. Shan, "Vast F.D.A. Effort Tracked E-Mails of Its Scientists,"

New York Times, July 14, 2012.

33 K. Perry, "Disgraced Lawyer Decides to Retire, Not Fight," *Cincinnati Enquirer*, April 19, 2013, https://www.usatoday.com/story/news/nation/2013/04/19/disbarred-lawyer-stanley-chesley/2098107/.

34 A. Head, "You'll Not See Nothing Like the Mighty O'Quinn," *Texas Super Lawyers*, September 22, 2004, https://www.superlawyers.com/articles/texas/youll-not-see-nothing-like-the-mighty-oquinn/.

35 D. C. Weiss, "Lawyer O'Quinn Ordered to Pay $41.4 M," *ABA Journal*, September 12, 2007, https://www.abajournal.com/news/article/lawyer_oquinn_ordered_to_pay_414_m.

36 Associated Press, "John O'Quinn Dies at 68; Texas Personal-Injury Lawyer," *Los Angeles Times*, October 30, 2009, https://www.latimes.com/local/obituaries/la-me-john-oquinn30-2009oct30-story.html.

37 C. McGreal, "Biden Urged Not to Give Top FDA Job to Official Over Her Role in Opioid Crisis," *Guardian*, January 28, 2021.

10장 의료계 집단사고의 역사

1 B. Rigas, C. Feretis, and E. D. Papavassiliou, "John Lykoudis: An Unappreciated Discoverer of the Cause and Treatment of Peptic Ulcer Disease," *Lancet* 354, no. 9190 (November 6, 1999): 1634–35.

2 G. Friedland, "Discovery of the Function of the Heart and Circulation of Blood," *Cardiovascular Journal of Africa* 20, no. 3 (May–June 2009): 160, PMID:19575077, PMCID:PMC3721262.

3 B. Hernández, "This English Doctor Upended Everything We Knew about the Human Heart," *National Geographic*, February 13, 2018, https://www.nationalgeographic.co.uk/science/2018/02/this-english-doctor-upended-everything-we-knew-about-the-human-heart.

4 D. Ribatti, "William Harvey and the Discovery of the Circulation of the Blood," *Journal of Angiogenes Research* 1 (September 2009): 3, doi:10.1186/2040-2384-1-3, PMID:19946411, PMCID:PMC2776239.

5 L. Payne, "'With Much Nausea, Loathing and Foetor,' William Harvey, Dissection, and Dispassion in Early Modern Medicine," *Vesalius* 8, no. 2 (December 2002): 45–52.

6 G. Friedland and M. Friedman, *Medicine's 10 Greatest Discoveries* (New Haven:

Yale University Pres, 1998).

7   M. White, "James Lind: The Man Who Helped to Cure Scurvy with Lemons," BBC News, October 4, 2016, https://www.bbc.com/news/uk-england-37320399.
8   C. Price, "The Age of Scurvy," *Distillations Magazine*, August 14, 2017, https://www.sciencehistory.org/stories/magazine/the-age-of-scurvy/.
9   C. P. McCord, "Scurvy As an Occupational Disease: VIII. Scurvy and the Slave Trade," *Journal of Occupational Medicine* 14, no. 1 (January 1972): 45–49.
10 I. Milne, "Who Was James Lind, and What Exactly Did He Achieve?" *JLL Bulletin: Commentaries on the History of Treatment Evaluation* (2012), https://www.jameslindlibrary.org/articles/who-was-james-lind-and-what-exactly-did-he-achieve/
11 Ibid.
12 Ibid.
13 A. M. Behbehani, "The Smallpox Story: Life and Death of an Old Disease," *Microbiological Reviews* 47, no. 4 (December 1983): 455–509.
14 K. B. Patterson and T. Runge, "Smallpox and the Native American," *American Journal of the Medical Sciences* 323, no. 4 (April 2002): 216–22.
15 K. A. Smith, "Edward Jenner and the Small Pox Vaccine," *Frontiers in Immunology* 14, no. 2 (June 2011): 21.
16 N. J. Willis, "Edward Jenner and the Eradication of Smallpox," *Scottish Medical Journal* 42, no. 4 (August 1997): 118–21.
17 J. Cassels, "Edward Jenner and the Cuckoo," Arran Birding, accessed January 8, 2024, www.arranbirding.co.uk/edward-jenner-and-the-cuckoo.html.
18 E. Jenner, *An Inquiry into the Causes and Effects of the Variolae Vaccinae: A Disease Discovered in Some of the Western Counties of England, Particularly Gloucestershire, and Known by the Name of the Cow Pox* (Springfield, MA: Samuel Cooley, 1801).
19 B. S. Leavell, "Thomas Jefferson and Smallpox Vaccination," *Transactions of the American Clinical and Climatological Association* 88 (1977): 119–127.
20 "History of the Smallpox Vaccination," World Health Organization, accessed February 10, 2024, https://www.who.int/news-room/spotlight/history-of-vaccination/history-of-smallpox-vaccination.
21 H. Ellis, "Ignaz Semmelweis: Tragic Pioneer in the Prevention of Puerperal Sepsis," *British Journal of Hospital Medicine* 69, no. 6 (June 2008): 358, doi:10.12968/hmed.2008.69.6.29631, PMID:18646425.

22 P. Rangappa, "Ignaz Semmelweis—Hand Washing Pioneer," *Journal of the Association of Physicians of India* 58 (May 2010): 328, PMID:21117357.

23 I. Loudon, "Ignaz Phillip Semmelweis' Studies of Death in Childbirth," *Journal of the Royal Society of Medicine* 106, no. 11 (November 2013): 461–63.

24 National Research Council, Committee to Update Science, Medicine, and Animals, "A Theory of Germs" in *Science, Medicine, and Animals* (Washington, D.C.: National Academies Press, 2004), 7–8.

25 A. D. Ataman, E. E. Vatanoğlu-Lutz, and G. Yildirim, "Medicine in Stamps: Ignaz Semmelweis and Puerperal Fever," *Journal of the Turkish-German Gynecological Association* 14, no. 1 (March 1, 2013): 35–9.

26 H. Ellis, "Ignaz Semmelweis," 358.

27 G. Zuckerman, "After Shunning Scientist, University of Pennsylvania Celebrates Her Nobel Prize: School That Once Demoted Katalin Karikó and Cut Her Pay Has Made Millions of Dollars from Patenting Her Work," *Wall Street Journal*, October 4, 2023.

28 A. Shrikant, "Nobel Prize Winner Katalin Karikó Was 'Demoted 4 Times' at Her Old Job. How She Persisted: 'You Have to Focus on What's Next,' " CNBC, October 6, 2023, https://www.cnbc.com/2023/10/06/nobel-prize-winner-katalin-karik-on-being-demoted-perseverance-.html.

29 B. Binday, " 'Not of Faculty Quality': How Penn Mistreated Nobel Prize–Winning Researcher Katalin Karikó," *Daily Pennsylvanian*, October 26, 2023.

30 Zuckerman, "After Shunning Scientist, University of Pennsylvania Celebrates Her Nobel Prize."

31 Ibid.

32 "Katalin Karikó and Drew Weissman, Penn's Historic mRNA Vaccine Research Team, Win 2023 Nobel Prize in Medicine," *Penn Today*, October 2, 2023, https://penntoday.upenn.edu/news/katalin-kariko-and-drew-weissman-penns-historic-mrna-vaccine-research-team-win-2023-nobel.

11장 복종의 문화

1 Murthy v. Missouri, No. 23–411, 2023 U.S. App. (5th Cir. 2023), https://www.supremecourt.gov/DocketPDF/23/23-411/294091/20231222102540387_FINAL%20Murthy%20Amicus%20for%20filing.pdf.

2 J. Swerdin, L. Smaliak, and S. Niederman, "California Repeals Law Preventing

	Spread Of Misinformation Regarding Covid-19," The Free Speech Project, Georgetown University, accessed February 7, 2024, http://freespeechproject. georgetown.edu/tracker-entries/ninth-circuit-hears-arguments-on-california-law-punishing-doctors-for-spreading-false-infor mation-about-covid-19.
3	A. Chen and J. Wosen, "Dana-Farber Expands Studies to Be Retracted to 6, Plus 31 to Be Corrected Over Mishandled Data," *Boston Globe*, January 22, 2024.
4	S. David, "Dana-Farberications at Harvard University," *For Better Science* (blog), January 2, 2024, https://forbetterscience.com/2024/01/02/dana-farberi cations-at-harvard-university/.
5	V. H. Paulus and A. Ravi, "Top Harvard Medical School Neuroscientist Accused of Research Misconduct," *Harvard Crimson*, February 1, 2024.
6	W. L. Wang, "Brigham and Women's Hospital to Pay $10 Million for Research Fraud Allegations," *Harvard Crimson*, April 28, 2017.
7	R. Van Noorden, "More than 10,000 Research Papers Were Retracted in 2023—A New Record," *Nature*, December 12, 2023, https://www.nature.com/articles/d41586-023-03974-8.
8	R. Sohn, "Exclusive: Committee Recommended Pulling Several Papers by Former Cornell Med School Dean," *Retraction Watch* (blog), March 29, 2023, https://retractionwatch.com/2023/03/29/exclusive-committee-recom mended-pulling-several-papers-by-former-cornell-med-school-dean/.
9	David, "Dana-Farberications at Harvard University."
10	J. B. Carlisle, "False Individual Patient Data and Zombie Randomised Controlled Trials Submitted to *Anaesthesia*," *Anaesthesia* 76, no. 4 (April 2021): 472–79.
11	D. Herrera-Perez et al., "A Comprehensive Review of Randomized Clinical Trials in Three Medical Journals Reveals 396 Medical Reversals," *eLife* 8 (June 11, 2019), doi:10.7554/eLife.45183.
12	"Tamiflu and Relenza: Getting the Full Evidence Picture," Cochrane, accessed February 7, 2024, https://www.cochrane.org/news/tamiflu-and-relenza-getting-full-evidence-picture
13	T. Jefferson, "The Tamiflu Story: Why We Need Access to All Data from Clinical Trials," *Open Knowledge* (blog), November 19, 2012, https://blog.okfn.org/2012/11/19/the-tamiflu-story-why-we-need-access-to-all-data-from-cli nical-trials.
14	Z. Damania and V. Prasad, "CDC Masking Comments, Prior Auths, Paxlovid Data," *The VPZD Show* (podcast), February 15, 2023, https://zdoggmd.com/vpzd-

31/.

15 E. M. Bik, A. Casadevall, and F. C. Fang, "The Prevalence of Inappropriate Image Duplication in Biomedical Research Publications," *mBio* 7, no. 3 (June 2016), doi:10.1128/mBio.00809-16.

16 A. Marcus and I. Oransky, "A Rash of Scientific Retraction," *Boston Globe*, April 17, 2012.

17 G. Kolata, "In a First, *New England Journal of Medicine* Joins Never-Trumpers," *New York Times*, October 7, 2020.

18 "Dying in a Leadership Vacuum," editorial, *New England Journal of Medicine* 383 (October 8, 2020): 1479–80, https://www.nejm.org/doi/full/10.1056/NEJMe2029812.

19 "Should *Nature* Endorse Political Candidates: Yes, When the Occasion Demands It," editorial, *Nature*, March 20, 2020, https://www.nature.com/articles/d41586-023-00789-5.

20 M. Makary et al., "Prevalence and Durability of SARS-CoV-2 Antibodies Among Unvaccinated U.S. Adults by History of COVID-19," *JAMA Network* 327, no. 11 (February 3, 2022): 1085–87, https://jamanetwork.com/journals/jama/fullarticle/2788894.

21 "Most Viewed Articles: 2022," *Journal of the American Medical Association*, accessed March 18, 2024, https://jamanetwork.com/pages/2022-most-discussed-articles.

22 "The Cancellation of Leana Wen," editorial, Wall Street Journal, August 23, 2022.

23 S. Siles, "STS, New President Apologize for Predecessor's Speech Amid Twitter Backlash," Medscape, January 26, 2023, https://www.medscape.com/viewarticle/987571?form=fpf.

24 Warren Newton, Richard J. Baron, and David G. Nichols, "Joint Statement on Dissemination of Information," American Board of Internal Medicine, accessed April 28, 2024, https://www.abim.org/media-center/press-releases/joint-statement-on-dissemination-of-misinformation/.

25 B. Weiss, "Weekend Listening: From McDonalds Drive-Through to Star Harvard Professor: Roland Fryer on Race and Policing, Claudine Gay, and Karma—and Much More," *Free Press*, February 18, 2024, https://www.thefp.com/p/roland-fryer-bari-weiss-honestly-utax-harvard.

26 J. Schuessler et al., "Harvard President Resigns after Mounting Plagiarism Accusations," *New York Times*, January 2, 2024, https://www.nytimes.

com/2024/01/02/us/harvard-claudine-gay-resigns.html

27 M. A. Makary and I. Kawachi, "The International Tobacco Strategy," *Journal of the American Medical Association* 280, no. 13 (1998): 1194–95.

28 M. A. Makary et al., "Operating Room Briefings: Working on the Same Page," *Joint Commission Journal on Quality and Patient Safety* 32, no. 6 (June 2006): 351–55.

29 M. A. Makary et al., "Operating Room Briefings and Wrong-Site Surgery," *Journal of the American College of Surgeons* 204, no. 2 (February 2007): 236–43.

30 E. C. Wick et al., "Implementation of a Surgical Comprehensive Unit-Based Safety Program to Reduce Surgical Site Infections," Journal of the American College of Surgeons 215, no. 2 (August 2012): 193–200.

31 M. A. Makary et al., "Frailty as a Predictor of Surgical Outcomes in Older Patients," *Journal of the American College of Surgeons* 210, no. 6 (June 2010): 901–8.

32 G. Kwakye, G. A. Brat, and M. A. Makary, "Green Surgical Practices for Health Care," *Archives of Surgery* 146, no. 2 (February 2011): 131–36.

33 W. E. Bruhn et al., "Prevalence and Characteristics of Virginia Hospitals Suing Patients and Garnishing Wages for Unpaid Medical Bills," *Journal of the American Medical Association* 322, no. 7 (August 2019): 691–92.

34 J. G. R. Paturzo et al., "Trends in Hospital Lawsuits Filed Against Patients for Unpaid Bills Following Published Research About This Activity," *JAMA Network Open* 4, no. 8 (2021) doi:10.1001/jamanetworkopen.2021.21926.

35 S. C. Mathews and M. A. Makary, "Billing Quality Is Medical Quality," *JAMA Network Open* 4, no. 323 (February 2020): 409–10.

36 Z. Damania and P. Teirstein, "Meet the Doc the American Board of Medical Specialties Wants DEAD," *Against Medical Advice* (podcast), February 2, 2018, https://zdoggmd.com/against-medical-advice-035/.

12장 우리는 또 무엇을 잘못하고 있을까?

1 V. Prasad et al., "A Decade of Reversal: An Analysis of 146 Contradicted Medical Practices," *Mayo Clinic Proceedings* 88, no. 8 (August 2013): 790–98.

2 A. M. Glenny et al., "Water Fluoridation for the Prevention of Dental Caries," *Cochrane Database of Systematic Reviews*, 6 (June 18, 2015), doi:10.1002/14651858.CD010856.pub2.

3   Centers for Disease Control and Prevention, "Community Water Fluoridation," accessed February 13, 2024, https://www.cdc.gov/fluoridation/index.html.

4   "U.S. States Where Recreational Marijuana Is Legal," Reuters, November 8, 2023, https://www.reuters.com/world/us/us-states-where-recreational-mari juana-is-legal-2023-05-31/.

5   A. Wnuk, "Is Cannabis Today Really Much More Potent than 50 Years Ago?" New Scientist, October 11, 2023, https://www.newscientist.com/article/2396976-is-cannabis-today-really-much-more-potent-than-50-years-ago/.

6   E. Stuyt, "The Problem with the Current High Potency THC Marijuana from the Perspective of an Addiction Psychiatrist," *Missouri Medicine* 115, no. 6 (November–December 2018): 482–86.

7   A. Abouseif, "Adverse Effects of Cannabis Use on Adolescents' Brain," (capstone project, Harvard University, March 17, 2024).

8   G. Gobbi et al., "Association of Cannabis Use in Adolescence and Risk of Depression, Anxiety, and Suicidality in Young Adulthood: A Systematic Review and Meta-Analysis," *JAMA Psychiatry* 76, no. 4 (April 1, 2019): 426–34.

9   N. Castellanos-Ryan et al., "Adolescent Cannabis Use, Change in Neurocognitive Function, and High-School Graduation: A Longitudinal Study from Early Adolescence to Young Adulthood," *Development and Psychopathology* 29, no. 4 (October 2017): 1253–66.

10 A. M. Jeffers et al., "Association of Cannabis Use with Cardiovascular Outcomes among U.S. Adults," *Journal of the American Heart Association* 13, no. 5 (March 5, 2024), doi:10.1161/JAHA.123.030178.

11 J. Renard et al., "Long-Term Consequences of Adolescent Cannabinoid Exposure in Adult Psychopathology," *Frontiers in Neuroscience* 10, no. 8 (November 2014): 361.

12 L. Degenhardt et al., "Outcomes of Occasional Cannabis Use in Adolescence: 10-Year Follow-Up Study in Victoria, Australia," *British Journal of Psychiatry* 196, no. 4 (April 2010): 290–95.

13 Ibid.

14 Rep. D. LaMalfa, "Cartels Are Turning Our National Forests into a Warzone," The Hill, July 28, 2022, https://thehill.com/opinion/congress- blog/3577673-cartels-are-turning-our-national-forests-into-a-warzone/.

15 B. Warren and M. Clevenger, "Marijuana Wars: Violent Mexican Drug Cartels Turn Northern California into 'The Wild West,' " *USA Today and Louisville*

Courier Journal, December 19, 2021.

16 S. Rotella et al., "Gangsters, Money and Murder: How Chinese Organized Crime Is Dominating America's Illegal Marijuana Market," ProPublica, March 14, 2024, https://www.propublica.org/article/chinese-organized-crime-us-marijuana-market.

17 T. F. Doran et al., "Acetaminophen: More Harm than Good for Chickenpox?" *Journal of Pediatrics* 114, no. 6 (June 1989): 1045–8.

18 K. I. Plaisance et al., "Effect of Antipyretic Therapy on the Duration of Illness in Experimental Influenza A, *Shigella sonnei*, and *Rickettsia rickettsii* Infections," *Pharmacotherapy* 20, no. 12 (December 2000): 1417–22.

19 T. A. Mace et al., "Differentiation of CD8+ T Cells into Effector Cells Is Enhanced by Physiological Range Hyperthermia," *Journal of Leukocyte Biology* 90, no. 5 (November 2011): 951–62.

20 C. Lin et al., "Fever Promotes T Lymphocyte Trafficking via a Thermal Sensory Pathway Involving Heat Shock Protein 90 and α4 Integrins," *Immunity* 50, no. 1 (January 15, 2019): 137–51.e6.

21 Z. Liew et al., "Acetaminophen Use During Pregnancy, Behavioral Problems, and Hyperkinetic Disorders," *JAMA Pediatrics* 168, no. 4 (April 2014): 313–20.

22 J. Cendejas-Hernandez et al., "Paracetamol (Acetaminophen) Use in Infants and Children Was Never Shown to Be Safe for Neurodevelopment: A Systematic Review with Citation Tracking," *European Journal of Pediatrics* 181, no. 5 (May 2022): 1835–57.

23 L. Sensintaffar, "Is Galleri a Miracle Test? It's Too Soon to Say: Early Cancer Detection Isn't the Same as Prevention," *Wall Street Journal*, February 9, 2024.

24 C. Westgate et al., "Early Real-World Experience with a Multi-Cancer Early Detection Test" (paper presented at the American Society of Clinical Oncology Annual Meeting, Chicago, IL, and online, June 2–6, 2023).

25 B. Nicholson et al., "Multi-Cancer Early Detection Test in Symptomatic Patients Referred for Cancer Investigation in England and Wales (SYMPLIFY): A Large-Scale, Observational Cohort Study," *Lancet* 24, no. 7 (July 2023): 733–43.

26 Sensintaffar, "Is Galleri a Miracle Test?"

27 Westgate et al., "Early Real-World Experience with a Multi-Cancer Early Detection Test."

28 D. Schrag et al., "Blood-Based Tests for Multicancer Early Detection (PATHFINDER): A Prospective Cohort Study," *Lancet* 402, no.10409 (October 2023): 1251–60.

29. J. Smyth "Quick Blood Tests to Spot Cancer: Will They Help or Harm Patients?" *Financial Times*, May 17, 2023.

30. L. A. Thompson, "European Commission Continues Battle Against Illumina, Orders It to Sell Cancer-Test Developer Grail," Law.com International, October 15, 2023, https://www.law.com/international-edition/2023/10/15/european-commission-continues-battle-against-illumina-orders-it-to-sell-cancer-test-developer-grail/.

31. Federal Trade Commission, "FTC Orders Illumina to Divest Cancer Detection Test Maker GRAIL to Protect Competition in Life-Saving Technology Market," press release, April 3, 2023.

32. Icahn Enterprises L.P., "Illumina, Inc.: Case for Change," PowerPoint presentation, Spring 2023, CarlIcahn.com, https://carlicahn.com/wp-content/uploads/2023/04/ILMN-Case-for-Change.pdf.

33. American Cancer Society Cancer Action Network, "Multi-Cancer Early Detection Bill Would Create a Pathway to Coverage for Millions of Cancer Screenings for Medicare Beneficiaries," press release, June 22, 2023.

34. Multicancer Early Detection Consortium, "Closing the Cancer Gap: The Multicancer Early Detection (MCED) Consortium Releases Two New Health Equity Papers," press release, March 2, 2023.

35. J. Tabery, *Tyranny of the Gene: Personalized Medicine and Its Threat to Public Health* (New York: Knopf, 2023).

36. C. Turnbull et al., "GRAIL-Galleri: Why the Special Treatment?" *Lancet* 403, no. 10425 (February 3, 2024): 431–32.

37. J. Park et al., "An Inactivated Multivalent Influenza A Virus Vaccine is Broadly Protective in Mice and Ferrets," *Science Translational Medicine* 14, no. 653 (July 13, 2022), doi:10.1126/scitranslmed.abo2167.

38. U.S. Department of Health and Human Services, National Vaccine Advisory Committee Meeting, Washington, D.C., September 22–23, 2022, https://www.hhs.gov/vaccines/nvac/meetings/2022/09-22/index.html.

39. M. J. Memoli et al., "Evaluation of Antihemagglutinin and Antineuraminidase Antibodies as Correlates of Protection in an Influenza A/H1N1 Virus Healthy Human Challenge Model," *mBio* 7, no. 2 (April 19, 2016), doi:10.1128/mBio.00417-16.

40. B. R. Murphy, J. A. Kasel, and R. M. Chanock, "Association of Serum Anti-Neuraminidase Antibody with Resistance to Influenza in Man," *New England*

Journal of Medicine 286 (1972): 1329–32.

41 H. W. Kim et al., "Temperature-Sensitive Mutants of Influenza A Virus: Response of Children to the Influenza A/Hong Kong/68-ts-1[E] (H3N2) and Influenza A/Udorn/72-ts-1[E] (H3N2) Candidate Vaccine Viruses and Signif- icance of Immunity to Neuraminidase Antigen," *Pediatric Research* 10, no. 4 (April 1976): 238–42.

42 National Institute of Allergy and Infectious Diseases, "Safety and Immunogenicity of BPL-1357, A BPL-Inactivated, Whole-Virus, Universal Influenza Vaccine," National Institutes of Health Clinical Center, ClinicalTrials.gov, accessed April 4, 2024, https://classic.clinicaltrials.gov/ct2/show/NCT05027932.

43 C. Dun et al., "Sleep Disorders and the Development of Alzheimer's Disease among U.S. Medicare Beneficiaries," *Journal of the American Geriatrics Society* 70, no. 1 (January 2022): 299–301.

44 P. J. Snyder et al., "Effect of Testosterone Treatment on Bone Mineral Density in Men Over 65 Years of Age," *Journal of Clinical Endocrinology and Metabolism* 84, no. 6 (June 1999): 1966–72.

45 P. J. Snyder et al., "Effect of Testosterone Treatment on Body Composition and Muscle Strength in Men Over 65 Years of Age," *Journal of Clinical Endocrinology and Metabolism* 84, no. 8 (August 1999): 2647–53.

46 X. Cai et al., "Metabolic Effects of Testosterone Replacement Therapy on Hypogonadal Men with Type 2 Diabetes Mellitus: A Systematic Review and Meta-Analysis of Randomized Controlled Trials," *Asian Journal of Andrology* 16, no. 1 (January–February 2014): 146–52.

47 H. Barnes, "Children on Puberty Blockers Saw Mental Health Change: New Analysis," BBC News, September 19, 2023, https://www.bbc.com/news/health-66842352.

48 T. Roush, "UK Bans Puberty Blockers for Minors," Forbes, March 12, 2024, https://www.forbes.com/sites/tylerroush/2024/03/12/uk-bans-puberty-blockers-for-minors/?sh=74b09752a3b3.

49 S. Ruuska et al., "All-Cause and Suicide Mortalities among Adolescents and Young Adults Who Contacted Specialised Gender Identity Services in Finland in 1996–2019: A Register Study," *BMJ Mental Health* 27 (2024), doi:10.1136/bmjment-2023-300940.

50 L. Littman, "Correction: Parent Reports of Adolescents and Young Adults Perceived to Show Signs of a Rapid Onset of Gender Dysphoria," *PLOS ONE* 14,

no. 3 (March 19, 2019), doi:10.1371/journal.pone.0214157.

51 Brown University News, "Updated: Brown Statements on Gender Dysphoria Study," press release, March 19, 2019.

52 M. Grossman, *Lost in Trans Nation* (New York: Skyhorse, 2023).

53 M. Powell, "What Lia Thomas Could Mean for Women's Elite Sports," *New York Times*, May 29, 2022, https://www.nytimes.com/2022/05/29/us/lia-thomas-women-sports.html.

54 J. Kiger, "Prominent Mayo Clinic Physician Sues, Citing Retaliation Over Media Statements, Whistleblowing Report," *Rochester Post-Bulletin*, Twin Cities.com, November 17, 2023, https://www.twincities.com/2023/11/17/prominent-mayo-clinic-physician-sues-citing-retaliation-over-media-statements-whistleblowing-report/.

55 Grossman, *Lost in Trans Nation*.

56 Laura Helmuth, X (formerly Twitter), February 16, 2023, 7:26 p.m., https://x.com/laurahelmuth/status/1626377504461127681.

57 V. Murugesh et al., "Puberty Blocker and Aging Impact on Testicular Cell States and Function" (preprint, posted March 27, 2024), https://www.biorxiv.org/content/10.1101/2024.03.23.586441.

58 J. E. O'Shea et al., "Frenotomy for Tongue-Tie in Newborn Infants," *Cochrane Database of Systematic Reviews* 3 (2017), doi:10.1002/14651858.CD011065.pub2.

59 K. Thomas, S. Kliff, and J. Silver-Greenberg, "Inside the Booming Business of Cutting Babies' Tongues," *New York Times*, December 18, 2023.

60 A. H. Messner et al., "Clinical Consensus Statement: Ankyloglossia in Children," *Otolaryngology–Head and Neck Surgery* 162, no. 5 (2020): 597–611.

61 Information on our Global Appropriateness Measures consortium is available at GAmeasures.com.

62 M. A. Makary et al., "Frailty as a Predictor of Surgical Outcomes in Older Patients," *Journal of the American College of Surgeons* 210, no. 6 (June 2010): 901–8.

63 V. Prasad, "Mammography: Does It Save Lives? The USPSTF Is Incorrect. I Review ALL the Data," YouTube, May 10, 2023, https://www.youtube.com/watch?v=-9hQO7X1bmU.

64 American Cancer Society, "Limitations of Mammograms," accessed February 18, 2024, https://www.cancer.org/cancer/types/breast-cancer/screening-tests-and-

early-detection/mammograms/limitations-of-mammograms.html.

65　G. C. S. Smith and J. P. Pell, "Parachute Use to Prevent Death and Major Trauma Related to Gravitational Challenge: Systematic Review of Randomised Controlled Trials," *BMJ: British Medical Journal* 327 (2003): 1459.

66　W. E. Boden et al., "COURAGE Trial Research Group. Optimal medical therapy with or without PCI for stable coronary disease," *New England Journal of Medicine* 356, no.15 (April 12, 2007): 1503–16.

67　D. L. Sackett, "The Arrogance of Preventive Medicine," *Canadian Medical Association Journal* 167, no. 4 (August 2002): 363–64.

68　D. L. Sackett et al., "Evidence Based Medicine: What It Is and What It Isn't: It's About Integrating Individual Clinical Expertise and the Best External Evidence," *BMJ: British Medical Journal* 312, no. 7023 (1996): 71–72.

69　R. Habert, "Claude Bernard, the Founder of Modern Medicine," *Cells* 11, no. 10 (May 20, 2022): 1702.

옮긴이 김성훈
치과의사의 길을 걷다가 번역의 길로 방향을 튼 번역가. 중학생 시절부터 과학에 대한 궁금증이 생길 때마다 틈틈이 적어온 과학노트는 아직도 보물 1호로 간직하고 있다. 물질세계의 법칙에 재미를 느끼다가, 생명이란 무엇인지가 궁금해졌고, 결국 이 모든 것을 궁금해하는 인간의 마음이 어떻게 생겨났는지가 몹시도 궁금해졌다. 이런 관심을 같은 꿈을 꾸는 이들과 함께 나누고 싶다. 경희대학교 치과대학을 졸업, 경희의료원 치과병원 구강내과에서 수련을 마쳤고, 현재 출판번역 및 기획그룹 바른번역 회원으로 활동 중이다. 『늙어감의 기술』로 제36회 한국과학기술도서상 번역상을 수상했다.

의사에게 죽지 않는 법

초판 1쇄 발행 2025년 12월 15일

지은이 마티 마카리
옮긴이 김성훈

발행인 윤승현 **단행본사업본부장** 신동해
편집장 김경림 **책임편집** 박주연
표지 디자인 this-cover **본문 디자인** 최희종
마케터 최혜진 이은미
국제업무 김은정 김지민 **제작** 정석훈

브랜드 웅진지식하우스 **주소** 경기도 파주시 회동길 20
문의전화 031-956-7213(편집) 02-3670-1123(마케팅)
홈페이지 www.wjbooks.co.kr
인스타그램 www.instagram.com/woongjin_readers
페이스북 www.facebook.com/woongjinreaders
블로그 blog.naver.com/wj_booking

발행처 ㈜웅진씽크빅
출판신고 1980년 3월 29일 제406-2007-000046호

한국어판 출판권 ⓒ㈜웅진씽크빅, 2025
ISBN 978-89-01-29911-2 (03510)

• 웅진지식하우스는 ㈜웅진씽크빅 단행본사업본부의 브랜드입니다.
• 이 책 내용의 전부 또는 일부를 이용하려면 반드시 저작권자와 ㈜웅진씽크빅의 서면 동의를 받아야 합니다.
• 책값은 뒤표지에 있습니다.
• 잘못된 책은 구입하신 곳에서 바꾸어 드립니다.